Überlebensbuch Pflege

Überlebensbuch Pflege

Judy E. Boychuk Duchscher

Judy E. Boychuk Duchscher

Überlebensbuch Pflege

Erfolgreicher Berufseinstieg für Pflegefachfrauen und -männer

Aus dem Amerikanischen von Heide Börger

Deutschsprachige Ausgabe herausgegeben von Barbara Müller

hogrefe

Dr. Judy Boychuk Duchscher RN, BScN, MN, PhD, C6098 Royal University Hospital, 103 Hospital Drive, Saskatoon, Saskatchewan, Canada, S7NO8W306-716-3286
judy.duchscher@me.com

Barbara Müller (dt. Hrsg.) Pflegefachfrau, Dipl. Pflegewirtin, Dozentin, Programmleiterin Gesundheitsberufe, Hogrefe Verlag, Bern
barbara.mueller@gmx.de

Bibliografische Information der Deutschen Nationalbibliothek
Die Deutsche Nationalbibliothek verzeichnet diese Publikation in der Deutschen Nationalbibliografie; detaillierte bibliografische Daten sind im Internet über http://www.dnb.de abrufbar.

Anregungen und Zuschriften bitte an:
Hogrefe AG
Lektorat Pflege
z.Hd. Jürgen Georg
Länggass-Strasse 76
3012 Bern
Schweiz
Tel. +41 31 300 45 00
info@hogrefe.ch
www.hogrefe.ch

Lektorat: Jürgen Georg, Barbara Müller, Brigitte Frey von Matt
Herstellung: Daniel Berger
Umschlagabbildung: CentrallTAlliance, GettyImages
Kapiteltrenner: GettyImages
Umschlag: Claude Borer, Riehen
Satz: punktgenau GmbH, Bühl
Druck und buchbinderische Verarbeitung: Multiprint Ltd., Kostinbrod
Printed in Bulgaria
Auf säurefreiem Papier gedruckt

Das vorliegende Buch ist eine Übersetzung aus dem Amerikanischen. Der Originaltitel lautet „From Surviving to Thriving. Navigating the First Year of Professional Nursing Practice" von Judy Boychuk Duchscher.

1. Auflage 2023

(E-Book-ISBN_PDF 978-3-456-96163-7)
(E-Book-ISBN_EPUB 978-3-456-76163-3)
ISBN 978-3-456-86163-0
https://doi.org/10.1024/86163-000

Inhaltsverzeichnis

Geleitwort der deutschen Herausgeberin

Und ich war plötzlich eine von ihnen, von den Vollpflegekräften. Das war so eine Gefühlsmischung aus Entsetzen und Erstaunen. Es war ein kurzer Moment, wo man denkt: Überforderung ja, aber auch Freude, vielleicht, dass einem jemand sowas zutraut. Ja, vielleicht einen kurzen Moment auch stolz oder so... (Maria im Gruppeninterview[1])

Den Übergang von der Rolle der Auszubildenden/Studierenden in die Rolle der examinierten Pflegefachkraft bezeichnet Duchscher (2012) im vorliegenden Buch als Transition mit den Zeichen eines persönlichen und beruflichen Umbruchs und Wandels: psycho-soziale Entwicklung in der Lebensphase einer/eines jungen Erwachsenen, psychische und emotionale Befindlichkeit und physische Stabilität sind Eckpfeiler dieser Transition. Begleitet ist sie auch von den Erwartungen, Hoffnungen und Wünschen der Auszubildenden/Studierenden an sich selbst und an andere (wie die vielfachen Zitate der Interviewten im Buch zeigen) und eingebunden in die gesellschaftlichen Anforderungen an die Pflege als Dienstleistungsberuf (Müller, 2020).

Im Original heißt das Buch von Judy Duchscher: *From Surviving to Thriving*, es ist ein Buch vom ersten Überleben in der Pflegepraxis zum Wachsen und Gedeihen. *Thriving* bedeutet auch Aufblühen und Entwickeln. Das ist ein aussagestarkes Bild, denkt man dabei an die jungen Pflegefachpersonen[2], die während ihrer Ausbildung/ihres Studiums der Pflege und beim Einstieg in die Realitäten der Pflegepraxis vor Herausforderungen stehen, die – so zeigen die Studien von Duchscher (2012; Duchscher & Cowin, 2004) – sie zu überwältigen drohen. Diese Herausforderungen treffen sie auf der gesellschaftspolitischen Ebene, in den Anforderungen durch die Veränderungen der Ausbildungspläne für die Pflege, im Kontext der besonderen Belastungen der Arbeitswelt und nicht zuletzt auf der Ebene ihrer individuellen Biografie und ihrer persönlichen und aktuellen Situation.

Gesellschaftspolitische Ebene

Pflege erbringt eine Dienstleistung im Auftrag der Gesellschaft. Neben den fachlichen und eng an die Disziplin gebundenen Bereichen spiegeln sich demnach in der Pflegepraxis die Fragen und Anforderungen der Gesellschaft. In ihrem Handeln sind Pflegefachpersonen zum einen abhängig von den Antworten der (Gesundheits-)Politik und der (Pflege-)Wissenschaft, müssen aber in ihrer Rolle als Anwält*innen des Patienten und der Patien-

1 Zitate von Studierenden des Bachelor Pflege, Hochschule Ravensburg-Weingarten (RWU) im ersten Jahr ihrer beruflichen Praxis als Ergebnis zweier Gruppendiskussionen 2015 und 2016 mit 12 Teilnehmenden. Name und Daten pseudonymisiert.

2 Duchscher (2012) nennt sie auch Young Professionals oder New Graduates. Das „jung" soll keine Altersangabe anzeigen.

tin in seiner/ihrer individuellen Sitatuation selbst Antworten finden und in professionelles Handeln umsetzen. Hier hat ihnen in Deutschland das neue Pflegeberufegesetz in § 4 einen besonderen rechtlichen Vorbehalt möglich gemacht (Bundesministerium für Justiz, 2020).

In der Pflegepraxis spiegeln sich die spezifischen situativen Reaktionen auf die Fragen der Gesellschaft wider. Die folgenden Probleme sind nicht neu – nur die Lösungen und Antworten haben sich überdauert und müssen revidiert werden, sowohl in der Methodik wie auch in den dafür erforderlichen Kompetenzen der beteiligten Personen. Das kann verunsichern und ängstigen, birgt aber auch die Chancen für Innovationen und neue Wege. Das alles prasselt (in Gestalt der Lehrenden, der Kolleg*innen, des Teams, der Gesundheitseinrichtung) auf die *Young Professionals* (Duchscher, 2012) ein, fordert und überfordert sie gleichzeitig.

- *Wie bewältigen wir die globalen Gesundheitsprobleme?* Im Umgang mit übertragbaren und nicht-übertragbaren Erkrankungen und der Migration zeigen sich die engen Verflechtungen der Pflege mit einer globalisierten Welt, den Traumata geflüchteter Menschen und den (auch internationalen) Entscheidungen der Gesundheits- und Sozialpolitik. Welche neuen Kompetenzen benötigen hier Pflegefachpersonen?
- *Welche Folgen haben die demografischen Veränderungen?* Die Veränderungen der Altersstruktur bedingen veränderte Anforderungen in der Akutpflege und der Langzeitpflege: Die Pflege hat erweiterte Aufgaben in der Beratung, Gesundheitsförderung und Prävention; auch hier sind Kompetenzen gefragt, die über einen technisch-funktionalen Handlungsplan hinausgehen.
- *Was bewirkt die Änderung der Versorgungsbedarfe?* Der Anstieg an multimorbiden Krankheitsbildern, an Hilfe- und Pflegebedürftigkeit, an altersbedingten chronischen Erkrankungen und an psychischen und psychiatrischen Erkrankungen fokussiert das Erleben von Kranksein und die subjektive Krankheitsbewältigung des betroffenen Menschen. Zu diesem Fokus gehören das soziale Netz der Patient*innen, ihre An- und Zugehörigen (Bezugspersonen), die Verfügbarkeit und der Einsatz von Ressourcen. Pflegefachpersonen benötigen hier Kompetenzen, die Versorgung optimal zu steuern und die Expertise der Patient*innen und ihrer Bezugspersonen einzubinden.
- *Wie positioniert sich die Pflege im wirtschaftsorientierten Markt?* Gesundheitseinrichtungen sind in der Klammer einer Wirtschaftsorientierung und handeln in Kategorien wie Ökonomisierung, Effektivität und Effizienz in der Nachfrage nach den finanziellen Ressourcen: steigende Kosten für Diagnostik und Behandlung, mit den Forderungen einer Eindämmung der Personalkosten bei gleichzeitigem Fachkräftemangel und einem Skill-Grade-Mix der Bildungsabschlüsse, Qualifikationen und Kompetenzen.
- *Wie positioniert sich die Pflege in der interprofessionellen Zusammenarbeit?* Die oben angesprochenenen Fragen verweisen auf eine Komplexität der Krankheitsverläufe. In der Versorgung sind es immer viele Disziplinen, die ihre Expertise einbringen auf ein situativ individuelles Krankheitsgeschehen: In den Vordergrund rückt die *Patient*innengeschichte*, die *Fallgeschichte*, die *Fallvignette*. Professionelles Handeln im *Clinical Reasoning* der „Heimat"-Disziplin und interprofessionelles Versorgungsgeschehen treffen auf eine spezifische Situation: eine hohe Anforderung für Young Professionals.

Diese Fragen weisen auch auf zukünftige Herausforderungen für die Pflege hin, „die im Zuge gesellschaftlicher, demografischer, sozialer, epidemiologischer und technischer Entwicklungen sowie sich verändernder Familienstrukturen [...] entstehen" (Fachkommission nach § 53 Pflegeberufegesetz, 2020, S. 11). Diese Herausforderungen stoßen Entwicklungen an, die an die Bedarfe der pflegebedürftigen Menschen angepasst werden müssen und die das berufliche Handeln der Pflege verändern werden. So bleiben Aus- und Weiterbildungen ein lebenslanger Prozess auf der Basis der folgenden Schlüsselbereiche:

- Die Erkenntnisse der Pflege- und Gesundheitswissenschaft sind Basis und Begründung des professionellen Handelns.
- Die gesundheitspolitischen Entscheidungen wirken sich unmittelbar auf den Handlungsspielraum, die Positionen und die Rollen der Pflege- und Gesundheitsfachberufe aus.
- Die salutogenetische Sichtweise auf Gesundheit und Krankheit (Meier Maistretti et al., 2019) mit Begriffen wie Gesundheits-Krankheits-Kontinuum und Kohärenzgefühl prägt alle Versorgungsbereiche und den Umgang mit den pflegebedüftigen Menschen wie auch den Mitarbeitenden.
- Das jeweilige Setting der Versorgung stellt die Anforderung für das berufliche Handeln der Gesundheitsfachpersonen und fordert unterschiedliche Kompetenzen.
- Patient*innen sind die Expert*innen ihrer Erkrankung: ihr vorwissenschaftliches Verständnis von Gesundheit und Krankheit (Franke, 2012) und ihr Alltag in ihrer Lebenswelt sind Zentrum einer gelingenden Versorgung.
- Die Versorgung orientiert sich an der indivuellen biografischen Erfahrung und des Erlebens der pflege- und unterstützungsbedürftigen Menschen und ihren An- und Zugehörigen. Es ist eine Grundhaltung der Gesundheitsberufe, ihnen achtsam, respektvoll und wertschätzend zu begegnen und sie partizipativ zu beteiligen als autonome Wesen.
- Gesundheitsfragen sind immer auch soziale Fragen. Jede Situation ist umhüllt von Kontextfaktoren, die über die unmittlbare Situation in der Einrichtung hinausgehen und doch die ganze Versorgungssituation prägen.

Diese Auflistungen verweisen auf die zukünftigen Kompetenzen der Pflegefachpersonen, komplexe Krankheits-, Versorgungs- und Pflegesituationen fachlich und menschlich zu bewältigen und die Anforderungen an die Bildungseinrichtungen in der Pflege, in der Ausbildung und im Studium die Kompetenzen zu entwickeln, dieser Komplexität zu begegnen und Antworten zu finden für die Patient*innen und ihre An- und Zugehörigen. Gefragt sind zukünftig Advanced Practitioner/ Advanced Experts, die eine spezifische Expertise erlangen, um die komplexen Krankheits- und Versorgungsgeschehen zu bewältigen, in einer Haltung der Sorge gegenüber Patient*innen als „fühlende[s] Wesen *mit einer Seele*“ (Staudacher, 2019, S. 9).

Veränderungen der Ausbildungspläne für die Pflege

> Auch jetzt, nach den drei Jahren fühle ich mich nicht so, als hätte ich die Ausbildung abgeschlossen und könnte den Beruf jetzt. Den Beruf können, heißt für mich: das hat jetzt mit dem und dem nichts zu tun. Da hapert es eben. Es ist schon oft so, dass ich mir überlege: Kann ich das jetzt oder ist das jetzt so ok? Manchmal habe ich das Gefühl, ich schaffe das nie, eine richtige Krankenschwester zu werden. (Claudia im Gruppeninterview)

Wie wird man eine „richtige Krankenschwester“? Auch diese Frage ist nicht neu, ich habe sie mir selbst gestellt – und das ist fast 30 Jahre her. Aber auch hier haben sich die Antworten geändert: in allen Ländern ist man bemüht, die Pflegefachpersonen so auszubilden, dass sie den gesellschaftlichen Anforderungen gerecht werden, die komplexen Krankheits-, Versorgungs- und Pflegesituationen bewältigen, eine hohe Qualität der pflegerischen Tätigkeit sicherstellen und ihr Handeln an den Evidenzen ausrichten. Die ethische Haltung folgt dem Ethikkodex des ICN (2012) mit der „Achtung der Menschenrechte [...], des Rechts auf Leben und Entscheidungsfähigkeit, auf Würde und respektvolle Behandlung [...]. (International Council of Nurses [ICN], 2012, S. 1)

Trotz unterschiedlicher Ansätze der Länder setzt man auf die Ausbildung von Kompetenzen in den Versorgungssettings. Diese Kompetenzen dienen als Voraussetzung zum professionellen Handeln; sie orientieren sich an dem komplexen Geschehen in einer Fallsituation. Was mit der Analyse der Situation und auch mithilfe simulativer Lernumgebungen im schulischen Umfeld erarbeitet wird, erfährt in der Praxis die Pflege-Realität mit der Unterstützung von Praxisanleiter*innen und Mentor*innen. So wird das Lernen in der Theorie mit einem Lernen in der Praxis verzahnt und die berufliche und menschliche Entwicklung unterstützt und gefördert.

Belastungen in den Gesundheitsfachberufen

> Also ich bin professionell und kann das. Also, ich kann in dem Moment meine Emotionen zurückstecken und kann fachlich argumentieren, warum das jetzt so ist und nicht anders. (Stefanie im Gruppeninterview)

Arbeit ist ein bedeutender Lebensbereich und eingebettet in eine komplexe individuelle Gesamtsituation mit unterschiedlichen Belastungen (Faktoren, die von außen auf den Organismus einwirken) und Beanspruchungen (Auswirkungen der Belastungen auf den Menschen). Arbeit hat in unserem gesellschaftlichen Kontext eine sehr große Bedeutung:

- In der Arbeitssituation sind wir aktiv und gewinnen Qualifikationen, Fertigkeiten und Kompetenzen.
- Arbeit dient der Lebensplanung, strukturiert unsere Zeit und sorgt so für alltägliche Ordnung.
- Im Team zu arbeiten, fördert Kontakte und Kooperationen.
- Arbeit dient der sozialen Anerkennung: Wir zeigen uns als wertvolle Mitglieder der Gesellschaft und leisten unseren Beitrag.
- Arbeit dient der persönlichen Identitätsfindung, entwickelt und fördert das Selbstwertgefühl und unterstützt bei der Rollenfindung (Nikelski & Trompetter, 2017).

Die Pflegefachpersonen sind wie alle Gesundheitsfachberufe spezifischen Belastungen ausgesetzt: Sie erleben eine hohe Dichte an Interaktionen mit intensiver physischer und emotionaler Nähe in den Arbeitssituationen mit dem gleichzeitigen hohen Anspruch an sich selbst, mit den erlebten Emotionen professionell umzugehen. In der Emotions- und Gefühlsarbeit kann dies zu einer Dissonanz führen, die Leistung, die man erbringt, im Hinblick auf eigene und fremde Gefühle zu werten und möglicherweise abzuwerten. Hinzu kommen die Stressoren durch das soziale Umfeld, die Rollenkonflikte und die fehlende Anerkennung durch andere (hier besteht nach wie vor eine Orientierung an der Medizin). Die Ökonomisierung zeigt sich an der Arbeitsverdichtung und einer Ausrichtung der Gesundheitseinrichtung an wirtschaftlichen Zielen mit einer Orientierung an Werten (der Ökonomie), die nicht denen der Pflege (der Fürsorge) entsprechen. Alle Gesundheitsfachberufe zeigen eine hohe intrinsische Motivation und eine Tendenz zum „overcommitment“, also einem Engagement bei hohem Anerkennungsbedarf. Pflege zieht ihre Anerkennung auch durch die Zufriedenheit der Patient*innen, ist dies doch der Indikator für eine hohe Versorgungsqualität. Um sich zu schützen und zu schonen, zeigen sie eine hohe Distanzierungsfähigkeit.

> Ich war einfach so überfordert, dass ich in der Situation gar keine Entscheidung treffen konnte. Ich wusste gar nicht mehr, wo mir der Kopf steht. Ich habe nicht mehr darüber nachgedacht, wie es mir dabei geht, sondern einfach nur irgendwas gemacht, dass ich überhaupt etwas mache. Alles andere kam dann erst zu Hause. (Carola im Gruppeninterview)

Wie gelingt es nun den Young professionals, ihre berufliche Rolle zu entwickeln, mit den Belastungen und Beanspruchungen umzugehen und eine eigene berufliche Identität zu erlangen? Wie bewältigen sie den Übergang von der Auszubildenden/Studierenden zur examinierten Pflegefachkraft? Und welchen Gewinn ziehen die Verantwortlichen in Pflegepädagogik und Pflegemanagement aus den Antworten auf diese Fragen?

Das vorliegende Buch entstand auf der Grundlage einer umfassenden Studie von Judy Duchscher (2012): Sie erforschte die Bereiche Erleben, Verantwortung, Herausforderung oder Chancen sowie Unterstützungsangebote bei den *New Graduates* (wie sie die frisch examinierten Pflegefachkräfte bezeichnet). Die Befragten erkannten und beschrieben ihre Belastungen durch das Fehlen beruflicher Kenntnisse; Probleme mit der Transition der eigenen Rolle von der Auszubildenden/Studierenden zur Pflegefachperson, der Beziehungen im Team, der Verantwortung und der Wertekonflikte u. a. Duchscher beschrieb nach den Aussagen die drei Phasen Doing, Being und Knowing, die einem Praxis- und Realitätsschock folgten (siehe auch Sorber, 2013). Die Aussagen der New Graduates geben Aufschluss über Potenzial und Notwendigkeit von Unterstützung durch Lehrende, Pflegemanager*innen und Praxisanleiter*innen. Ziel soll es sein, die „Neuen" wachsen und gedeihen zu lassen und ihre Entwicklung zur Pflegefachperson zu fördern. Angesichts des Personalmangels und der nach wie vor als unattraktiv eingeschätzten gesellschaftlichen Position, kann die Notwendigkeit für eine solche Unterstützung nicht hoch genug eingeschätzt werden, will man die diplomierten Pflegefachpersonen im Berufsfeld halten.

Ich wünsche allen Leserinnen und Lesern einen Gewinn durch die Lektüre des Buches, der sich auch in Ihrer beruflichen Praxis niederschlägt. Als Auszubildende/Studierende, als Pflegepädagog*in, als Pflegemanager*in können Sie profitieren von den Aussagen der Interviewpartner*innen und den Interpretationen von Judy Duchscher. Ihre Studie hat gezeigt, wie Sie in den verschiedenen Phasen unterstützen und unterstützt werden können. Vieles wird Ihnen in Ihrem beruflichen Alltag begegnen und mit der Lektüre mögen sich Ihnen weitere Türen öffnen zu einem gelingenden Umgang mit den „frisch examinierten" Pflegefachpersonen.

Barbara Müller, Dipl. Pflegewirtin, Dozentin und externe Lehrbeauftragte in BA-Studiengängen der Pflege, Programmleitung Gesundheitsberufe (Hogrefe Verlag, Bern)
barbara.mueller5@gmx.de

Literatur

Bundesministerium für Justiz (Hrsg.). (2020). *Pflegeberufegesetz*. Verfügbar unter https://www.gesetze-im-internet.de/pflbg/

Fachkommission nach § 53 Pflegeberufegesetz. (2020). *Begleitmaterialien zu den Rahmenlehrplänen der Fachkommission nach § 53 PflBG*. Bonn: Bundeinstitut für berufliche Bildung.

Duchscher, J.E. (2012). *From Surviving to Thriving. Navigating the First Year of Professional Nursing Practice*. Saskatoon, SK: Canadian Nursing Students Association.

Duchscher, J.E. & Cowin, L.S. (2004). The experience of marginalization in new nursing graduates. *Nursing Outlook, 52*, 289–296. https://doi.org/10.1016/j.outlook.2004.06.007

Franke, A. (2012). *Modelle von Gesundheit und Krankheit*. Bern: Hogrefe.

International Council of Nurses (ICN). (2012). *ICN-Ethikkodex für Pflegende* (deutsche Übersetzung DBfK). Verfügbar unter https://www.dbfk.de/media/docs/download/Allgemein/ICN-Ethikkodex-2012-deutsch.pdf

Meier Maistretti, C., Lindström, B. & Eriksson, M. (2019). *Salutogenese kennen und verstehen*. Bern: Hogrefe. https://doi.org/10.1024/85768-000

Müller, B. (2020). Vom Honeymoon in die Realität. *PADUA, 15*(4), 195–201. https://doi.org/10.1024/1861-6186/a000566

Nikelski, A. & Trompetter, E. (2017). *Einführung in das Gesundheitssystem und die Gesundheitswissenschaften. Einflussfaktoren auf Gesundheit. Studienbrief 2*. Hamburg: Hamburger Fernhochschule.

Sorber, M. (2013). Eine Zeit der Veränderung. Der Berufseinstieg in der Gesundheits- und Krankenpflege. *PADUA, 8*(3), 177–182.

Staudacher, D. (2019). Haltung: Gelebte Menschlichkeit: „Haltung" als gefährdete Grundlage menschenwürdiger Pflege. *NOVAcura, 50*(7), 9–12.

Weiterführende Literatur

Altmeppen, S., Bohrer, A., Heinze, C., Junghahn, M.-L. & Rohde, K.S. (2020). „Es gibt viel Raum, sich einzubringen". *PADUA, 15*(5), 283–288. https://doi.org/10.1024/1861-6186/a000580

Bundesinstitut für Berufsbildung (bibb). (Hrsg.). (2020). *Pflegeausbildung aktuell*. Bundesinstitut für Berufsbildung, Bonn.

Fachkommission nach § 53 Pflegeberufegesetz. (2019). *Rahmenlehrpläne der Fachkommission nach § 53 PflBG*. Bonn: Bundesinstitut für berufliche Bildung.

Kersting, K. (1999). Coolout im Pflegealltag. *Pflege & Gesellschaft, 4*(3), 53–60.

Meleis, A. (2010). *Transitions Theory*. New York: Springer Publishing Company.

Reiber, K., Reichert, D. & Winter, M. (2019). Implikationen für die Berufseinmündung nach einer gerneralistischen Pflegeausbildung – eine mehrperspektivische Studie. *Pflege, 32*(1), 47–55. https://doi.org/10.1024/1012-5302/a000655

Roes, M. (2014). Auf dem Weg der Generalistischen Pflegeausbildung. *PADUA, 9*(1), 4–18. https://doi.org/10.1024/1861-6186/a000159

Twenhöfel, R., Machl, V. & Memmel, D. (2020). Praxisschock, Demotivation und Ausbildungsabbruch? *PADUA, 15*(2), 107–112. https://doi.org/10.1024/1861-6186/a000545

Winkelmann, C. & Rogalski, C. (2021). *BWLight für Gesundheitsberufe*. Bern: Hogrefe. https://doi.org/10.1024/86132-000

1
Von Auszubildenden/Studierenden zu Expert*innen der Pflege

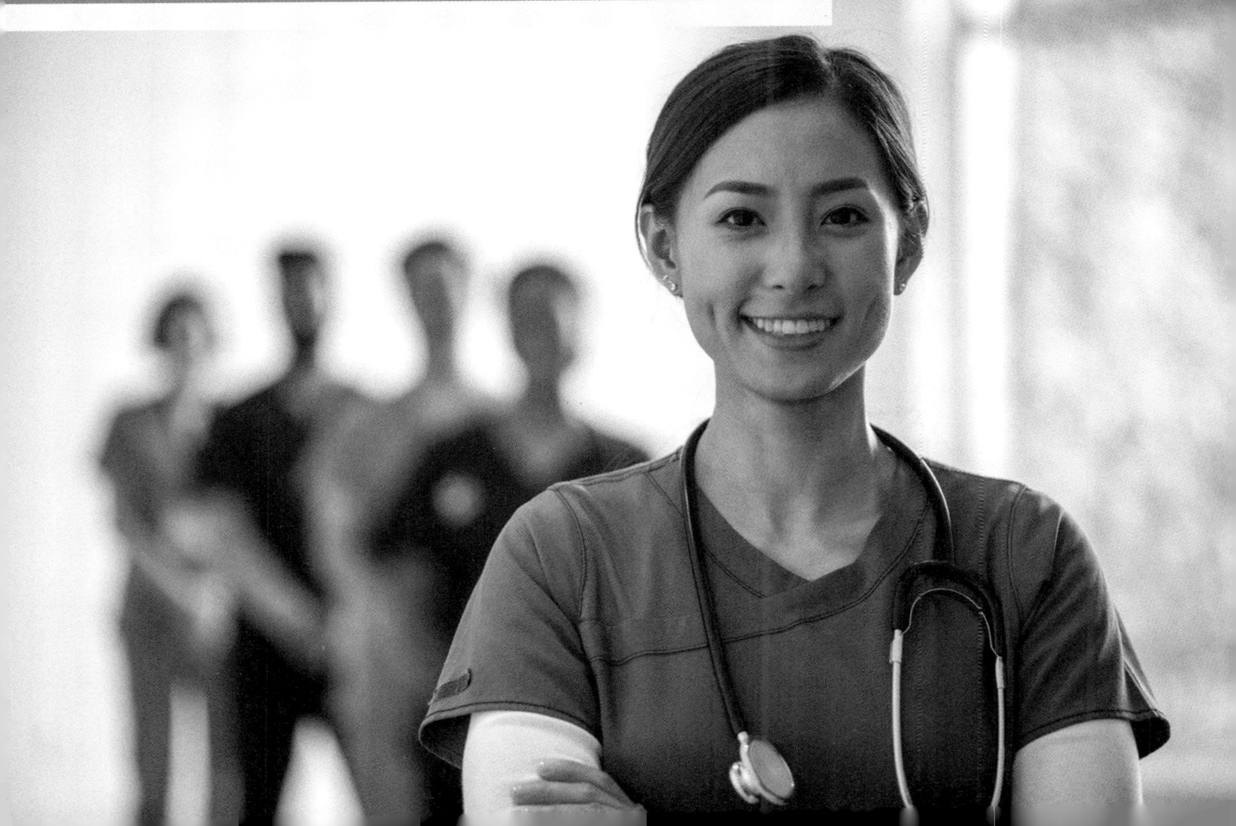

1.1 Willkommen in der Pflege!

Ihre erste Rolle als Pflegefachfrau oder Pflegefachmann[3] zu akzeptieren, markiert den Beginn der pflegeberuflichen Phase, die da heißt: „der Rest Ihres Lebens!" Diese Phase gehört zweifellos zu den spannendsten Zeiten Ihres Lebens. Nach dieser Feststellung möchte ich wetten, dass es tief in Ihrem Inneren etwas gibt, das bei dem Gedanken an die Prüfung rebelliert, das mit Nervosität und seltsam ängstlich auf das reagiert, was auf Sie zukommt. Das liegt wahrscheinlich daran, dass Sie nicht genau wissen, was es bedeutet, als „echte" Pflegefachperson in der Praxis zu arbeiten, mit wem Sie zusammenarbeiten werden, ob Sie gut mit anderen zusammenarbeiten können oder ob Sie die Arbeit bekommen, die Sie sich wünschen. Sie haben keine Ahnung, was von Ihnen als frisch examinierte Pflegefachperson erwartet wird oder in welcher Einheit oder Einrichtung Sie arbeiten werden und wie die Arbeit als professionelle Pflegefachperson sich von der Arbeit im Studium unterscheidet. Basierend auf eigenen Erfahrungen geht das Buch auf diese Gedanken ein und bietet Ihnen Hoffnung und Unterstützung auf Ihrem Weg in die professionelle Pflege.

> Es wäre schön, mit [jemandem] reden zu können, sagen zu können: „Ist das so in Ordnung oder mache ich das nicht richtig?", oder „Okay, das ist normal, und wir machen das so." Ich habe Angst, dass [andere] frisch Examinierte zu diesem Zeitpunkt selbständig, effektiv und effizient arbeiten und ich völlig unsicher bin.

Jedes Mal, wenn sich bei einer Person „etwas verändert", z. B. sie weiß etwas und erfährt dann etwas, was sie noch nicht wusste, spricht man von einer Transition, einer Reise von dem, was war, zu dem, was ist. Es ist weniger die Veränderung an sich (das motivierende Ereignis oder der Katalysator), die uns herausfordert, sondern die Realisierung der Veränderung. Bei einer Transition geht man von einem Zustand oder einer Situation in eine(n) andere(n) über und die Transition kann das Leben derer, die davon betroffen sind, und ihrer Bezugspersonen (Freund*innen, Familie und Mitarbeiter*innen) nachhaltig beeinflussen und verändern. Transitionen beginnen normalerweise mit Ereignissen, die zu Instabilität führen und eine Veränderung erfordern. Die Ausbildung als Pflegefachperson abzuschließen und den Schritt von Pflegestudent*innen und -auszubildenden zu voll verantwortlichen professionellen Pflegefachpersonen zu vollziehen, ist solch ein Ereignis.

3 Die Bezeichnung für die Berufsangehörigen der professionellen Pflege variiert in den deutschsprachigen Ländern: In *Deutschland* bezeichnet man den Abschluss nach dem Pflegeberufegesetz von 2020 Pflegefachfrau bzw. Pflegefachmann. Seit dem 01.01.2020 ist die Ausbildung generalistisch ausgerichtet und so gibt es nach dem jeweiligen Vertiefungsansatz die Berufsbezeichnung Altenpfleger*in oder Gesundheits- und Kinderkrankenpfleger*in. Daneben gibt es mehrere allgemeine Bezeichnungen wie Pflegefachpersonen oder Pflegefachkraft. Daneben besteht die Ausbildung zu/zum Gesundheits- und Krankenpflegehelfer*in und einige Spezialisierungen durch Weiterbildungen (z. B. Wundmanagent, Intensivpflege) oder Bachelor-Studium (BA Pflege) bzw. Master-Studium (Advanced Nursing Practice).
In *Österreich* heißt die allgemeine Bezeichnung diplomierte Pflegeperson, die Berufsbezeichnung diplomierte*r Gesundheits- und Krankenpfleger*in. Daneben gibt es ebenfalls das Bachelor-Studium Gesundheits- und Krankenpflege (welche die bestehende Diplomausbildung ablöst) und Ausbildungen zur Pflegeassistenz bzw. Pflegefachassistenz.
In der *Schweiz* lautet die Berufsbezeichnung diplomierte Pflegefachfrau/Pflegefachmann mit den Zusätzen HF (Höhere Fachschule) oder FH (Fachhochschule). Daneben gibt es die Ausbildung zur/zum Fachangestellten Gesundheit (FaGe) und Pflegeassistenz.
Die unterschiedlichen Qualifikationen werden im Zuge des zunehmenden Qualifikationsmix in allen Ländern an Bedeutung gewinnen, sind damit doch bestimmte Rollen und Aufgaben verbunden. Dieses Buch spricht Auszubildende wie auch Studierende der Pflege an sowie die Absolvent*innen im beruflichen Einstieg in der Pflege. In der Regel ist der Begriff im Buch dafür *Studierende* oder *Auszubildende* und nach dem beruflichen Abschluss *Pflegefachperson* oder *Pflegefachkraft*. (Anm. der dt. Hrsg.)

Es ist alles noch so ungewohnt. Neulich habe ich mich gewundert, ich habe meine Schuhe mit zur Arbeit genommen und konnte sie wirklich dort lassen. Ich habe einen Schrank und kann meine Sachen darin aufbewahren und ich kann mich nur schwer an den Gedanken gewöhnen, dass dies immer so sein wird. Dass es keine viermonatige oder vierwöchige oder dreimonatige Rotation ist.

Die Transition von der/dem Studierenden zu einer „richtigen" Pflegefachperson ist ein lohnender und spannender Schritt. Aber er kann auch mit Angst verbunden sein, man kann sich einsam und überfordert fühlen, wenn man realisiert, dass man verantwortlich dafür ist, was mit den Patient*innen, die man betreut, geschieht, und dass man „ganz auf sich allein gestellt ist."

Ich halte mich eigentlich für kompetent. Mir gefällt der Gedanke, dass ich über eine gewisse Kompetenz verfüge. Seitdem ich in diesem Beruf arbeite, ist keine Schicht so wie die andere. Man muss vorbereitet sein auf alles, was auf einen zukommt, und ich habe schon zu meinen Kolleg*innen gesagt, dass ich, wenn es regnet, finde, dass es gießt, was bedeutet, wenn irgendetwas schiefläuft oder eine Einweisung hereinkommt, bekomme ich drei. Das nagt an meinem Selbstvertrauen und zerstört es. Früher habe ich mich nie so gefühlt. Es kann sein, dass ich Zweifel an meiner Berufswahl habe, und ich frage mich: „Ist das überhaupt etwas für mich?" Und das ist neu für mich, denn bis jetzt ging es immer darum: „Wie mache ich das?" Und jetzt: „Kann ich das überhaupt?"

Sie sollten Folgendes wissen: Sie sind nicht allein; jede/jeder zweite Pflegestudent*in, der/die diese Pflegeausbildung absolviert hat, hat einen ähnlichen Anpassungsprozess durchgemacht. Seien Sie geduldig und glauben Sie daran, dass Sie diese Erfahrung hinter sich lassen und zu der professionellen Pflegefachperson werden, die Sie immer sein wollten.

1.2 Vor dem Examen

In der Schule wurde viel darüber geredet und ich habe immer gedacht „Was solls!" Ich dachte, das sagt einem doch der gesunde Menschenverstand, aber das ist eigentlich nicht so, wenn man darüber nachdenkt. Zum Beispiel wurden uns in der Schule Fragen gestellt wie: „Sie haben diesen Patienten, diesen Patienten und diesen Patienten. Zu wem gehen Sie zuerst?" Diese Art von Fragen. Ich dachte, sie (Fakultätsmitglied) ist die gemeinste Frau auf der Welt. Sie will uns nur austricksen! Aber wissen Sie was? Ich glaube, wir hätten mehr von dieser Sorte gebraucht, weil man genau das braucht, sobald man in der Pflege arbeitet. Ich glaube, ich fand sie als Lehrerin nicht angenehm, weil sie uns Dinge beigebracht hat, die man wirklich wissen muss. Man musste das wissen, wenn man auf der Station war und auf sich allein gestellt war und es erschien einem bloß so schwierig, wenn man in dieser Klasse war. Man dachte: „Na die stellt vielleicht schwierige Fragen." Das müssen wir doch gar nicht wissen, aber das müssen wir doch und ich bin froh, dass sie mit uns über diese Dinge gesprochen hat. Sie sagte beispielsweise, da kommt jemand mit diesen und jenen Problemen, welche Diagnose passt dazu? Sie wollte, dass wir die Situation analysieren, um herauszufinden, welche Schritte infrage kommen. Damals habe ich das nicht so gesehen, aber jetzt denke ich: „Oh Mann. Hätte ich bloß besser aufgepasst, was sie mir gesagt hat."

Ich weiß aus meiner Forschungstätigkeit, den zahlreichen Gespräche, die ich mit führenden Wissenschaftler*innen über das Thema Pflege geführt habe, aus meiner langjährigen Lehrtätigkeit in der Pflege sowie der Arbeit mit frisch examinierten Pflegefachpersonen, dass der Prozess der Sozialisation in die Disziplin beginnt, lange bevor Sie sich für die Pflegeausbildung immatrikulieren. Sie wollen mir doch nicht erzählen, Sie hätten vor oder während Ihrer Ausbildung niemals Sendungen wie „Emergency

Room", „Scrubs", „Grey's Anatomy" oder „Nurse Jackie" gesehen. Und wir alle wissen doch, dass solche Sendungen die Vorstellungen der Menschen prägen, wenn es darum geht, was die Pflege **ist** und was Pflegefachpersonen **tun**. Wir wissen auch, und wahrscheinlich haben Sie dies im Laufe der Zeit auch gemerkt, dass diese Vorstellungen nicht alle der Realität entsprechen. Einige Studierende entscheiden sich für die Pflege, weil ein Familienmitglied in der Pflege arbeitet und sie dieses Familienmitglied wegen der Arbeit bewundern oder weil sie die Person als Mensch „mögen" und das, was sie ist, übertragen auf das, was sie tut. Andere Studierende haben schon vor ihrer Ausbildung Erfahrungen mit dem Gesundheitssystem gemacht, entweder als junge*r Patient*in oder als Angehörige*r einer Person mit Gesundheitsproblemen und sehen es als ihre Aufgabe an, das Leben von Menschen mit gesundheitlichen Problemen zu verbessern. Nicht zuletzt sind es auch die Begegnungen mit erfahrenen Pflegefachpersonen, zu denen sie während ihrer Ausbildung Kontakt haben und einige dieser Begegnungen haben in ihnen vielleicht den Wunsch geweckt, besser zu sein als sie momentan sind, andere dagegen, sie hätten besser die Finger davongelassen. Erfahrungen dieser Art sind in der Pflege weder neu noch ungewöhnlich. Leider sind manche Menschen, was ihre charakterlichen Qualitäten anbelangt, eine echte Enttäuschung.

Enttäuscht am meisten, würde ich sagen, denn man hat ja gewisse Erwartungen: Dass man sein Examen macht und eine Pflegefachperson sein wird. Dass man sich ein schönes Haus kauft, dass man ein tolles Auto fährt. Alles vom Feinsten. Und dann kommt man in die Pflege und hat es mit älteren Pflegefachpersonen zu tun, die einem den Eindruck vermitteln, sie hassen einen und würden einen am liebsten vom Flur scheuchen. Man realisiert, dass man 40 000 USD Schulden als Studentendarlehen hat und sich kein neues Haus und kein neues Auto kaufen kann. Das ist enttäuschend.

Einige Personen gehen zurecht davon aus, dass das Gesundheitssystem immer Pflegefachpersonal braucht und dass man als Pflegefachperson jederzeit einen Job findet. Andere (wie ich zum Beispiel) sehen die Pflege als einen lohnenden, dynamischen, flexiblen und abwechslungsreichen Beruf, der Sie überall hinführen kann und in dem Sie fast alles machen können (meine Erfahrung bestätigt dies!). All diese Erfahrungen wecken Erwartungen und nicht umsonst spricht man von „bleibenden Eindrücken".

Die Ansatzpunkte liegen also dort, wo sehr persönliche Gründe ausschlaggebend für die Berufswahl waren. Diese Gründe haben sich ausgewirkt:

- auf Ihren Studienwunsch (z. B. die Themen, über die Sie in Ihren Unterlagen geschrieben haben),
- auf den Praxisbereich, den Sie als professionelle Pflegefachperson bevorzugen (Krankenhaus, kommunaler Bereich oder öffentliches Gesundheitswesen),
- darauf, wie Sie Ihre Rolle im Verhältnis zu anderen Anbietern von Gesundheitsdienstleistungen einschätzen (wie Pflegefachpersonen sich gegenüber anderen Anbietern von Gesundheitsdienstleistungen verhalten und wie viel Autonomie, Respekt und Anerkennung sie ihnen entgegenbringen),
- darauf, wie Sie arbeiten „wollen", z. B. mit Ihren Patient*innen, in den kommunalen Bereichen, für die Sie tätig sind und in der Disziplin insgesamt (z. B. praktische Pflege, Ausbildungsbereich, Forschung oder administrativer Bereich).

Bevor Sie Ihr Studium beenden, sollten Sie sich Zeit nehmen und darüber nachdenken, welche Gründe Sie bewogen haben, eine Pflegefachperson zu werden, ob diese Gründe immer noch gelten und ob die Gründe durch die Rollen, die Sie als Praktiker*innen in der „realen" Welt anstreben, infrage gestellt oder untermauert werden.

Diese Überlegungen werden Ihnen helfen, sich auf die Praxis vorzubereiten in einem Bereich, die diesen Erwartungen entspricht. Ein

Beispiel: Wenn Sie gerne in arbeitsintensiven und sich schnell verändernden Situationen arbeiten, dann ist die chirurgische Abteilung in einem Krankenhaus als erster Arbeitsplatz in der Praxis genau das Richtige für Sie. Wenn Sie dagegen gerne unterrichten, Programme und Kampagnen entwickeln oder das Gesundheitssystem auf internationaler Ebene verbessern wollen, sind Sie im kommunalen Bereich, im öffentlichen Gesundheitswesen oder auf internationaler Ebene besser aufgehoben. Diese Art der Selbsterforschung kann Sie zudem zu der Erkenntnis führen, dass Ihre Ziele und Erwartungen nicht mit der Arbeit kompatibel sind, für die Sie sich interessieren. Ein Beispiel: Wenn Sie sich schnell verändernde Situationen mögen, aber eine stressbedingte Krankheit haben, wäre ein Arbeitsplatz mit weniger Stress die bessere Wahl oder Sie entscheiden sich nach Ihrer Ausbildung, sporadisch oder Teilzeit in der Akutversorgung zu arbeiten, damit Sie während der Anpassung an Ihre Rolle in der professionellen Praxis mehr Kontrolle über Ihre Arbeitszeit und Ihr Arbeitspensum haben.

Als Studierende muss man sich höchstens um drei Personen kümmern und dann kommt man in die Praxis und hat zehn. Zehn macht einen großen Unterschied aus und selbst wenn man sich von 7:00 Uhr bis 14:00 Uhr nur um drei kümmern muss, schafft man es kaum zur Nachbesprechung. Zurzeit habe ich Schichtdienst mit zehn anderen Pflegefachpersonen. Als Studierende haben wir uns gegenseitig geholfen und waren befreundet. Man hat vier Jahre gemeinsam verbracht und heute gehe ich in die Abteilung und habe das Gefühl, niemand will mir helfen und alles ist ganz anders. So völlig anders. Am Ende des Tages bin ich nicht einmal mehr in der Lage, einen klaren Gedanken zu fassen oder aufzustehen. Ich bin jeden Tag von morgens bis abends auf Trab.

Dessen ungeachtet ist es in der Realität so, dass Sie sich nicht immer aussuchen können, wo Sie anfangs arbeiten werden. Sie möchten vielleicht zuerst in der chirurgischen Akutversorgung oder im öffentlichen Gesundheitswesen arbeiten, aber es werden Ihnen nur freie Stellen in der Langzeitpflege oder im internistischen Bereich angeboten. Oder es sind persönliche Gründe (der Wunsch, in der Nähe von Familie, Kindern oder Ehepartner zu sein), die Sie zwingen, in der Nähe des Ortes zu bleiben, an dem Sie Ihr Studium abgeschlossen haben, was Ihre Arbeitsmöglichkeiten einschränkt. Es kann sein, dass Sie das Krankenhaus, in dem Sie ausgebildet wurden, nicht gerne so schnell verlassen wollen und dass Berufsanfänger*innen in der Akutversorgung eher einen Job bekommen als in anderen Organisationen (erfahrene Pflegefachpersonen suchen oft eine Arbeit, die körperlich weniger anstrengend ist, z.B. in der häuslichen Pflege, der Gemeindekrankenpflege oder im öffentlichen Gesundheitswesen). Trotz der Angst vor der Akutversorgung beschließen Sie, zunächst doch dort „anzufangen“ und später in die Gemeindekrankenpflege, ins öffentliche Gesundheitswesen oder in den Bereich der häuslichen Pflege zu wechseln. Zur Erinnerung: Dies ist Ihr Beruf und Sie werden irgendwann dorthin kommen, wohin Sie wollen, wenn auch nicht sofort!

Unabhängig davon, wo Sie als Pflegefachperson zu arbeiten beginnen oder welche Rolle Sie als Berufsanfänger*in übernehmen, es gibt auf dem Weg, eine Pflegefachperson zu werden, bestimmte Dinge, die die allermeisten frisch examinierten Pflegefachpersonen gemeinsam haben.

1.3 Transition und beeinflussende Faktoren

Ich kann Ihnen sagen, dass das Schlimmste, was ich je erlebt habe, der Wechsel vom Studium in die reale Welt der Praxis war. Alle haben mir gesagt, alles wird sich schon fügen. Aber wenn ich eines gelernt habe, dann dies: Ich musste diese Erfahrung selbst machen.

Wie bereits erwähnt, ist der Wechsel von der/dem Studierenden zu einer voll verantwortlichen, rechenschaftspflichtigen und professionell arbeitenden Pflegefachperson einer der Momente, auf die sich die meisten Erwartungen richten. Die Tatsache, dass wir eine Phase unserer professionellen Sozialisation formal „beenden“ und eine andere beginnen, ist an Veränderungen gebunden: Rollen, Pflichten, Beziehungen und der Wissensstand verändern sich. Diese Veränderungen ziehen weitere oder andere Erfordernisse, Erwartungen und Herausforderungen nach sich. Auf all dies haben Sie sich während Ihrer Ausbildung vorbereitet, aber wenn es dann Realität wird, trifft es einen oft wie ein Schlag mit einem nassen Handtuch mitten ins Gesicht.

> Hmm. Komisch. Ich habe gar nicht das Gefühl, fertig zu sein [mit dem Studium]. Als ich beispielsweise neulich morgens zur Arbeit ging, dachte ich: „Ich werde bezahlt für das, was ich mache“, weil ich das Gefühl hatte, ich wäre ich immer noch in der klinischen Ausbildung, aber mir ist bewusst, dass es etwas anderes ist. Ich habe jetzt mehr Geld, was ja ganz schön ist. Ich kann Dinge tun, die mir Spaß machen. Es ist schon komisch, plötzlich fertig zu sein, und das Gefühl war besonders stark, als wir die Ausbildung abgeschlossen hatten. Man studiert jahrelang und dann kommt die ganze Aufregung im Zusammenhang mit dem Examen und dann kommt die erste Schicht und all das andere, das man zum ersten Male macht. Alles auf einmal.

Für frisch examinierte Pflegefachpersonen beginnt der Prozess der professionellen Rollentransition, sobald sie den sicheren und überschaubaren Bereich ihres Pflegeausbildungsprogramms formal absolviert haben. Manche bezeichnen das erste Jahr in der professionellen Pflegepraxis als „Hindernisparcours“, weil die Arbeit die frisch Examinierten überfordert, vor allem deshalb, weil die Arbeitgeber (und auch die frisch Examinierten selbst) erwarten, dass sie wegrennen. Manche Menschen, mit denen Sie zusammenarbeiten, haben entweder kein Verständnis für die anfänglichen Schwierigkeiten von Berufsanfänger*innen oder haben sie vergessen. Es sind meistens solche Menschen, die Ihnen den Eindruck vermitteln, Sie müssten eher wie eine erfahrene Pflegefachperson und nicht wie eine frisch examinierte funktionieren.

> Ich habe schon das Gefühl, fertig zu sein. Ich habe meine Ausbildung abgeschlossen. Wenn ich etwas nicht weiß, habe ich ja die Lehrbücher und Personen, die ich fragen kann. Ich weiß, dass es jetzt und in der Zukunft noch sehr viel zu lernen gibt und dass ich mich besser fühlen werde, wenn ich mehr Erfahrung habe. Aber als frisch Examinierte bin ich fertig. Als frisch Examinierte kann ich arbeiten.

Als frisch examinierte Pflegefachperson merken Sie zwar, dass vieles „anders“ ist, aber Sie wissen noch nicht genau, was das bedeutet. Ihnen wird klar, dass Sie zum ersten Mal ganz allein für Ihr Leben verantwortlich sind, Ihr Geld selbst einteilen und sich selbst um Ihren Haushalt kümmern müssen (mit allem drum und dran wie putzen, Wäsche waschen und Schnee räumen), zahlen Ihre Miete oder Hypothek jetzt selbst und zahlen die Darlehen zurück, die Sie während Ihrer Ausbildung bekommen haben, und Sie überlegen, ob Sie Ihr Visum mit Ihrer Kreditkarte bezahlen können, damit Sie sich den lang ersehnten Urlaub leisten können, der als Belohnung für all die harte Arbeit während der Ausbildung doppelt so lang sein soll!

> Ich denke, vieles, was die Personen so sagen, stimmt, wie z.B. „Sie haben die Ausbildung abgeschlossen“, oder „Willkommen in der realen Welt.“ Das bekomme ich immer zu hören und dann denke ich, ich muss jetzt anfangen, meine Rechnungen zu bezahlen und ich muss jetzt anfangen, das Studenten-Darlehen zurückzuzahlen und jetzt kann es losgehen.

Sie möchten nicht mehr mit Ihren Freund*-innen zusammenleben, mit denen Sie sich in der Zeit auf dem College oder in der Universität ein Zimmer geteilt haben. Wenn die Pflege Ihre zweite Berufsausbildung oder Ihr zweiter akademischer Grad ist, haben Sie vielleicht Kinder oder einen/eine Ehepartner*in (oder betagte Eltern), die Ihre Abwesenheit in den vergangenen Jahren „geduldig" ertragen haben und jetzt von Ihnen erwarten, dass Sie sie häufiger besuchen und für sie da sind. Es wird nicht lange dauern und Sie werden sich fragen, wo die „stressfreie Zeit" bleibt, die Sie sich vom Ende dieser langen Ausbildung erhofft haben!

Ich hätte wirklich nicht gedacht, dass der Unterschied so groß ist. Aber der Übergang von der Ausbildung in die Praxis war schon eine große Veränderung, die einen überwältigt. Mal ist man glücklich darüber und dann ist einem wieder zum Heulen zumute. Man ist hin- und hergerissen.

All diese Dinge sind unerwartete und vielleicht sogar enttäuschende Erinnerungen daran, dass das Leben kompliziert ist und dass harte Arbeit sich nicht immer sofort „auszahlt", zumindest nicht so, wie wir es uns gedacht oder erhofft haben. Es ist eine seltsame Koinzidenz – Abschluss der Ausbildung und Rückkehr ins „reale" Leben – die sowohl erfreuliche Seiten als auch Herausforderungen mit sich bringt. Es kostet Sie Energie und Zeit, Ihre Beziehungen zu und Verpflichtungen gegenüber Familie, Freunden und anderen Bezugspersonen zu organisieren und gleichzeitig zu versuchen, Ihren Dienstplan einzuhalten, neue Kolleg*innen kennenzulernen, sich Ihr Privatleben zurückzuerobern, herauszufinden, wer Sie eigentlich **sind**, wenn Sie nicht lernen und zu erkennen, was es bedeutet, eine professionelle Pflegefachperson zu **sein**. Sie haben die einen Herausforderungen lediglich gegen andere ausgetauscht, die sich fast als noch größer erweisen.

Ich bin noch nicht an dem Punkt angelangt, an dem ich mich auf meine Fähigkeiten verlassen kann und ich wünsche mir, dass jemand mich bestärkt und sagt: „Ja, das ist richtig, Barb. Du kannst das." Und so ist es immer. Es ist immer und überall da. Ich möchte einfach nur wissen, ob meine klinischen Beurteilungen und Einschätzungen korrekt sind. Dass ich nichts übersehen habe, ich will es nur wissen, weil ich kompetent und sicher arbeiten will. Ich habe Angst, solche Entscheidungen zu treffen.

Ich vertraue meinen pflegerischen Fähigkeiten jeden Tag mehr, aber ich glaube, dass mein Leben zu kurz kommt. Als ich meine Ausbildung beendet habe, dachte ich, dass ich mein altes Leben zurückbekomme, aber ich bekomme einfach keine Work-Life-Balance hin. Ich gehe arbeiten und schlafe und alles andere lässt sich damit nur schwer vereinbaren.

All meine Untersuchungen haben Folgendes ergeben: Nach Abschluss ihres Grundstudiums sind Berufsanfänger*innen in der Lage, einen durchaus sinnvollen und durchdachten Ansatz in ihrer pflegerischen Praxis durchzuführen, doch im Zuge ihrer Einführung in die „reale" Welt wird ihre Praxis mehr vom Tun als vom Wissen bestimmt. Dies korrigiert sich im Laufe der Zeit meistens von selbst, aber es gibt Faktoren, die dazu beitragen, dass die frisch examinierten Pflegefachpersonen in ihren ersten Monaten in der Praxis Rückschritte machen:

- Die Tatsache, dass bei den meisten Pflegefachpersonen der Wechsel in die professionelle Praxis in der dynamischen, hektischen und relativ erbarmungslosen Umgebung der Akutversorgung erfolgt.
- Die Patient*innen in der Akutversorgung haben heutzutage kompliziertere und schwerere Erkrankungen als früher.
- Die den Pflegefachpersonen zur Verfügung stehenden pflegerischen Ressourcen haben

mit den Ansprüchen, die an die pflegerische Arbeit gestellt werden, nicht Schritt gehalten.

- Berufsanfänger*innen sind nicht ausreichend auf „Teamarbeit" vorbereitet, sie sind unerfahren und tun sich schwer, wenn es darum geht, Aufgaben zu delegieren, eine Supervision bei Mitarbeiter*innen ohne Zulassung durchzuführen und die Aufteilung des Arbeitspensums zwischen der Pflege und den Kolleg*innen aus verwandten Bereichen zu koordinieren.
- Von den Studierenden wird nicht durchgängig verlangt, bei der Versorgung ihrer Patient*innen/Klient*innen auf populationstypische Anzeichen zu achten (Ein Beispiel: Geriatrie-Patient*innen sind in der Akutversorgung die größte Gruppe, doch die für ältere Menschen typischen Probleme – etwa eine potenzielle Dehydratation – werden bei der täglichen Planung ihrer Pflege nicht berücksichtigt).
- Die Ausbildung der Pflegefachpersonen hat Fortschritte gemacht, was die medizinische Grundversorgung anbelangt, während die Umgebung, in der frisch examinierte Praktiker*innen arbeiten, weiterhin an dem biomedizinischen „krankheitsorientierten" Pflegemodell festhält, das in der pflegerischen Arbeit das „Tun" und nicht das „Wissen" in den Vordergrund stellt.
- Die unterschiedlich gestalteten Praxisbereiche der Pflegefachpersonen und die Tatsache, dass Macht mehr zählt als Werte, animiert die Pflegefachpersonen, miteinander zu konkurrieren, anstatt gemeinsam nach Möglichkeiten zu suchen, die Pflege ihrer Patient*innen zu optimieren.

Die Disziplin der Pflege stellt hohe Anforderungen an ihre Mitglieder. Ich habe immer in der Akutversorgung gearbeitet (mit Ausnahme von einigen Arbeitseinsätzen im Norden und Projekten im Rahmen der Gemeindeentwicklung), war als Pflegefachperson in der Direktpflege tätig und habe Studierende auf die klinische Praxis vorbereitet. Ich habe meinen Student*innen immer gesagt, dass die Pflege in der Akutversorgung ihnen alles abverlangt, was sie haben, und wenn man das Gefühl hat, man hat alles gegeben, was man geben kann, passiert etwas, was einem noch mehr abverlangt. Ich kann sehr gut nachvollziehen, wie schwierig es für erfahrene Praktiker*innen ist, ihr Engagement und ihre Energie aufrechtzuerhalten und anderen Hoffnung zu vermitteln, obwohl sie in einem System arbeiten, das:

- von seinen Mitarbeiter*innen verlangt, jeden Tag Überstunden zu machen;
- nicht in der Lage ist, ihrer Bitte um ein paar Tage Urlaub nachzukommen, obwohl diese Bitte genehmigt und ihre Pläne ausgearbeitet sind;
- auf einer Datenlage basiert, die Pflegefachpersonen zwingt, „Klient*innen" zu versorgen, die verschiedene chronische Krankheiten sowie sozioökonomische und psychosoziale Probleme haben, die ihre Versorgung höchst kompliziert und anstrengend machen;
- es zulässt, dass vulnerable Menschen wegen Bettenmangels auf Fluren, in Wandschränken oder ungenutzten Vorratsräumen untergebracht werden;
- nicht systematisch die Meinung der Pflegefachpersonen zu einem neuen Dienstplan oder einem neuen Modell zur Durchführung der Pflege einholt, bevor diese implementiert werden;
- Verantwortliche in der Pflege nicht unterstützt, denen es trotz aufopferungsvoller Arbeit nicht gelingt, Veränderungen herbeizuführen, die die Disziplin ihrem Ziel, die „Nation zu heilen", ein Stück näherbringen können.

Ich habe als frisch examinierte Pflegefachperson Ähnliches erlebt, aber die Welt hat sich weiterentwickelt und das Leben ist infolgedessen unübersichtlicher geworden, genau wie unser Gesundheitssystem.

Um in einem System überleben zu können, in dem sie lange gearbeitet haben, empfehlen einige Ihrer entmündigten Kolleg*innen (Pflegefachpersonen und Ärzt*innen), dass man, wenn man „dazugehören" will, einfach nur auf der Grundlage der existierenden institutionellen und soziokulturellen Traditionen „seine Arbeit erledigen" muss. Manchmal ist Selbstgefälligkeit einfacher als der Versuch, mit dem Kopf gegen eine Wand zu rennen, um „Veränderungen herbeizuführen". Berufsanfänger*innen wird oft diskret vermittelt, „den Kopf gesenkt zu halten und hart zu arbeiten". Anders ausgedrückt: „Hauptsache, du wirst rechtzeitig mit deiner Arbeit fertig", ungeachtet der Probleme von Patient*innen oder Familien, die Sie beunruhigen oder zwingen, die Prioritäten Ihres Tages zu verändern. Einerseits ist es Ihre Pflicht, die theoretischen Grundlagen Ihrer pflegerischen Arbeit zu hinterfragen und unsere Patient*innen, Familien und Gemeinden in den Vordergrund zu stellen, andererseits sind Arbeitsplätze kulturelle, politische und soziale Gemeinschaften der besonderen Art. Am Anfang mag es so aussehen, als bestehe die Anpassung an Ihren neuen Arbeitsplatz darin, die Dinge so zu machen, wie sie immer schon gemacht wurden und darauf zu verzichten, eingefleischte Routinen und Arbeitsanleitungen infrage zu stellen. Für diese relative Anpassung bekommen Sie eine subtile, aber wichtige „Belohnung": Akzeptanz vonseiten Ihrer Kolleg*innen.

Es ist manchmal schwierig, den Ist-Zustand mit dem Soll-Zustand zu vergleichen und zu sagen, wie dieser Ihrer Ansicht nach aussehen sollte. Dabei müssen Sie aufpassen, dass Sie nicht als überheblich und prätentiös wahrgenommen werden, weil Sie die Dinge zu kritisch betrachten, ohne danach zu fragen, warum diese Dinge so sind, wie sie sind. Auch wenn eine bestimmte Maßnahme Ihnen sinnlos erscheint, bedenken Sie, dass irgendwer sie irgendwann einmal für sinnvoll gehalten hat. Die Zeiten mögen sich geändert haben und diese Vorgehensweise mag nicht mehr effizient oder vielleicht auch nicht mehr sicher sein, doch auf irgendeiner Ebene, die Ihnen verborgen bleibt, kann sie dennoch funktionieren. Überprüfen Sie eine Situation immer erst genau, bevor Sie Ihre Sicht der Dinge darlegen, wenn Sie langfristig Veränderungen in die Wege leiten wollen.

Man sollte bei einer neuen Arbeitsstelle immer vorsichtig sein; es stimmt, dass Entscheidungen über die pflegerische Arbeit nicht immer explizit (d.h. leicht zu erkennen, leicht zu beschreiben oder zu „vermitteln") sind. Als Berufsanfänger*innen betreten Sie den fruchtbaren Boden der pflegerischen Praxis mit Vorbehalt, aus Rücksicht auf frühere Erfahrungen. In einer Disziplin, die so sehr auf erfahrungsbasiertes Wissen, komplexe Einschätzungen und kompetente Entscheidungen angewiesen ist, können Praktiker*innen nicht auf die Schnelle oder im Handumdrehen lernen, was es heißt, ein/eine „Expert*in" zu sein. Relativ „einfache" Situationen können nach Vorschrift behandelt werden (durch strikte Anwendung des erlernten Wissens), doch in den meisten Fällen sind die menschlichen Erfahrungen und Manifestationen der Krankheit komplex, multidimensional und „grau". Theoretisches Wissen, so wichtig es auch ist, um die Pflegepraxis in ein System zu bringen, ist absolut nutzlos, wenn die Gesundheit von Menschen bedroht ist, ganz gleich, ob es sich um ein Individuum, eine Gemeinschaft oder eine Population handelt. Es braucht sehr viel Erfahrung in verschiedenen Kontexten, bis aus theoretischem „Wissen" pflegerisches „Know-how" wird. Mit anderen Worten, eine qualifizierte Pflegepraxis braucht Zeit, und wenn Sie als frisch examinierte Pflegefachperson in etwa so sind wie ich in der Situation war, sind sie nicht gerade geduldig, wenn es darum geht, Ihre Pläne zur Veränderung der Welt in die Tat umzusetzen!

Ungefähr zwei Wochen, nachdem ich angefangen habe, dachte ich: „Ich habe einen schlechten Tag. Alles geht schief." Alle sind mürrisch und man geht nach Hause und denkt: „Warum habe ich mir bloß diesen Beruf ausgesucht?" Und dann rufe ich meine Mutter an, sie ist seit 30 Jahren Krankenschwester und sie sagt mir: „Es gibt gute Tage und schlechte Tage und du hattest einfach einen schlechten Tag", daran muss ich dann immer denken. Es gab auch Tage, da habe ich gedacht: „Warum habe ich mir das eigentlich aufgehalst, weil es manchmal so stressig ist, dass einem niemand helfen kann. Keiner ist zufrieden und bei keinem sind die Schmerzen gelindert." Doch dann gibt es auch Tage, da merkt man, dass es sich lohnt.

Halten Sie durch – die erste Zeit ist meistens eher eine Achterbahnfahrt an als ein Karussell.

Weiterführende Literatur

Duchscher, J. (2008). A Process of Becoming: The Stages of New Nursing Graduate Professional Role Transition. *Journal of continuing education in nursing, 39*(10), 441–450. https://doi.org/10.3928/00220124-20081001-03

Duchscher, J.E. & Cowin, L.S. (2004). The experience of marginalization in new nursing graduates. *Nursing Outlook, 52*, 289–296. https://doi.org/10.1016/j.outlook.2004.06.007

Duchscher, J.E. (2009). Transition shock: The initial stage of role adaption for newly graduated regidtered nurses. *Journal of Advanced Nursing, 65*(5), 1103–1113. https://doi.org/10.1111/j.1365-2648.2008.04898.x

2 Der Schock der Transition

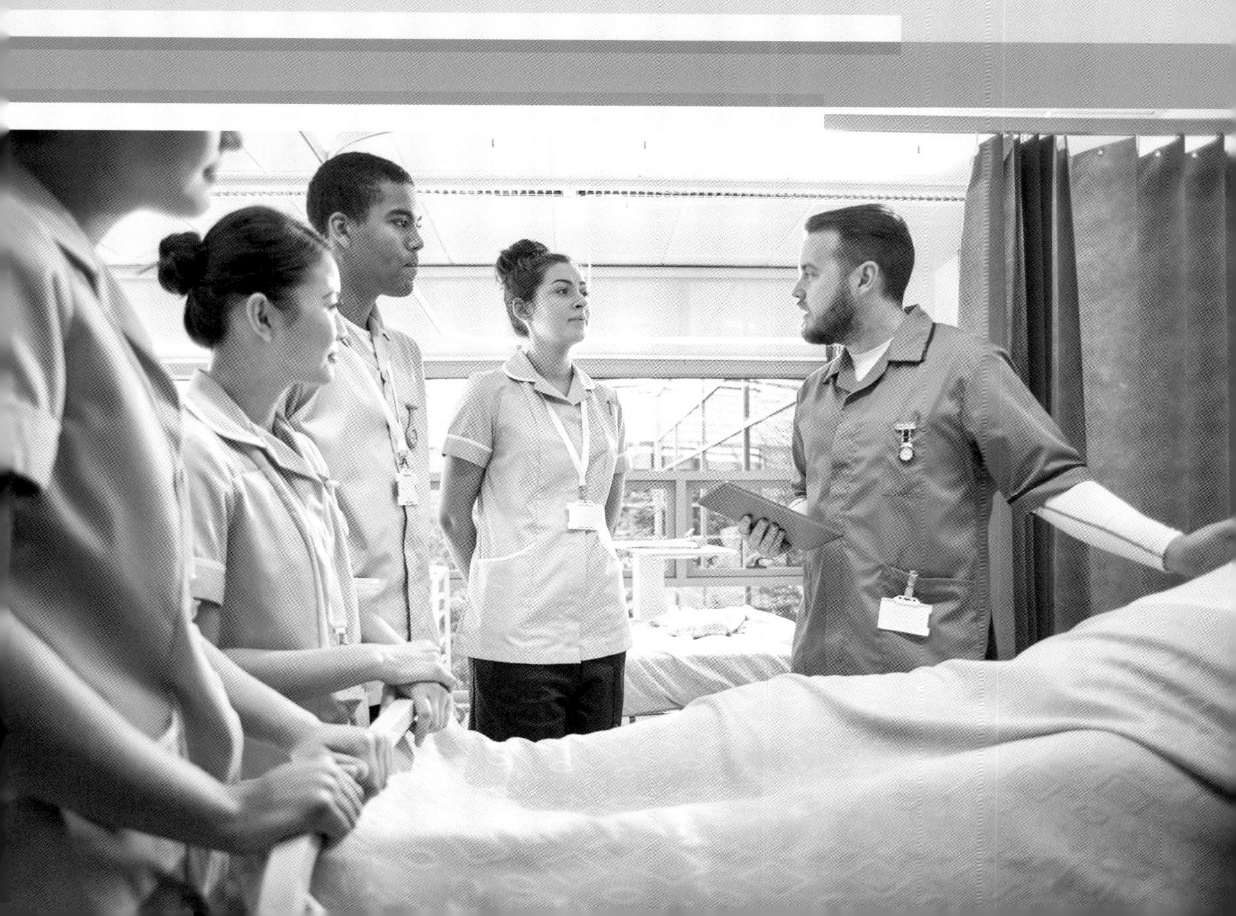

> Und dann kommt man an und einem Patienten geht es schlecht und man denkt: „Das ist zu viel für mich. Ich will morgen nicht wieder hierher." Man hat einen schlechten Tag und denkt: „Ich will nicht wieder dahin. Ich kann das nicht. Niemand hätte mich in die Pflege schicken sollen. Ich bin nicht gut genug für diese Arbeit." Und dann spricht man mit jemandem, der denkt: „Morgen ist alles besser. Geh wieder hin und alles wird gut." Ich habe mit Kolleg*innen gesprochen, die zwischen sechs Monaten und einem Jahr dabei waren und auch solche Tage kennen und selbst nach vier Jahren ist das immer noch so. Ich glaube, dass es immer wieder schlechte Tage gibt, an denen man einfach nur nach Hause gehen und weinen möchte. Aber darüber muss man hinwegkommen und am nächsten Tag wieder einen neuen Anfang machen.

Die erste Konfrontation von Berufsanfänger*innen mit der Praxis (die ersten ein bis zwei Monate nach der Orientierung) nenne ich Transitionsschock. Ich habe diesen Begriff gewählt, weil er am besten auf alles zutrifft, was mit Rollen, Pflichten, Beziehungen und Wissen zu tun hat, also mit Dingen, die einen Einfluss auf die Intensität und die Dauer der ersten Erfahrungen von frisch Examinierten als Pflegefachperson haben.

> Ich möchte Ihnen erzählen, was ich am Anfang dachte, weil ich finde, es war das Härteste, was ich jemals tun musste: die Transition von der Uni in die Praxis der realen Welt. Alle haben mir gesagt, es wird sich schon alles klären. Aber ich habe die Erfahrung gemacht, dass keiner mir sagen konnte, was passieren würde. Das ist etwas, was ich allein bewältigen musste.

Grundlage meiner Arbeit über den Transitionsschock ist die Theorie des „Realitätsschocks", die Dr. Marlene Kramer (1974) in den 1960er Jahren entwickelt hat; sie zeigt auf, dass Berufsanfänger*innen, die zum ersten Mal mit der Praxis konfrontiert werden, eine Vielzahl von Veränderungen erleben, die sowohl Ausdruck als auch Katalysator der Transitionserfahrungen sind. Diese Theorie habe ich weiterentwickelt.

Wie diese Veränderungen sich auf die einzelnen Berufsanfänger*innen auswirken, hängt davon ab:

- wie vertraut, erwartbar oder antizipierbar und beständig der Grad der Verantwortung und Rechenschaftspflicht in Ihrem neuem Job im Vergleich zu Ihrer Ausbildung ist;
- in welchem Umfang Sie während Ihrer Ausbildung über diese Erwartungen aufgeklärt wurden, wie „schnell" man von Ihnen verlangt, sich in immer komplexeren und risikoreicheren Situationen zu bewähren;
- wie viel Unterstützung Sie bekommen, wenn Sie Ihre neuen Rollen und Pflichten übernehmen;
- wie „reif" Sie sind bzw. wie viel Lebenserfahrung Sie haben;
- ob Sie schon Erfahrungen mit der Praxis gemacht haben, hierzu zählen auch solche, die Sie als Pflegestudent*in oder Auszubildende*r in dem Bereich, in dem Sie jetzt arbeiten, gesammelt haben.

Zudem wird von Berufsanfänger*innen oft erwartet, dass Sie klinisches Wissen auf Situationen in der Praxis anwenden, mit denen sie wenig bis gar keine Erfahrungen haben bzw. die nicht wie die Situationen „aussehen", mit denen Sie während ihrer Ausbildung auf theoretischer Ebene konfrontiert wurden.

> Es ist schon sehr viel Verantwortung und auf der Station, auf der ich arbeite, ist das Verhältnis von Pflegefachperson zu Patient*innen sehr ungünstig. Wir bekommen viele verschiedene Krankheiten zu sehen und deshalb braucht es Zeit, um alles ein wenig kennenzulernen. Weil ich nicht während meiner Ausbildung dort war, war es sehr schwierig für mich,

mich mit allem vertraut zu machen und manchmal ist man eingeschüchtert, wenn man merkt, dass man sich bei den Entscheidungen, die man trifft, unwohl fühlt oder man sich nicht sicher ist, ob die Entscheidungen, die man trifft, richtig sind.

Ein erstaunlicher Befund im Rahmen meiner Untersuchungen war, dass die frisch examinierten Pflegefachpersonen überrascht waren, wenn sie mit den Herausforderungen konfrontiert wurden, die der Wechsel in eine professionelle Rolle mit sich bringt. Dieses vorherrschende Gefühl sollte ein Signal für uns sein, dass wir es versäumt haben, die Studierenden der höheren Semester angemessen darauf vorzubereiten, was bei der Transition auf sie zukommt und/oder dass es uns nicht gelungen ist, ihnen die erforderliche Unterstützung anzubieten, die einen schrittweisen, reibungslosen und dauerhaften Wechsel in die „reale" Welt der Praxis gewährleistet.

Es geht nicht darum, entweder die Berufsfachschulen und die Hochschulen oder die Arbeitgeber im Gesundheitswesen als Schuldige anzuprangern, sondern darum, gemeinsam die Verantwortung und Rechenschaftspflicht für die Vorbereitung, Orientierung, Transition, Integration und Stabilisierung der zukünftigen Praktiker*innen zu übernehmen, die das Gesundheitssystem so dringend braucht.

Ich bin zu der Überzeugung gelangt, dass es weder möglich noch erstrebenswert ist, davon auszugehen, dass der Wechsel von der Universität ins Berufsleben ohne Zwischenfälle verläuft; in dieser Zeit machen die neuen Gesundheitsfachpersonen gewaltige Entwicklungsschritte und dies geht notwendigerweise mit Anstrengungen einher. Der Transitionsschock umfasst die erste Zeit (zwischen zwei Wochen und zwei Monaten), in der es darum geht, sich an die neue Realität anzupassen. Obwohl diese Wahrnehmung sich verändert (die Transitionsstadien werden später behandelt) und die Pflegefachpersonen ihre Erfahrungen im Laufe der Zeit anders beschreiben, habe ich festgestellt, dass die „erste" professionelle Rollentransition bei den frisch examinierten Pflegefachpersonen nach der Orientierung etwa 12 Monate umfasst. Das bedeutet jedoch nicht, dass die Fort- und Entwicklungsschritte von Pflegefachpersonen irgendwann „beendet sind". Wie Dr. Patricia Benner (1984) bereits dargelegt hat, gibt es immer wieder Phasen im Berufsleben von Pflegefachpersonen, in denen sie sich neue Fähigkeiten und Kenntnisse aneignen. Sie und Ihre Lehrer*innen und Praxisanleiter*innen[4] müssen entscheiden, was in den einzelnen Transitionsstadien auf Sie zukommt, was getan und was nicht getan werden kann, um die unnötigen Schwierigkeiten während dieses Prozesses zu reduzieren und welche Strategien entwickelt oder implementiert werden können, um die Hindernisse für eine erfolgreiche professionelle Transition aus dem Weg zu räumen oder um Sie in den Phasen, die die meisten frisch Examinierten als tückisch beschreiben, zu unterstützen.

Es gibt zwei entscheidende Faktoren, die den Transitionsschock begünstigen.

Der erste Faktor: Die pflegerische Praxis ist nicht so einfach, dass sich Wissen aus dem Lehrbuch einfach auf klinische Ereignisse (die ja so selten sind) übertragen lässt; routinierte pflegerische Maßnahmen entwickeln sich, wenn:

- 1) theoretisches Wissen gezielt in verschiedene Praxiserfahrungen integriert wird,
- 2) sich ein Bewusstsein für politische, ökonomische, organisationsspezifische, kulturelle

4 In Deutschland hat mit der generalistischen Ausbildung die *Praxisanleitung* durch ausgebildete Praxisanleiter*innen einen Anteil von mindestens 10 % im jeweiligen Praxiseinsatz. Nach dem Pflegeberufegesetz § 6, Abs. 2 und 3, ist für die Qualifikation zur Praxisanleitung ein Ausbildungsplan gefordert. Im vorliegenden Buch ist mit dem Begriff *Praxisanleitung* und *Praxisanleiter*in* auch diejenigen Pflegefachpersonen eingeschlossen, welche die neuen Mitarbeiter*innen auf der Station einarbeiten. Dazu wird in der Praxis meist der Begriff der Mentor*in bzw. des Mentoring verwendet. Dieser Begriff ist gesetzlich nicht mit einer Ausbildung oder Weiterqualifikation verbunden. (Anm. der dt. Hrsg.)

und sozio-entwicklungsbezogene Phänomene entwickelt,
- 3) der regelmäßige tägliche Austausch mit anderen Pflegefachpersonen und Gesundheitsfachpersonen Know-how generiert,
- 4) durch Beobachtung und Ausübung der Praxis im Laufe der Zeit Fachwissen entsteht.

Den Tag strukturieren. Man hat [als Pflegefachperson in der Praxis] ja viele unterschiedliche Aufgaben. Zum Beispiel entscheiden, zu wem man zuerst geht. Warum man diesen Patienten zuerst sehen will. Welche Dinge zuerst erledigt werden müssen und welche warten können. Da geht es darum zu entscheiden, woran ich erkennen kann, dass es einer Person etwas schlechter geht. Damit beschäftigen wir uns jetzt und X kann warten, bis er in den Stuhl kommt, weil das im Moment nicht so wichtig ist. Man überlegt, was jetzt sofort getan werden muss und was noch 20 Minuten warten kann oder so.

Wenn ich beispielsweise in einer Abteilung arbeite und keine Hilfe habe und X nicht bis 15:00 Uhr gebadet ist, ist es in Ordnung, solange es heute noch passiert. Solche Dinge. Man hat seine Medikamente rechtzeitig verteilt. Es gibt gewisse Dinge, da wird erwartet, dass sie rechtzeitig und planmäßig erledigt werden, alles andere wird sehr flexibel gehandhabt. Ich komme um 7:30 an und überprüfe jeden, messe die Vitalwerte und verabreiche die Medikamente für den Vormittag, setzte mich für eine Minute hin und denke: „Okay, jetzt kann ich eine Minute durchatmen. Vielleicht sollte ich die Dokumentation erledigen." Und dann ganz plötzlich macht es Bäng, der Alarm geht los und Ärzte schreiben Anordnungen und bla, bla, bla und plötzlich merkt man, es ist schon 10:00 Uhr und man muss die nächsten Medikamente für den Vormittag vorbereiten und „Oh, ich habe die Dokumentation noch nicht erledigt und bei X immer noch nicht die Lunge abgehört." Wie soll man entscheiden, was davon wirklich getan werden muss? Wenn beispielsweise ein Arzt hereinkommt und einige Anordnungen schreibt oder mit Ihnen sprechen muss und man hat noch nicht die Brust bei einer bestimmten Person abgehört, um die man sich Sorgen macht, wie soll man dann so eine Entscheidung treffen?

Der zweite Faktor: Der Transitionsschock ist keine rein berufliche Erfahrung. Die Reaktion auf eine tiefgreifende Veränderung wie die Einführung in eine professionelle Rolle wirkt sich auf die ganze Person aus, beeinflusst sie intellektuell, physisch, sozial, kulturell, entwicklungsspezifisch, spirituell, emotional und ökonomisch. Es herrscht Einigkeit darüber, dass die Betroffenen sich an eine wichtige Veränderung im Leben, wie z. B. die Einführung in die berufliche Praxis, anpassen, allerdings wird häufig unterschätzt, welche Spuren diese Erfahrung hinterlässt. Ginge es lediglich um die „Kluft zwischen Theorie und Praxis", wäre die Anpassung relativ linear: mit mehr Erfahrung ist das Problem gelöst!

Der Wechsel von der/dem Studierenden zum*zur Gesundheitsexpert*in weist bestimmte Aspekte auf, die die meisten frisch examinierten Pflegefachpersonen erwähnen, wenn sie über ihre Erfahrungen sprechen. Ich habe einen Zusammenhang zwischen diesen Aspekten sowie der Intensität und Dauer des Transitionsschocks identifiziert und Sie können entscheiden, ob die Aspekte auf Ihre Situation zutreffen oder nicht:

- Als frisch examinierte Pflegefachperson wollen Sie, dass Ihre Kolleg*innen am Arbeitsplatz Ihre Arbeit als professionelle Pflegefachperson respektieren und anerkennen, und Sie wollen als kompetente*r Praktiker*in „akzeptiert" werden – sich zugehörig zu fühlen oder „angenommen zu werden" ist ein grundlegendes menschliches Bedürfnis.
- Während Ihrer Ausbildung sammeln sich im Laufe der Jahre finanzielle, körperliche,

emotionale und beziehungsspezifische Stressoren an.

- Sie kennen nicht die soziokulturellen Besonderheiten an dem Arbeitsplatz, zu dem Sie wechseln, und wissen daher nicht, wer innerhalb Ihrer neuen sozialen Struktur welche Macht hat.
- Ihr Selbstvertrauen ist in den ersten Monaten Ihrer Transition oft instabil.
- Die meisten frisch Examinierten haben während ihres Studiums Schulden gemacht, weshalb die Suche nach einem Job und einer dauerhaften Beschäftigung auf ihrer Prioritätenliste ganz weit oben steht.[5]
- Die Arbeit in der Pflege ist wie „Ebbe und Flut": manchmal reißen sich die Arbeitgeber um Sie und manchmal müssen Sie überlegen, wie Sie sich „pflegerische" Fähigkeiten und Kompetenzen aneignen sollen, wenn Sie bis zur Verbesserung der Arbeitsmarktsituation außerhalb der Pflege arbeiten – aber das tut sie immer.
- Erlerntes theoretisches Wissen lässt sich nicht ohne Weiteres auf die Möglichkeiten übertragen, die eine Krankheit hat, sich zu manifestieren.
- Frisch examinierten Pflegefachpersonen ist die Sicherheit ihrer praktischen Arbeit sehr wichtig.

Die Transition in die professionelle Praxis kann sich anfühlen, als würden Sie aus Ihrer Ausbildung herausmarschieren und in ein Loch fallen, bei dem die Abdeckung fehlt (**Abbildung 2-1**).

Vor dem Transitionsschock sind Berufsanfänger*innen oft euphorisch, voller Enthusiasmus und Vorfreude; um an dieses Ziel zu gelangen, haben sie schließlich sehr hart gearbeitet und viele Opfer gebracht. Während unserer Ausbildung sind wir meistens idealistisch. Als Verantwortliche für Pflegeausbildung kann ich mir nicht vorstellen, Ihnen lediglich beizubringen, was Pflege ist, ohne Sie darauf hinzuweisen, was Pflege sein könnte. Nach meiner Einschätzung ist es so: Je mehr Sie sich darauf freuen, all die Werte, die in der Ausbildung von Bedeutung für Sie waren, realisieren zu können, desto stärker werden Sie den Umfang sowie die überwältigende Intensität und Unbeständigkeit der professionellen Rollentransition empfinden. Wie intensiv Sie den Transitionsschock wahrnehmen und über welche Fähigkeiten Sie verfügen, diese Erfahrung zu verkraften, hängt meistens von folgenden Dingen ab: von Ihrer Lebenserfahrung, von der Wirksamkeit Ihrer Bewältigungsstrategien, wie schnell Sie wieder „funktionieren" müssen, von Umfang und Art der Unterstützung, die Sie an Ihrem neuen Arbeitsplatz bekommen und davon, wie groß die Kluft zwischen der Arbeitswelt und Ihren Erfahrungen als Pflegestudent*in ist.

Sowohl im Rahmen meiner Untersuchungen als auch bei meiner regulären Arbeit mit Pflegestudent*innen und frisch Examinierten habe ich des Öfteren gehört, dass bei der Schilderung von Transitionserfahrungen Wörter oder Ausdrücke wie „entsetzt" und „zu Tode erschrocken" benutzt werden.

> Ich bin eine Studentin, die in ein paar Monaten mit der „realen Welt" konfrontiert wird. Ich habe festgestellt, dass ich in letzter Zeit (in den vergangenen Monaten) verunsichert, ängstlich und verzagt bin, wenn ich an meinen Abschluss denke. Mir ist bewusst geworden, wie viel Verantwortung, Rechenschaftspflicht und Veränderungen da zum ersten Mal auf mich zukommen.

Nach Aussagen von frisch Examinierten sind starke Ängste in den ersten Wochen, in denen man auf sich allein gestellt ist (wenn die Orientierungsphase abgeschlossen ist und sie die volle Verantwortung für ihre Arbeit übernehmen

5 In den USA und Kanada müssen viele Auszubildende bzw. Studierende ihre Ausbildung/ihr Studium über Kredite vorfinanzieren bzw. erhalten staatliche Subventionen. Viele beginnen daher ihr Arbeitsleben nach Ausbildung und Studium mit Schulden. (Anm. der dt. Hrsg.)

Sozio-entwicklungsorientiert

Veränderung sozialer Strukturen
Unsicherheit und mangelnde Vertrautheit mit der Rolle
unangemessene und unzureichende Anleitung/Unterstützung
mangelnde Kenntnis der professionellen Kultur
intra-interdisziplinäre Beziehungen
Dynamiken zwischen den Generationen
mangelnde Fähigkeiten in puncto Führungskompetenz und Delegieren
oppressiv hierarchische Arbeitsstruktur
Entwicklung des Selbst – Trennung von der Rolle der abhängigen Pflegeperson
Verlust vertrauter Unterstützungsmöglichkeiten
unzureichender Kontakt zu Rollenmodellen

Emotional

labile Gefühlslage
Emotionen, die verschiedene Ursachen haben
intensive und überwältigende Gefühle
Überempfindlichkeit
sucht Wertschätzung und Bestätigung
braucht vertraute schützende Behandlung
braucht positive Bestärkung
Furcht vor Versagen oder Inkompetenz
Furcht, Familie, Freund*innen, Kolleg*innen zu enttäuschen
Kontrollverlust
mangelnde Unterstützung
Emotionen sind geprägt von der Mannloch-Erfahrung

TRANSITIONSSCHOCK

mangelnde Übereinstimmung von Theorie und Praxis
wahrgenommene Unzulänglichkeiten in der Praxis
mangelndes Wissen über Rollentransition
mangelnde Kenntnis der Rollen und Pflichten von frisch Examinierten
begrenzte Beachtung der Aspekte/Gewohnheiten in der Praxis
begrenztes erfahrungsbasiertes/praktisches Wissen
Unbeständigkeit/Unvorhersagbarkeit der Praxis
begrenzte Fähigkeiten in puncto Entscheidungen und Einschätzungen
Naivität, was die Organisation betrifft
mangelndes Wissen über das Verhältnis der professionellen Rollen zueinander
begrenztes Feedback über die geleistete Arbeit

Intellektuell

anhaltende und zermürbende Erschöpfung auf körperlicher, emotionaler und intellektueller Ebene
Energie wird verbraucht, um Gefühle und Reaktionen auf die Transition zu kaschieren
körperliche Inanspruchnahme durch Akutversorgung
nicht gewöhnt an die Anwesenheit während der ganzen Schicht (minimale Abwesenheit von der Abteilung), komplette Schichtrotation (36–48 Stunden Arbeit pro Woche) oder Wechselschichten
extreme Emotionen
schlechte Anpassung an die Schichtarbeit
Schlaflosigkeit – lebhafte Träume
schlechte Ernährung und Bewegungsmangel
Veränderung der sozialen Gewohnheiten und Routinen

Körperlich

Abbildung 2-1: Die Transition im Überblick (w'HOLE`)©

müssen), völlig normal. Es ist durchaus „normal“, dass Sie Ängste haben, was Ihre Fähigkeiten angeht, als Berufsanfänger*in Ihre Arbeit selbstsicher und kompetent durchzuführen, und es ist auch normal, dass Sie unsicher sind, wie Sie mit Ihren neuen Kolleg*innen interagieren sollen. Ich glaube zudem, dass die Art und Weise, wie Sie Ihre Einführung in die professionelle Pflege erleben, einen großen Einfluss darauf hat, wie Sie Ihre professionellen Fähigkeiten, Ihre Karrieremöglichkeiten in der Pflege sowie Ihr Vermögen, die weiteren Stadien der professionellen Rollentransition zu bewältigen, einschätzen. Der Arbeitsplatz, an dem Sie zum ersten Mal als voll rechenschaftspflichtige professionelle Pflegefachperson mit der Pflege konfrontiert werden, ist von entscheidender Bedeutung für Ihre weitere Entwicklung – dies sollten Sie zu Beginn Ihrer Arbeit bedenken.

> Wir versuchen, uns an alles zu erinnern, was wir in der Ausbildung gelernt haben und uns damit auseinanderzusetzen und wir fragen uns immer wieder: „Soll ich das machen, soll ich das nicht machen, soll ich wieder zur Uni gehen?" Ich fand, ich war sehr streng mit mir. Ich habe meine Arbeit sehr kritisch betrachtet und wollte schon einige Male aufgeben. Ich glaube, dass sehr viel davon abhängt, wo man anfängt und welche Erfahrungen man dort macht. Das verändert die Einstellung gegenüber der Pflege.

Für viele frisch examinierte Pflegefachpersonen hat sich der Transitionsschock „wie ein Sprung in die tiefste Stelle des Pools" angefühlt. Wir gehen davon aus, dass alle Pflegefachpersonen nach Abschluss ihres Studiums auf ihre Arbeit als Berufsanfänger*innen in der Pflege vorbereitet sind (das ist das Ziel der streng evaluativen Erwartungen Ihrer für die Ausbildung zuständigen Kolleg*innen und der Grund, weshalb Sie das Staatsexamen ablegen müssen), doch es gibt einige frisch Examinierte (und andere Berufsanfänger*innen), die nicht darauf vorbereitet sind, mit beiden Füßen in die Praxis zu springen.

> Ich glaube, man versucht, in diesen ersten sechs Monaten herauszufinden, wer man als Pflegefachperson ist und was für eine Pflegefachperson man sein möchte. Man beobachtet andere Pflegefachpersonen und versucht, sich eine als Rollenmodell auszusuchen.

Vielen ist nicht bewusst, welchen Aufwand an Energie und Zeit diese Transition ihnen abverlangt und welche Auswirkungen auf die Weiterentwicklung ihrer professionellen Identität damit verbunden sind. Die meisten Examinierten gehen davon aus, dass sie sich an ihre professionelle Praxis anpassen, wenn sie die Universität verlassen und in die Praxis wechseln und sie haben vor der Transition vermutlich weder Zweifel an ihrer Berufswahl gehegt noch die lange Ausbildungszeit infrage gestellt. Sie haben mit wohlwollenden Kolleg*innen und einem umfangreichen, aber realisierbaren Arbeitspensum gerechnet, das eher eine Erweiterung der Rollen und Pflichten darstellt, die ihnen aus der Zeit kurz vor dem Ende ihrer Ausbildung bekannt ist. Es ist normal, dass Berufsanfänger*innen sich darauf freuen, ihre professionelle Rolle, die mit einem Titel verbunden ist, auszuüben. Normal ist auch, dass sie ein gewisses Maß an Anerkennung erwarten für die Kenntnisse, die sie sich angeeignet haben und für alles, was sie bereits für die Disziplin geleistet haben. Solche Erwartungen sind nachvollziehbar.

> All diese Gefühle sind überwältigend und man hat keine Ahnung, was los ist, es sind einfach zu viele Gefühle. Doch jetzt, wo wir uns alle beruhigt haben und es uns gut geht, können wir zurückschauen auf all die Dinge, die wir getan und gelernt haben.

Als Nächstes werde ich die mit dem Transsitionsschock einhergehenden Erfahrungen analysieren und erläutern, weshalb die Erfahrungen solche Auswirkungen nach sich ziehen. Vielleicht treffen alle oder einige Elemente dieser Erfahrung auf Sie zu und deren Intensität kann anders ausfallen als die Ihrer Kolleg*innen mit den gleichen Transitionserfahrungen. Die Erfahrung des Transitionsschocks ist nicht linear und wird von den einzelnen Menschen nicht auf ähnliche Art und Weise ausgedrückt oder verarbeitet. Zudem machen sich die Auswirkungen der persönlichen und beruflichen Anpassungen in dieser Zeit bei den frisch Examinierten am stärksten in den ersten ein bis vier Monaten nach der Orientierung bemerkbar (die Zeit, nach der die Orientierungsprozesse am Arbeitsplatz und weiteres induktives Lernen erfolgt ist und die Berufsanfänger*innen mit einer erfahreneren qualifizierten Pflegefachperson im Team arbeiten, um die erforderlichen Routinen, Rollen und Pflichten zu lernen). Die Anpassungen dürften unterschiedlich ausfallen in Abhängigkeit von ihrer Lebensgeschichte, ihren Bewältigungsstrategien und Unterstützungssystemen, von ihren aktuellen Lebensumständen und ihrer Fähigkeit, mit Stress umzugehen.

2.1 Berufsanfänger*innen und die Elemente der professionellen Rollentransition

Es gibt sich überschneidende Elemente, welche die anfänglichen Erfahrungen an Ihrem Arbeitsplatz prägen:

- 1) Stabilität
- 2) Vorhersagbarkeit
- 3) Vertrautheit
- 4) Beständigkeit
- 5) Erfolg

Kurzum, es geht um „Kontrolle" – darum, eine Umgebung zu haben, die stabil, vorhersagbar, vertraut und beständig ist und Erfolge ermöglicht. Es entspricht unserem angeborenen Bedürfnis, zu kontrollieren, was mit uns geschieht, wann es geschieht und mit wem es geschieht. Diese Elemente, vorausgesetzt sie sind einwandfrei, gewährleisten, dass wir unser Leben im Griff haben. Das Problem im Zusammenhang mit einer tiefgreifenden Veränderung wie der professionellen Rollentransition ist, dass ein Großteil dessen, was geschieht, sich unserer Kontrolle entzieht – und uns als Gestrandete auf dieser Insel der Ungewissheit zurücklässt, – und dass der Versuch, wieder alles auf „normal" zurückzudrehen, uns eine Menge Energie kostet. Diese Ungewissheit drückt sich häufig in dem Bestreben aus, wieder zu dem alten Zustand zurückzukehren, weil wir diesen Zustand kennen und wissen, wie wir damit umzugehen haben – das ist angenehm. Doch oft, ohne dass wir es merken, ist es genau dies, was uns daran hindert, das Bekannte hinter uns zu lassen und uns dem Unbekannten zuzuwenden, was es uns erschwert, Dinge zu akzeptieren, zu korrigieren, uns an sie anzupassen und letztendlich an ihnen zu wachsen.

Ich hoffe, dass Ihnen jetzt klar geworden ist, warum es so wichtig ist, die Elemente zu kennen, die das Kontrollgefühl von Berufsanfänger*innen prägen; von diesem Wissen hängt es ab, ob Sie die professionelle Rollentransition erfolgreich und möglichst reibungslos überstehen (**Abbildung 2-2**).

Betrachten wir jedes dieser Elemente, denn sie entscheiden über Ihre weitere Entwicklung als Berufsanfänger*innen in der Pflege!!

Stabilität bezieht sich auf die Beständigkeit der Verhältnisse und Situationen während Ihrer Transitionserfahrung; Stabilität bezieht sich auf Dinge, bei denen nicht die Gefahr besteht, dass sie sich verändern oder „verschlimmern". Auf Ihre persönliche Situation bezogen, bedeutet dies, dass Ihr Leben nach Abschluss ihrer Ausbildung so ähnlich ist wie vor Ihrer Transition in die professionelle Praxis. Es gibt Menschen, die im Chaos erst richtig aufblühen (ich kenne nicht wirklich viele, die im Chaos richtig aufblühen, wenngleich Chaos zeitweise durchaus motivierend und positiv sein kann und sogar vertraut, wenn man als Kind häufig mit Chaos konfrontiert wurde) und deshalb gelernt haben, mit Instabilität in ihrem Leben fertig zu werden. Doch der Mensch braucht Stabilität – sie ist wichtig für die Homöostase, die alle Menschen auch auf der rein bio-physikalischen Ebene anstreben. Waren Sie in letzter Zeit in einem Vergnügungspark? Eine Achterbahnfahrt kann einen das Fürchten lehren; sie ist sicher und doch aufregend und beängstigend. Doch ich könnte nicht den ganzen Tag Achterbahn fahren, möchte wieder festen Boden unter den Füßen haben,

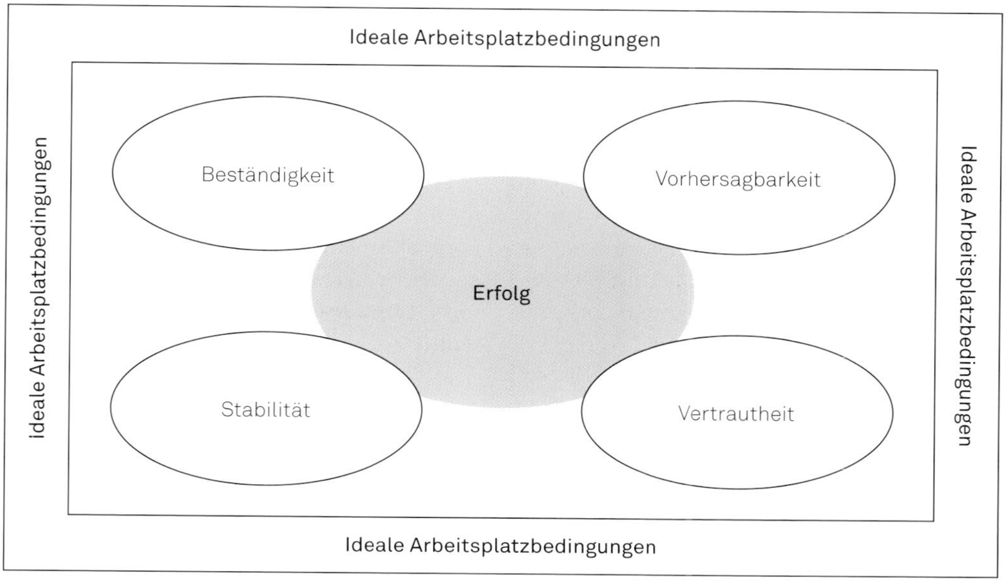

Abbildung 2-2: Qualitativ hochwertige Arbeitsplatzbedingungen für frisch examinierte Pflegefachpersonen

damit es durch die Destabilisierung des Gleichgewichts nicht zu Desorientiertheit und Übelkeit kommt.

> Meine ersten sechs Monate waren der reinste Horror. Einfach nur grauenhaft. Das ganze Selbstvertrauen stand auf dem Spiel; da war die neue Umgebung, ich wusste nicht, was ich als Pflegeperson tun sollte, denn ich fange ja gerade erst an und dann waren da die Situationen, die ich nicht kenne; man wird einfach damit konfrontiert, ist verunsichert und hat keine Ahnung, was man tut.

Was Ihr Leben anbelangt, sollten Sie sich etwas Zeit nehmen und sich vor dieser wichtigen Veränderung fragen, wie stabil Ihre Lebenssituation derzeit ist. Wenn Sie Student*in sind und kurz vor Ihrem Examen stehen, überlegen Sie, wie viele Entscheidungen Sie „aufschieben" können, bis Sie die ersten sechs Monate Ihrer Transition überstanden haben, damit diese persönlichen Veränderungen den Transitionsstress nicht noch unnötig verstärken. Während Sie dies tun, bedenken Sie, dass positive Veränderungen auch Veränderungen sind – Sport treiben, ein Haus oder Auto kaufen, heiraten. Dies sind aufregende und schöne Ereignisse in Ihrem Leben, die Ihnen viel Freude bereiten, doch auch sie verbrauchen Ihre Energie und machen Ihr Leben „instabil". Zur Erinnerung: Wenn Sie andere wichtige Entscheidungen aufschieben können, bis Sie mindestens sechs Monate gearbeitet haben, sparen Sie die Energie ein, die Sie brauchen, um den Stress zu bewältigen, den diese Veränderungen zu Anfang in Ihrem Leben auslösen.

Und nun zu den Veränderungen, die Sie nicht kontrollieren können: Meistens übernimmt das Leben die Regie über uns und es ist nicht immer möglich, Veränderungen zu kontrollieren. Manchmal bleibt einem nichts anderes übrig, als mit dem Strom zu schwimmen. In solchen Fällen gilt es, sich bewusst zu machen, dass Ihre Beziehungen, Ihre finanzielle Situation, Ihre Lebensverhältnisse oder andere Bereiche Ihres Lebens instabil sind. Dies hilft während der Transition, den Stress in den Griff zu bekommen.

Kommen wir zu Ihnen als professionelle Pflegefachperson – wie gehen Sie mit dem Ausmaß der Stabilität am Arbeitsplatz um? Die Faktoren, die am Arbeitsplatz für Instabilität sorgen, liegen nicht in „Ihrem Einflussbereich“, wie es heißt. Sie haben vielleicht nicht so viel Kontrolle über diese Faktoren, aber Sie haben ein gewisses Maß an Kontrolle darüber, wo Sie arbeiten wollen und wir haben alle die Kontrolle darüber, wie wir auf Geschehnisse in unserer Umgebung reagieren.

Stellen Sie Fragen! Wenn Sie beispielsweise wichtigen Personen begegnen, mit denen Sie demnächst zusammenarbeiten werden (kontaktieren Sie immer die Pflegedienstleitung, klinische Praxisanleiter*innen sowie erfahrene und weniger erfahrene Pflegefachpersonen aus dem Bereich, in dem Sie arbeiten wollen), denken Sie sich Fragen aus, die Sie ihnen stellen können:

- Wie viele Pflegefachpersonen haben im letzten Jahr die Pflege verlassen und warum?
- Wie sieht die personelle Ausstattung aus (wie ist das Verhältnis Pflegefachperson/Patient*innen, wie oft müssen Pflegefachpersonen Überstunden machen und wie viele Fehlzeiten wegen Krankheit fallen in der Einheit pro Woche an)?
- Wie lange bleiben die Patient*innen im Durchschnitt in dieser Abteilung/in diesem Gesundheitszentrum?
- Wie viele Betten in der Abteilung sind im Durchschnitt belegt (wie viele Betten sind durchschnittlich jeden Tag belegt oder wie viele Klient*innen werde ich jeden Tag zu betreuen haben und für welche(n) Region/Teil der Stadt werde ich verantwortlich sein oder für wie viele Programme werde ich die Verantwortung haben)?
- Wie schwer sind die Erkrankungen der Patient*innen (wie krank sind die Patient*innen in der Abteilung – wie wird dies festgestellt und wenn es Patient*innen während einer Schicht schlechter geht, wie wirkt sich dies auf das Arbeitspensum einer Pflegefachperson aus)?
- Welche sozialen Aktivitäten werden den Mitarbeiter*innen angeboten (wie viele Mitarbeiter*innen daran teilnehmen, ist ein Indikator dafür, wie wohl sie sich an ihrem Arbeitsplatz fühlen – auch ein hohes Arbeitspensum lässt sich bewältigen, wenn die Mitarbeiter*innen zusammenarbeiten und sich untereinander gut verstehen)?
- Wie viel Zeit wendet die Pflegedienstleitung für Interaktionen mit den Mitarbeiter*innen auf?
- Gibt es Weiterbildungsangebote (wann gab es die letzte Weiterbildung für Pflegefachpersonen, wie viele haben daran teilgenommen, gab es eine Vertretung, damit sie an der Sitzung teilnehmen konnten und worum ging es in der Sitzung)?
- Gibt es nach 16:00 Uhr Mitarbeiter*innen zur Unterstützung (hauswirtschaftliches Personal, Büroangestellte, Pförtner)?
- Arbeiten die Mitarbeiter*innen gerne dort (gibt es in der Abteilung/am Arbeitsplatz Möglichkeiten, Humorvolles oder Cartoons zu plakatieren, gibt es eine Gruppe, die gesellschaftliche Veranstaltungen organisiert und wie lange liegt die letzte Veranstaltung zurück)?
- Wie sieht der normale Tag einer Pflegefachperson an diesem Arbeitsplatz aus?
- Wie viele Pausen am Tag hat eine Pflegefachperson im Durchschnitt tatsächlich?
- Wie gestaltet sich die Zusammenarbeit der Mitarbeiter*innen bei der Durchführung der Pflege (wie besprechen und verteilen Registered Nurses und Licensed oder Registered Practical Nurses/Certified Nurses Aides[6] die während einer Schicht anfallende pflegerische Arbeit untereinander)?

Diese Fragen können Sie den Personen an Ihrem Arbeitsplatz stellen (fragen Sie auch die Pflegefachpersonen in der Einheit und nicht nur die Pflegedienstleitung, die Praxisanleiter*-

6 Diplomierte Pflegefachpersonen oder Pflegeassistent*innen/Pflegehelfer*innen (Anm. der dt. Hrsg.)

innen, die Koordinator*innen oder die Stationsleitungen). Sie können auch verschiedenen Personen die gleichen Fragen stellen, um zu sehen, ob die Antworten unterschiedlich ausfallen. Die Fragen geben einen Hinweis darauf, wie „stabil" die Abteilung ist, in der Sie zu arbeiten gedenken. Das Ergebnis der Befragung soll Sie nicht davon abhalten, sich für diese Abteilung zu entscheiden (jeder Arbeitsplatz hat Vor- und Nachteile und es gibt kein Arbeitsplatz-Nirwana!), aber die Antworten können Aufschluss darüber geben, worauf Sie im Rahmen Ihrer Transition an diesen Arbeitsplatz achten sollten.

Hier eine Anmerkung über die „klinische" Stabilität der Patientenpopulation, die Sie als Berufsanfänger*in betreuen wollen. Meine Untersuchungen in der Notaufnahme waren in diesem Zusammenhang für mich besonders erhellend. Selbst hoch kompetente und fähige Berufsanfänger*innen hatten kaum Erfahrung darin, bei Patient*innen Veränderungen wahrzunehmen, die auf eine akute Dekompensation hindeuten und mit einem hohen Risiko einhergehen (und vermutlich katastrophal enden). Diese eingeschränkte Fähigkeit von Berufsanfänger*innen, bei Patient*innen kleinste Veränderungen ihres klinischen Zustands zu erkennen, ist auf ihre Unerfahrenheit zurückzuführen (am Anfang des Buches habe ich erwähnt, dass das meiste pflegerische Wissen durch regelmäßige Konfrontation mit zunehmend komplexeren Situationen generiert wird – mit anderen Worten: „Erfahrung ist alles").

Einige der frisch Examinierten sind zu mir gekommen und haben gesagt: „Ich weiß nicht, was wir gedacht haben, wir wissen nicht einmal, wo wir als Pflegefachpersonen sind und jetzt befinden wir uns in einer Notaufnahme, wo es darauf ankommt, wahrzunehmen, zu behandeln und den weiteren Verlauf zu antizipieren." Sie haben gesagt, dass sie es leid sind zu lernen und einfach nur auf Erlerntes zurückgreifen wollen, anstatt all diese Informationen in sich hineinzupfropfen, die sie sowieso nicht verarbeiten können, die Notaufnahme ist etwas ganz anderes, das Problem ist, ihnen mangelt es an der Fähigkeit, Probleme zu lösen. Sie stecken fest und kommen nicht weiter. Und sie sind nicht in der Lage, schnell auf Veränderungen zu reagieren.

Dieser Mangel an „erfahrungsbasiertem" Wissen stellt eine Gefahr dar für die Patient*innen, die neuen Praktiker*innen und ihre Kolleg*innen. Berücksichtigt man zudem, dass der Kontext von Praxisbereichen mit hohem Akutheitsgrad wie die Notaufnahme und die Intensivstation hochgradig unvorhersagbar (schnell wechselnde, nicht vorhersehbare Situationen) nicht vertraut (die Patient*innen haben oft mehrere klinische Krankheiten), unbeständig (wechselnde klinische Manifestationen der Krankheiten) und emotional belastend ist (gesundheitlich gefährdete Patient*innen oder Familien in der Krise), sprechen wir von einer potenziell volatilen Umgebung, die eine wenig erfolgreiche, ineffektive und potenziell gefährliche Transition erwarten lässt.

Es gibt immer Ausnahmen von der Regel, doch aufgrund meiner Erfahrungen als Pflegefachperson auf der Intensivstation mit nur einem Jahr Erfahrung in der Pflege, meinen Untersuchungen und meiner Arbeit mit zahlreichen frisch Examinierten kann ich nur davor warnen, frisch Examinierte, die gerade ihr Studium abgeschlossen haben, in Umgebungen mit hohem Akutheitsgrad (speziell in der Notaufnahme) einzusetzen. Die Stabilität der Patientenpopulation, die Sie als Berufsanfänger*in betreuen werden, ist von entscheidender Bedeutung für Ihre berufliche Entwicklung.

Ich fand es interessant, dass eine der frisch Examinierten sagte, dass eine ihrer Kolleg*-innen eine Treppe höher ein ganzes Jahr brauchte, um herauszufinden, wer sie als Pflegefachperson ist, und dass die frisch Examinierten in der Notaufnahme dies nicht konnten. Sie sagte, man müsse sich in dem ersten Jahr als Pflegefachperson entwickeln, herausfinden wer man ist, und was man mit all dem Wissen wirklich anfangen will.

Wir haben sie als Berufsanfänger*in eingestellt und sie dann sechs Monate bis ein Jahr nicht in unserer Abteilung gesehen. Man sollte sie für vier bis sechs Wochen als Begleitung in verschiedene Bereiche schicken, damit sie den Prozess und Herzinfarkte kennenlernen und sehen, wie dort die pflegerische Arbeit aussieht. Sie sollten in die Neurologie geschickt werden, damit sie sehen, wie es ist, wenn aus normal nicht normal und aus nicht normal wieder normal wird: solches Basiswissen sollten man ihnen vermitteln.

Zur Erinnerung: Als Berufsanfänger*in müssen Sie vor allem Dinge wie die folgenden entwickeln:

- gute organisatorische Fähigkeiten sowie Kompetenz in puncto Zeitmanagement;
- die Fähigkeit, zu beurteilen, was „noch normal und was nicht mehr normal" ist (z.B. in den Bereichen klinische Pathophysiologie und beziehungsspezifische Dynamiken);
- die Fähigkeit, zu priorisieren und zu delegieren;
- das Wissen über Aspekte, die die Kultur und das soziale Verhalten betreffen; dies ist wichtig, für die Arbeit im und mit dem Team;
- die Fähigkeit, die Erwartungen der frisch examinierten Pflegefachpersonen von denen der Studierenden im letzten Studienjahr zu unterscheiden;
- die Fähigkeit, eine Work-Life-Balance zu realisieren (oder zu Ihrem eigenen Leben zurückzufinden);
- Flexibilität, um den zirkadianen und den lebensstilbedingten Rhythmus, sprich Schichtarbeit, miteinander in Einklang zu bringen;
- die Fähigkeit, mit den Kolleg*innen aus verwandten Gesundheitsberufen (Ärzt*innen, Sozialarbeiter*innen, Physiotherapeut*innen etc.) zusammenzuarbeiten und sich auszutauschen.

Dies sollte in einer sicheren Umgebung geschehen (sicher sowohl auf der persönlichen als auf der professionellen Ebene).

Vorhersagbarkeit heißt für frisch examinierte Pflegefachpersonen, dass sie wissen:

- **was** sie tun sollen (welche Leistungen werden von mir als frisch examinierte Pflegefachperson erwartet; was habe ich in dieser Rolle zu „tun"; ist meine Beziehung zu den Verantwortlichen so, dass ich ihnen sagen kann, wenn ich etwas „nicht kann").
- **wo** sie arbeiten werden (wo werde ich arbeiten; bin ich in jeder Schicht am gleichen Arbeitsplatz oder werde ich immer in andere Einheiten geschickt; wenn ich anfangs als Aushilfe arbeiten muss, wie komme ich dann auf eine ausreichende Stundenzahl, ohne mit zu vielen und mir nicht vertrauten Arbeitsplätzen konfrontiert zu werden).
- **wann** sie arbeiten werden (arbeite ich in Schichten von acht oder zwölf Stunden; wie sieht die Rotation aus; wie reagiere ich auf einen Code, einen Todesfall, einen verzweifelten Patienten, die Diagnose Geschlechtskrankheit, einen Suizid in der Community).
- **mit wem** sie arbeiten werden (mit wem werde ich arbeiten, an wen wende ich mich, wenn ich Fragen habe, wer kann mich feuern, wem kann ich vertrauen).
- **wie** sie arbeiten werden (wie unterscheidet sich meine Arbeit als Studierende von den Erwartungen, die an mich als examinierte Pflegefachperson gestellt werden; was mache ich, wenn etwas von mir verlangt wird, was ich noch nie gemacht habe).

Die Frage nach dem Warum stellt sich in der Anfangsphase der Transition (Stadium 1) noch nicht, denn sie ist für die meisten frisch Examinierten viel zu komplex und potenziell bedrohlich, weil sie Dinge betrifft, die unvereinbar mit ihrem eigentlichen Entwicklungsziel sind, nämlich einen Platz zu finden, der zu ihnen passt und an dem sie sich zugehörig fühlen. Die Frage nach dem Warum kann im geeigneten Moment bei anderen auf eine Abwehrhaltung stoßen (besonders, wenn diese anderen auch keine Antwort haben, aber meinen, sie müssten eigentlich eine haben), und sie kann den anderen versehentlich signalisieren, dass die frisch examinierte Pflegefachperson „Wissenslücken hat".

> Weil bei uns der Schwerpunkt immer noch auf Können und Einschätzung liegt. Ich denke nicht vorausschauend, weil ich es nicht kann. Ich kann an bestimmte Dinge denken, aber ich denke nicht: „Oh, in dieser Person könnte dieses und jenes vorgehen." Es fällt mir schwer, darüber nachzudenken, wenn ich mich darauf konzentriere, sie aufzusetzen, Sauerstoff zu geben und solche Sachen.

Die Frage nach dem Warum kommt später, also machen Sie sich keine Gedanken, wenn Sie sich am Anfang vorkommen wie ein Talkmaster – Ihre Füße werden wachsen und in Ihre Schuhe passen und Sie können diese Schuhe in Ihrem Spind lassen. Wichtig ist, eine Person oder einen Ort zu finden, an dem Sie all diese Warum-Fragen aus Ihrer Praxis stellen können; der Ort muss nicht Ihr Arbeitsplatz sein (stellen Sie die Fragen doch einer frisch examinierten Kollegin beim Lunch oder Ihrer Mentorin bei einem Spaziergang).

> Sie haben es gesehen, sie waren dabei, sie kennen es, sie haben tausend Dinge gesehen, aber mir fehlt dieses Bauchgefühl. Ich habe es hin und wieder, aber nicht so wie sie. Es ist so, als würde man jemanden, der noch nie eine Katze gesehen hat, auffordern, auf eine Katze zu zeigen. Also vertraut man Menschen mit Erfahrung und diesem Bauchgefühl. Ich habe mir schon so manches Mal bei einem Patienten gewünscht, dieses Gefühl zu haben.

Zum Thema **Vertrautheit** ist zu sagen, dass Berufsanfänger*innen kaum etwas vertraut ist. Vertrautheit ist verbunden mit dem Gefühl „das habe ich doch schon einmal gesehen", und vielleicht auch mit dem Gedanken „und ich weiß genau, wie man damit umgeht" – nicht gerade das Mantra einer frisch examinierten Pflegefachperson.

Wenn Sie das Glück hatten, als Studierende kurz dem Abschluss Ihrer Ausbildung eine Anstellung in der Abteilung oder dem Praxisbereich zu bekommen bzw. Ihren letzten Praxiseinsatz dort zu absolvieren, wo Sie als examinierte Pflegefachperson arbeiten wollen, dann sind Sie mit Ihrer Arbeitsumgebung bereits vertraut, was den transitionsbedingten Stress erheblich mindern kann. Auch nur zu wissen, wo Sie bekommen, was Sie brauchen, um Ihre Arbeit zu tun, senkt den transitionsbedingten Stress (z. B. Notfallmaterialien).

Zu wissen, wer in dem Praxisbereich welche Rolle und Aufgabe hat (u. a. wer hat Einfluss und Macht) ist sehr hilfreich. Ich kenne viele Berufsanfänger*innen, die ein großartiges Verhältnis zu ihren erfahrenen Kolleg*innen haben, doch genauso viele erfahren von bzw. werden gewarnt vor Personen, die man besser „meiden" sollte, weil sie Berufsanfänger*innen „fressen". Ein neuer Arbeitsplatz ist wie ein Minenfeld – man ist gezwungen, sich zu bewegen, aber niemand sagt einem, wo die Minen liegen (manchmal wissen nicht einmal sie es) und nicht alle Minen haben gut erkennbare Zünder, die man sehen kann, bevor die Minen explodieren.

Mit Floating[7] ist gemeint, dass Pflegefachpersonen je nach Bedarf in verschiedenen Abteilungen eingesetzt werden, eine Form der Beschäftigung, die häufig Berufsanfänger*innen angeboten wird. Auf den ersten Blick scheint dies eine ideale Möglichkeit zu sein, „Erfahrun-

7 Die Tätigkeit als Springer*in in einem Springer-Pool ist eine Form einer gemeinsamen Nutzung von Ressourcen, die häufig von Gesundheitseinrichtungen eingesetzt wird, um Personalengpässe zu beheben. Das kann bei Pflegefachpersonen zu Stress, Angst und Frustration führen, gerade wenn sie am Anfang ihres Berufslebens stehen und noch nicht genügend praktische Erfahrung sammeln können. Die Sicherheit und Qualität der Versorgung der Patient*innen sollte immer im Vordergrund stehen. (Anm. der dt. Hrsg.)

gen zu sammeln", doch die Situationen, mit denen Sie dann konfrontiert werden, sind in der Regel kaum vorhersagbar (in welche Abteilung Sie geschickt werden, wissen Sie in der Regel erst dann, wenn Sie in Ihrer Einrichtung ankommen), wenig beständig (als Springer*in passiert es nicht selten, dass Sie in der ersten Schicht in der einen Abteilung und in der nächsten Schicht in einer anderen Abteilung eingesetzt werden) und nicht sehr vertraut. Da es unwahrscheinlich ist, dass Sie jeden Tag in der gleichen Abteilung eingesetzt werden, arbeiten Sie auch nicht in jeder Schicht mit den gleichen Kolleg*innen zusammen, was es schwierig macht, diese Kolleg*innen, die Patientenpopulation sowie die typischen Routinen der Abteilung kennenzulernen oder auch nur zu erfahren, wie die Materialversorgung organisiert ist. Die Patientenpopulation in den Abteilungen, in denen Sie als Springer*in eingesetzt werden, mag beständig sein, doch diese Form der Beschäftigung bietet frisch examinierten Pflegefachpersonen weder die Möglichkeit, erste Erfahrungen in der Praxis zu sammeln, noch wird sie ihren professionellen und für ihre Entwicklung förderlichen Bedürfnissen gerecht.

Zuerst war ich im Springer-Pool. Dies war mein erster Kontakt mit der Pflege. Ich habe in vier oder fünf verschiedenen Abteilungen des Krankenhauses gearbeitet. Jetzt bin ich in der Abteilung, in der ich begonnen habe, wo ich meinen Praxiseinsatz nach dem vierten Studienjahr gemacht habe, es ist dort sehr angenehm. Dass die Kolleg*innen einen kennen und man selbst die Kolleg*innen kennt, erleichtern die Anpassung als Berufsanfängerin. Zum Beispiel wurde in einem Fragebogen danach gefragt, was bei der Transition geholfen hat. Bei mir war es die Tatsache, dass ich die Kolleg*innen schon kannte, bevor ich dort angefangen habe zu arbeiten.

Wenn Sie als frisch examinierte Pflegefachperson nur diese eine Möglichkeit haben, versuchen Sie zu erreichen, dass Sie nur in zwei Abteilungen eingesetzt zu werden (zur Orientierung und danach mehrere Monate arbeiten): Absolvieren Sie die Orientierung, arbeiten Sie eine Zeit lang in jeder Abteilung und danach übernehmen Sie Schritt für Schritt noch weitere Abteilungen. In Fällen wie diesen ist es wichtig, dass Sie in jeder Schicht eine Person haben, der Sie Fragen stellen oder die Sie um Hilfe bitten können.

Was den Faktor Vertrautheit anbelangt, können Nursing Residency/Internship-Programme (andere Bezeichnungen sind Graduate Nurse Program, Transition to Professional Practice Program oder Transition Facilitation Program[8]) oder weniger konventionelle Lösungen die Transitionserfahrung maßgeblich beeinflussen. Die Programme sind nicht gleich, doch diese „erweiterte Orientierung", die sie beinhalten, unterstützt Sie für etwa sechs bis zwölf Monate mit dem Ziel, Sie schrittweise mit den Anforderungen zu konfrontieren, die von einer selbständig arbeitenden, rechenschaftspflichtigen und verantwortlichen Pflegefachperson (in ihrem Praxisbereich) erwartet werden können. Die Modelle unterscheiden sich, aber viele Programme zielen darauf ab, die „Theorie" bzw. das Erlernen der für die Arbeits- und Praxisumgebung typischen Erwartungen täglich in das den Berufsanfänger*innen zugeteilte konkrete „Arbeitspensum" zu integrieren. In einer Abteilung auszuhelfen bedeutet, dass Sie ohne Auftrag mit Patient*innen und Ihren Kolleg*innen arbeiten. Der Vorteil ist, dass Sie in Ihrer neuen Umgebung diverse Lernerfahrungen sammeln, Ihre Kolleg*innen kennenlernen und etwas über die Demografie der Patient*innen erfahren, ohne dem Stress eines zugeteilten Arbeitspensums ausgesetzt zu sein. Die meis-

8 In der amerikanischen Pflege gibt es unterschiedliche Programme, welche die erste Zeit als Pflegefachperson unterstützen. An dieser Stelle werden die amerikanischen Begriffe nicht übersetzt. In der deutschsprachigen Pflege ist das am ehesten unter dem Begriff und Konzept der *Einarbeitung* oder *Mentoring* zu erfahren. Alternativ führen auch Ausbildungsstätten bzw. Hochschulen ein *Job-Coaching* durch. (Anm. der dt. Hrsg.)

ten Residency/Internship oder Graduate Nurse-Programme haben eine Aushilfs-Klausel, aber Durchführung und Dauer des Programms ist von Institution zu Institution verschieden. Diesen Punkt sollten Sie bei Ihrem Einstellungsgespräch mit der Pflegedienstleitung unbedingt ansprechen.

Programme wie Mentoring und Beratung/Coaching sind eine weitere Möglichkeit, Berufsanfänger*innen mit ihren Rollen und Pflichten „vertraut zu machen". Unter einem Mentor*innenprogramm versteht man in der Regel eine längerfristige, „persönlich gefärbte professionelle" Beziehung zwischen einer*einem Berufsanfänger*in und einer erfahrenen Pflegefachperson. Ein/eine Praxisanleiter*in ist meistens eine erfahrene Pflegefachperson, die Pflegestudierenden Fachkenntnisse vermittelt. Demnach können Praxisanleiter*innen auch klinische Pflegeexpert*innen sein, die als Mentor*innen fungieren und Berufsanfänger*-innen in die Rollen, Routinen und Pflichten ihres neuen Arbeitsplatzes einführen. Dies bedeutet, ein/eine Mentor*in wird einer*einem Berufsanfänger*in „zugeteilt", wohingegen über die Auswahl eines/einer Mentor*in persönliche Kriterien entscheiden. Die Dauer des Mentorings liegt zwischen drei Wochen und sechs Monaten. Normalerweise legt das die Pflegedienstleitung oder der/die Praxisanleiter*in der Einrichtung fest, in der Sie arbeiten werden. Praxisanleiter*innen haben die Aufgabe, Ihre „Fähigkeiten" als Berufsanfänger*in zu entwickeln, während Mentor*innen den Anspruch haben, Ihnen neben dem „nötigen Wissen" auch soziale, kulturelle, beziehungsorientierte und professionelle Kenntnisse und Möglichkeiten zu vermitteln.

Ein formales Transitionsprogramm ist etwas anderes als eine „Orientierung", die eine knappe und meistens kurz gefasste Einführung in die Gesundheitseinrichtung und den Praxisbereich, in dem Sie arbeiten werden. Eine Orientierung dauert meistens ein paar Tage bis einige Wochen und informiert Sie über Dinge, die Sie als „Arbeitnehmer*in" betreffen, wie z.B. Bezahlung, Zugang zu Bonusprogrammen, Dokumentation Ihrer pflegerischen Arbeit oder wie Sie sich bei einem Brand zu verhalten haben, also über Dinge, die Sie über Ihren Arbeitsplatz wissen müssen. Im Anschluss an die „allgemeine" Orientierung (über das Krankenhaus/Gesundheitszentrum/die Einrichtung) erfolgt eine Orientierung über die „Praxis" oder die „Pflege", die Sie mit den Besonderheiten der Arbeit in einer bestimmten Abteilung/einem Gemeindezentrum/einer Klinik vertraut macht, Besonderheiten, über die Sie informiert sein müssen, um tagtäglich zu funktionieren. Einige Arbeitsplätze bieten nur eine Orientierung an, während andere differenzierter vorgehen, um Berufsanfänger*innen mit ihrem Arbeitsplatz vertraut zu machen (Unterstützung bei der Transition, ein Graduate Nurse Programm, Zusammenarbeit mit einem/einer Mentor*in oder einer/einem Praxisanleiter*in, Internship oder Residency). Erkundigen Sie sich, was Ihr Arbeitgeber anzubieten hat, denn dies könnte einen Einfluss darauf haben, ob Sie ein Stellenangebot akzeptieren. Kann er Ihnen **Beständigkeit** bieten, also die Konfrontation mit Situationen, Ereignissen, Konzepten oder Ideen, die Sie als vertraut und vorhersagbar empfinden? Beständig ist demnach alles, was keine Widersprüche aufweist.

Anmerkung

Potenzieller Widerspruch #1: Im Rahmen Ihrer Ausbildung und Vorbereitung auf die Praxis haben Sie gelernt, Patient*innen, Familien und Gemeinschaften allgemeine und umfassende pflegerische Betreuung anzubieten. In der Praxis zählen jedoch Effizienz und Produktivität mehr als Effektivität und Qualitätsoptimierung.

Betrachten wir einmal die Vorstellung von Pflegestudent*innen, die Gesundheitsexpert*-innen hätten die Zeit, die Energie und die Möglichkeit, „fürsorgliche, einfühlsame und kompetente" pflegerische Arbeit anzubieten. Das werden Sie auch haben. Aber wenn Sie das Gefühl haben, dass Ihnen dies anfangs noch nicht gelingt, verlieren Sie nicht die Geduld. Wenn Sie erst in der Praxis arbeiten, werden Sie Ihre ganze Zeit und Energie darauf verwenden, Ihren Kopf über Wasser zu halten, während Sie versuchen:

- sich an die Veränderungen in Ihrem Privat- und Berufsleben anzupassen,
- die Unterschiede zwischen dem, was Ihnen im Studium über die Pflege vermittelt wurde und der realen Praxis zu verarbeiten,
- die vielen Aufgaben durchzuführen, die von Ihnen verlangt werden und gleichzeitig andere nicht merken zu lassen, dass Sie Angst haben und sich unzulänglich fühlen,
- alles zu lernen, was Sie über Ihre praktische Arbeit wissen müssen und was Ihnen während Ihrer Ausbildung nicht vermittelt wurde.

Manche Berufsanfänger*innen nehmen es auf sich:

- ein Arbeitspensum zu bewältigen, mit dem selbst erfahrene Pflegefachpersonen Schwierigkeiten haben (z.B. ist es für eine Pflegefachperson in der Akutversorgung zumutbar; ca. vier Patient*innen zu betreuen),
- Kolleg*innen auszuhelfen (wenn du dies für mich tust, tue ich das für dich),
- Patient*innen und Familien zu trösten, zu betreuen und aufzuklären, obwohl sie sich anstrengen müssen, sich an ihre eigenen veränderten Lebensbedingungen anzupassen,
- eine umfassende und ganzheitliche, aber vielleicht verfrühte Entlassung eines Patienten vorzubereiten, dessen Leben durch einen schweren Schlaganfall grundlegend verändert wurde, und der in ein Leben zurückkehrt, auf das weder er noch seine Familie vorbereitet sind und für das es kaum Chancen auf häusliche Pflege und kommunale Unterstützung gibt,
- die unvermeidlichen Beziehungskonflikte zu bewältigen, mit denen alle Arbeitsumgebungen zu kämpfen haben,
- mit all den „kleineren" Zwischenfällen umzugehen, die die Tagesroutine einer Pflegefachperson abrupt unterbrechen,
- all dies rechtzeitig und ohne Anzeichen von Anstrengung zu erledigen.

Wenn Sie so viel leisten, stehen die Chancen gut, dass Sie ein hohes Maß an Transitionsstress erleben. Ich will damit sagen, es ist unrealistisch, dass Sie oder andere derartige Ansprüche an sich stellen. Darum spricht man von *Transition*. Es braucht Zeit und Erfahrung, an einem dynamischen Arbeitsplatz mit hohen Anforderungen eine kompetente Praktiker*in zu werden.

> Wir versuchen, uns an alles zu erinnern, was wir in der Ausbildung gelernt haben und uns damit auseinanderzusetzen, und wir fragen uns immer und immer wieder: „Soll ich das machen, soll ich das nicht machen, soll ich wieder zur Uni gehen?" Ich fand, ich war sehr streng mit mir. Ich habe meine Arbeit sehr kritisch betrachtet und wollte schon einige Mal aufgeben. Ich glaube, dass sehr viel davon abhängt, wo man anfängt und welche Erfahrungen man dort macht. Das verändert die Einstellung gegenüber der Pflege.

Anmerkung

Potenzieller Widerspruch #2: Zwar wollen alle Einrichtungen im Gesundheitswesen eine evidenzbasierte Gesundheitsversorgung von hoher Qualität anbieten, aber die Mittel, die ihnen dafür zur Verfügung stehen, werden von vielen rivalisierenden soziopolitischen und ökonomischen Faktoren beeinflusst. Dies erzeugt eine Diskrepanz zwischen den ethisch motivierten, werteorientierten Motivationen der Anbieter von Gesundheitsdienstleitungen und den Einschränkungen des Gesundheitssystems durch fiskalische und menschliche Ressourcen. Besonders in einer demokratischen kapitalistischen Gesellschaft wie der unseren ist diese Diskrepanz ein Indikator dafür, wie gut es uns gelingt, den „Soll- und den Ist-Zustand" im Gleichgewicht zu halten. Aus den Auswirkungen dieser Diskrepanz „auf die Basis" können wir eine Lehre ziehen; eine, die wir normalerweise erst dann wahrnehmen, wenn wir mit den Auswirkungen in vollem Umfang in unserer eigenen professionellen Praxis konfrontiert werden.

Auch hier klingt an, wie im ersten Widerspruch, dass in Ihrer Ausbildung „pflegerische Betreuung von hoher Qualität" korrekt (wenn auch ziemlich idealistisch) definiert wird als kritisch reflektierte Einschätzung, Diagnose, Planung, Implementation und Evaluation von Maßnahmen, welche die biophysischen, emotionalen, psychosozialen, spirituellen und kulturellen Bedürfnisse der von Ihnen betreuten Patient*innen, Familien und Gemeinschaften optimieren.

Einige von Ihnen werden sich jetzt sicher fragen: „Warum lerne ich während der Ausbildung, all diese ‚Ideale' in meiner Praxis zu berücksichtigen, wenn ich später doch mit ‚realen' Situationen konfrontiert werde, in denen nicht alle oder manchmal auch keines dieser Ideale berücksichtigt wird?"

Ganz schön hart: doch als Verantwortliche für die Pflegeausbildung und für die Pflegepraxis bin ich zu der Überzeugung gelangt, dass meine Vorstellungen davon, was der von mir angestrebte Praxisstandard sein kann oder sein sollte, das Richtmaß sind; wenn also das, was ich sehe, und die Vorgaben für die Durchführung meiner pflegerischen Arbeit nicht diesem Standard entsprechen, dann habe ich als professionelle Pflegefachperson die Pflicht, mich für Veränderung einzusetzen, die geeignet sind, den Praxisstandard zu verbessern. Hätte man mir nur minimale Kenntnisse vermittelt und mir nahegelegt, den Ist-Zustand zu akzeptieren, ohne ihn zu hinterfragen oder zu versuchen, ihn zu verbessern, dann gäbe es kaum Hoffnung, dass die Disziplin sich jemals verändert. Es gibt gute Gründe, idealistisch zu sein und es gibt einen Ort, an dem Sie „ankommen" werden und der liegt irgendwo zwischen der aktuellen Realität und dem Ideal, das Ihren Vorstellungen entspricht. Diesen Ort zu finden, ohne die ethischen Prinzipien Ihrer praktischen Arbeit aufzugeben, ist Ihr Ziel als frisch examinierte Pflegefachperson.

Die Einrichtung, in der Sie arbeiten, hat politische, ökonomische und institutionelle Bedürfnisse, die berücksichtigt werden müssen. Finanzielle und menschliche Ressourcen sind begrenzt. Steigende Gesundheitskosten und der jahrelange fiskalische „Sparkurs" lassen die von vielen Einrichtungen praktizierte Kürzung der Ausgaben als eine notwendige, kluge und manchmal sogar akzeptable Maßnahme erscheinen.

Pflegefachpersonen, die für eine hochwertigen Pflege und die Selbstbestimmung der von ihnen betreuten Menschen eintreten, müssen oft gegen eine Bürokratie ankämpfen, die nur deshalb aufrechterhalten wird, weil sich damit Ressourcen einsparen und Kosten senken lassen.

Situationen, die den Durchfluss verzögern oder den „Input-Output" in einem Teil des Gesundheitssystems behindern, haben zur Folge, dass in einem anderen Teil des Systems mehr Ressourcen verbraucht werden müssen. Beispiele:

- Patient*innen können nicht aus dem Krankenhaus entlassen werden, weil häusliche Pflege nicht verfügbar ist, Geldmittel oder ein soziales Unterstützernetzwerk fehlen.
- Die Akutversorgung wird vorübergehend das „Zuhause" für Klient*innen der Langzeit-Pflege, weil Einrichtungen für chronisch Kranke die Geldmittel gekürzt werden, was die Patientenzahlen in den Krankenhäusern in die Höhe treiben.
- Wachsende Probleme in den Bereichen öffentliche Gesundheit sowie chronische und psychiatrische Krankheiten einer Einrichtung können zu einem „Rückstau" beim Entlassungsprozess in der Akutversorgung führen, der den normalen Patientendurchfluss stört und letztendlich den unangemessenen Umgang mit Ressourcen fördert.

Dieses sind Beispiele für die anhaltenden „Spannungen" in der Administration der Gesundheitsversorgung. Als Berufsanfänger*in sind Sie neu im Gesundheitswesen und besonders anfällig für enge Interpretationen von „situativen" Ereignissen, die eigentlich Teil einer immer komplexeren, aber miteinander verflochtenen Sequenz von „systembedingten" Problemen sind. Ursache Ihrer verständlicherweise eingeschränkten Sicht auf die Dinge ist der Mangel an Erfahrung mit der Multidimensionalität des Gesundheitssystems, was zu Frustrationen führen kann, wenn Veränderungen, die Sie für notwendig halten, nicht umgesetzt werden. Das soll nicht heißen, dass Sie die ganze Wucht dieses Konflikts auf sich nehmen und Ihre Sichtweise komplett verändern müssen; gemeint ist, wenn Sie absolut frustriert sind in einem System, das Sie nicht durchschauen, sollten Sie einen/eine erfahrene*n Kolleg*in kontaktieren, die/der Ihnen helfen kann, durch den Matsch und den Unrat der Situation zu waten, um die glitzernden Münzen zu finden, die sich dennoch darunter verbergen können.

Dessen ungeachtet kann sich die praktische Arbeit von Pflegefachpersonen im Laufe der Zeit verschlechtern. Die Gründe sind häufig komplex, aber hier sind einige Beispiele:

- *Erlernte Hilflosigkeit* (wenn Sie mit Ihrem Kopf lange genug gegen eine Mauer von Widerständen anrennen oder das Gefühl haben, Ihre Fragen oder Vorschläge zum Thema Veränderung Ihrer Arbeitsbedingungen führen zu keiner Reaktion, dann werden Sie Ihre Bemühungen irgendwann aufgeben);
- *Chronische Unzufriedenheit* (wenn Ihre Arbeit nicht anerkannt wird, dann fragen Sie sich irgendwann, wie groß Ihre Leistungsbereitschaft noch ist);
- *Entwertung der pflegerischen Arbeit* (damit Pflegefachpersonen Einfluss auf professionelle Themen nehmen können, müssen sie in Entscheidungsfindungen einbezogen werden, wenn es um Fragen geht, die ihre Arbeit unmittelbar betreffen);
- *Erschöpfung* (die pflegerische Arbeit hat physische, intellektuelle, emotionale, beziehungsrelevante und politische Aspekte und alle sind gefordert, „mit weniger Mitteln mehr zu leisten");
- *Unterschiedliche Einschätzung* unserer Arbeit (man kann die Arbeit als Beruf sehen, der die Welt verändern kann oder als Job, den ich brauche, um Rechnungen zu bezahlen und meine Kinder durch die Schule zu bringen oder irgendetwas anderes dazwischen).

Ich bin überzeugt, dass die langsamen und stetigen Veränderungen der Praxisstandards durch Pflegefachpersonen keine böse Absicht sind – eine Pflegefachperson geht nicht zur Arbeit und denkt sich: „Heute versuche ich mal, die schlimmste Pflegefachperson zu sein, die Patient*innen/Kolleg*innen/Familien/Gemeinden je erlebt haben." Oder sagt in der Mitte ihres Berufslebens: „Für mich gelten von nun an nicht mehr die Standards, die ich bei meinem Studienabschluss als wichtig erachtet habe." So etwas passiert meistens schleichend – es beginnt vielleicht damit, dass man versucht, Auseinandersetzungen zu meiden, gutmütig über Kolleg*innen spottet oder an seiner Einschätzung von Menschen festhält, ohne sich mit ihr auseinanderzusetzen, sie auf ihre Richtigkeit zu überprüfen oder sie kritisch zu hinterfragen. Oder ich habe vergessen bzw. mir niemals Gedanken darüber gemacht, wie es mir gelingt, Strategien in meine Praxis einzubauen, die mich darauf aufmerksam machen, dass ich „etwas falsch gemacht" habe oder mich ermahnen, mich mit Menschen zu umgeben, die mich an die Pflegefachperson erinnern, die ich immer sein wollte.

Ich weiß noch genau, was ich im Studium über steriles Arbeiten gelernt habe. Unsere Praxisanleiterin hat unsere Kollegin angewiesen, darauf zu achten, dass der Bereich, der steril sein muss, nicht kontaminiert wird. Jetzt stehe ich hier und sehe, dass eine erfahrene Pflegefachperson ohne Handschuhe einen Verband entfernt und einen neuen auf den Operationsschnitt legt, ohne ihn zu reinigen, und ich sage kein Wort.

Es gibt keine Entschuldigung für Mobbing oder aggressives Verhalten gegenüber Kolleg*innen (eine andere Bezeichnung ist ‚laterale Aggression' oder ‚horizontale Gewalt') oder für eine unethische und nicht standardgemäße professionelle Praxis. Doch wir können andere nicht ändern, wir können nur versuchen, uns möglichst optimal zu verhalten und durch unser Verhalten ein Vorbild für andere zu sein. Schauen Sie sich um und entscheiden Sie, welcher Praxisstandard für Sie der richtige ist und denken Sie auch an Kontrollmechanismen, damit Sie Ihre Praxis immer wieder überprüfen können. Aus ethischer Sicht sind wir alle verpflichtet (oder anders ausgedrückt, unser Berufsethos gebietet es), gefährliche Praktiken zu melden. Wenn Sie bei Ihren Kolleg*innen, und dies gilt auch für solche mit sehr viel Erfahrung, beobachten, dass sie nicht standardgemäß arbeiten, dann besprechen Sie mit einer Person Ihres Vertrauens, wie Sie diese Kolleg*innen am besten darauf aufmerksam machen können, bevor sie etwas tun, was sie bereuen könnten oder was anderen einen Schaden zufügt.

Anmerkung

Potenzieller Widerspruch #3: Wenn in Ihrer Ausbildung Wert auf kritisches Denken gelegt wurde, dann werden Sie erstaunt feststellen, dass Sie abhängig von den erfahrenen Pflegefachpersonen in Ihrer Umgebung sind. Sie denken, dass Sie unabhängig sein sollten und andere von Ihnen erwarten, dass Sie selbständig arbeiten und genau das erwarten auch Sie von sich. Es verunsichert Sie, wenn Sie nach kurzer Zeit merken, dass vieles, was Sie tun und sehen, neu ist. Der Widerspruch: Sie haben bestimmte Vorstellungen davon, was die anderen von Ihnen erwarten und wissen, welche Erwartungen Sie vor Ihrem Studienabschluss an sich hatten, müssen aber Ihre Grenzen als frisch examinierte Pflegefachperson anerkennen und akzeptieren.

Was Ihr „Denken" in den ersten Transitionsstadien anbelangt, werden Sie in dieser sehr stressreichen Phase Ihrer professionellen Entwicklung anfangs weder Ihr Denkvermögen noch die natürlichen Grenzen Ihrer Fähigkeiten offenbaren. Während Ihrer Transition gibt es viele Dinge, mit denen Sie sich auseinandersetzen müssen: Klinische Szenarien, die Sie nie zuvor gesehen haben, Veränderungen Ihres Privatlebens, zusätzliche berufliche Verpflichtungen, höhere Erwartungen an Ihre Arbeit, Belastungen in puncto Rechenschaftspflicht und die Gefahr, Fehler zu machen und mit deren Folgen konfrontiert zu werden, um nur einige wenige zu nennen.

Seien Sie nicht zu selbstkritisch – es braucht Zeit, um ein/eine Expert*in zu werden!

Vielleicht gibt es Menschen in Ihrer Umgebung, die Ihnen den Eindruck vermitteln, dass Sie nicht erwartungsgemäß funktionieren, dass Sie mehr wissen müssten, dass Sie unzureichend ausgebildet sind oder dass Sie nicht in dieser Klemme stecken würden, wenn Sie in der Vorlesung besser aufgepasst hätten. Doch genauso viele würden sagen, dass Sie den Transitionsstress nicht hätten, wenn Ihre Orientierung länger gedauert hätte, wenn Ihr/Ihre Mentor*in engagierter gewesen wäre oder Ihr Mentoring-Programm 12 Monate gedauert hätte. Alle dies mag zutreffend sein. Doch diejenigen, die Ihnen die Schuld zuweisen und Ihre Ausbildung und Ihren Arbeitsplatz gegeneinander ausspielen, tragen wenig zur Lösung des Problems bei.

Die Transition in die professionelle Praxis ist heute noch genauso wie in den 1970er Jahren, als Dr. Marlene Kramer (1974) den Realitätsschock beschrieben hat, weil es kein Nirwana gibt. Aus pädagogischer Sicht würde kein Pflegeprogramm, das etwas taugt, den Studierenden vermitteln, was sie an ihrem Arbeitsplatz erwartet, ohne ihnen gleichzeitig die Verbesserung der Standards beizubringen, an denen wir als Pflegefachpersonen unsere Praxis ausrichten. Dies ist das Ziel einer formalen Pflegeausbildung. Andererseits gibt es nur wenige Arbeitsplätze, deren

Orientierung, Maßnahmen zur Erleichterung der Transition, Strategien zur Mitarbeiterintegration und Praxisumgebungen den Idealen gerecht werden, die in den überwiegend „theoretischen" Grundlagen der Pflegeausbildung enthalten sind. Das Ideal existiert schlicht nicht, weder in der Pflegeausbildung noch im Gesundheitssystem, auch wenn Magnet-Hospitals[9] sich bemühen, einen optimalen Praxiskontext für Pflegefachpersonen zu schaffen. Das soll nicht heißen, dass die meisten Gesundheitssysteme oder ihr Ausbildungsprogramm schlecht sind, wenn sie diese Exzellenz nicht haben. „Exzellenz" ist ein Kontinuum und die meisten Ausbildungsprogramme und Einrichtungen/Zentren im Gesundheitsbereich sind irgendwo in der Mitte angesiedelt, was bedeutet: Es gibt Raum für Verbesserung, aber sie nutzen die ihnen zur Verfügung stehenden Ressourcen, um zu tun, was sie können. Letztendlich sind wir alle verpflichtet, unsere Leistungsgrenzen zu verschieben, um für die Pflegeausbildung, die klinische Praxis und die Durchführung der Gesundheitsleistungen einen zeitgemäßen Kontext zu schaffen, in dem alles möglich ist.

Erfolg zu haben als Berufsanfänger*in ist nichts Geheimnisvolles und, um ehrlich zu sein, es gleicht dem, was alle Pflegefachpersonen wollen. Sie wollen an den meisten Tagen ihre Arbeit beenden in dem Bewusstsein:

- niemanden in Gefahr gebracht zu haben,
- etwas Neues gelernt zu haben,
- etwas Wichtiges geleistet zu haben,
- die Bedürfnisse der meisten von ihnen betreuten Menschen erfüllt zu haben,
- mit dem Arzt und den Kolleg*innen aus verwandten Bereichen eine Gemeinschaft zu bilden,
- gut mit denen zusammengearbeitet zu haben, die ihnen bei der Pflegeplanung geholfen haben,
- es dank ihrer Kompetenz geschafft zu haben, ihrem Wissensstand, ihren Fähigkeiten und ihrer Erfahrung entsprechende Entscheidungen zu treffen,
- unterstützt worden zu sein bei der Entwicklung und Realisierung neuer Ideen, die das Niveau der Pflegepraxis in dem Bereich, in dem sie arbeiten, optimieren.

Für Berufsanfänger*innen ist „Erfolg" von entscheidender Bedeutung, um in der Anfangsphase ihrer professionellen Entwicklung die einzelnen Stadien gesund und erfolgreich zu überstehen. Anders als ihre Kolleg*innen mit mehr Erfahrung können Berufsanfänger*innen Bedrohungen ihrer noch fragilen professionellen Identität noch nicht so gut abfedern (bzw. sich davon erholen). Nach meiner Einschätzung dauert es mindestens ein Jahr, um herauszufinden, was eine Pflegefachperson ist, was sie tut, wie sie mit Kolleg*innen interagiert und wo die Pflege auf einem Kontinuum der Gesundheitsberufe und innerhalb des ganzen Gesundheitssystems angesiedelt ist. So gerne ich auch sagen würde, dass es sie nicht mehr gibt, im Bereich der Gesundheitsversorgung existiert nach wie vor eine Hierarchie, und ich nutze sie, um zu zeigen, wie es gelingt, innerhalb dieser Hierarchie zu funktionieren und sie, wo es nötig ist, zu verändern. Wenn wir versäumen, Berufsanfänger*innen schrittweise in die Praxis einzuführen und ihnen Erfolgserlebnisse zu ermöglich, „besteht die Gefahr, dass sie scheitern". Aufgrund meiner langjährigen Erfahrungen mit Berufsanfänger*innen und mit erfahreneren Pflegefachpersonen, die unter ihren ersten Erfahrun-

9 Das Konzept der Magnet-Hospitals entstand in den USA als Reaktion auf den Fachkräftemangel zur Steigerung der Attraktivität des Pflegeberufs. Sie gelten als Qualitätssiegel für qualitativ hochwertige Pflege. Auch deutsche Krankenhäuser bemühen sich um eine Zertifizierung als Magnet-Krankenhaus. Dafür gelten folgende Kriterien: *Transformationale Führung*: Führungskräfte sind Vorbild für die anderen Mitarbeiter*innen; *Strukturelles Empowerment*: flache Hierarchien und kurze Entscheidungsprozesse zur Qualitätsverbesserung; *Exemplarische professionelle Praxis*: Handeln anhand evidenzbasierter Pflegemodelle und -Standards; *Neues Wissen, Innovationen & Verbesserungen*: Pflege orientiert sich an den neuesten wissenschaftlichen Erkenntnissen. Sie durchdringen alle Arbeitsprozesse; *Empirische Outcomes*: kontinuierliche interne Qualitätsprüfung und Benchmarking. (Anm. der dt. Hrsg.)

gen mit der Pflegepraxis gelitten haben, kann ich sagen, dass die erfolgreiche Einführung von Berufsanfänger*innen in die Pflege von elementarer Bedeutung für den Erfolg der Disziplin insgesamt ist.

So viel noch zum Thema Fortschritt – kleine Schritte führen zum Ziel. Eine professionelle Karriere ist ein Marathon, kein Sprint. Sie können und werden die/der Pflegeexpert*in sein, die/der Sie sein wollten, als Sie sich für die Pflege entschieden haben. Aber Kompetenz erfordert Zeit, Anstrengung und eine gezielte Entwicklung. Laut Beverly Sills „gibt es keine Abkürzungen, die zu Orten führen, an die zu gehen sich lohnt."

Versuchen Sie, sich auf die wesentlichen Ziele einer frisch examinierten Pflegefachperson zu konzentrieren:

- Informieren Sie sich über die Rollen und Pflichten einer ausgebildeten Pflegefachperson.
- Entwickeln Sie ein Organisationssystem für Ihr Arbeitspensum, mit dem Sie zurechtkommen.
- Lernen Sie im Zuge des schrittweise komplexer werdenden Arbeitspensums, Ihre Zeit einzuteilen.
- Informieren Sie sich über die Routinen Ihres Arbeitsplatzes.
- Versuchen Sie, möglichst viele „normale" und „nicht normale" Situationen unter kontrollierten Bedingungen zu sehen und kennenzulernen.
- Tauschen Sie sich mit einer/einem erfahrenen Kolleg*in, Praxisanleiter*in oder Mentor*in, der/dem Sie vertrauen, über klinische Situationen aus, um mehr über „klinische Verläufe" und die Beziehungen zwischen diesen Verläufen und den sich daraus ergebenden Einschätzungen zu erfahren.
- Werden Sie selbstsicherer, was die Durchführung der elementaren Fähigkeiten anbelangt, die von einer Pflegefachperson in dem Setting, in dem Sie arbeiten, erwartet werden (Pflegeexpert*innen werden nicht mit einzelnen, unabhängig voneinander durchgeführten „Techniken" oder „Aufgaben" konfrontiert, sondern mit einem komplexen und variantenreichen Bündel von Rollen und Pflichten in unterschiedlichen Sequenzen und Kombinationen, die unter dynamischen, instabilen und oft anstrengenden und risikoreichen Bedingungen durchgeführt werden).
- Versuchen Sie, Patient*innen oder Praxissituationen einzuschätzen, die von zunehmender Komplexität und unterschiedlicher Stabilität gekennzeichnet sind.
- Lernen Sie, **im** Team zu arbeiten und etwas **über** Ihr Team zu erfahren.
- Beschäftigen Sie sich mit den Dynamiken an Ihrem Arbeitsplatz – was bedeutet Ihren Kolleg*innen „die Pflege" und welchen Stellenwert hat sie in Ihrer Einrichtung und in Ihrer Community.
- Streben Sie eine Work-Life-Balance an.
- Finden Sie heraus, wer Sie sind, sofern Studium und Termindruck es zulassen.
- Versuchen Sie, wieder Spaß zu haben.

Es ist wichtig, Ihre pflegerische Praxis langsam zu steigern, was klinische Komplexität, Schwierigkeit und Umfang anbelangt. Der Erfolg bleibt aus, wenn Sie mit Situationen konfrontiert werden, die Ihre Fähigkeiten überfordern – diese Praxis könnte sich auf lange Sicht als kontraproduktiv erweisen. Es kann verlockend sein, sich in klinische Praxisbereiche zu wagen, die anspruchsvoll sind und schnelles Handeln erfordern, doch Ihre Praxis profitiert mehr, wenn Sie sich umfassendes Grundwissen aneignen und gezielt Ihre pflegerischen Fähigkeiten entwickeln und Erfahrungen sammeln, bevor Sie versuchen, unter Druck schwierige und folgenreiche Entscheidungen zu treffen und klinische Probleme zu lösen. Sollten Sie sich für Praxisbereiche mit hohem Akutheitsgrad (z. B. Intensivstation oder Notaufnahme) interessieren, sprechen Sie mit Ihrer Pflegedienstleitung oder Ihrer/Ihrem Praxisanleiter*in in diesem Praxisbereich und erkundigen Sie sich, welche Fähigkeiten, Kenntnisse und Erfahrungen Sie am besten auf diesen Karrierepfad vorbereiten. Treiben Sie die Entwicklung Ihrer Fähigkeiten voran und machen Sie den ersten Schritt in Richtung dieses Berufsziels, nachdem Sie ein Jahr lang in der Praxis Erfahrungen gesammelt haben. Machen Sie einen Karriereplan, mit dem Sie innerhalb von zwei Jahren nach Abschluss Ihrer Ausbildung mit viel mehr Selbstvertrauen, Kompetenz und Einblick in den von Ihnen bevorzugten Bereich gelangen.

Zum Schluss möchte ich noch auf einen Punkt eingehen, den ich bislang nicht erwähnt habe, in diesem Zusammenhang aber noch thematisieren möchte. Auf die Gefahr, mich zu wiederholen, dieser Punkt lautet Wiederholung, Wiederholung und nochmals Wiederholung. Je häufiger Sie unmittelbar nach Abschluss Ihrer Ausbildung mit stabilen, vorhersagbaren, vertrauten und beständigen Elementen in Ihrem Privat- und Berufsleben konfrontiert werden, und je behutsamer Sie dank Ihrer wachsenden Kompetenz und Ihres Selbstvertrauens die Komplexität, den Schwierigkeitsgrad und den Umfang Ihres Praxisbereiches erweitern, desto größer ist die Wahrscheinlichkeit, dass Sie den Transitionsschock und die Stadien der professionellen Rollentransition erfolgreich bewältigen.

2.2 Kategorien der Transition von Berufsanfänger*innen in der Pflege

Aufgrund meiner Untersuchungen habe ich vier Kategorien ermittelt, die die professionelle Rollentransition von Berufsanfänger*innen beeinflussen und ihrerseits von dieser beeinflusst werden. Diese Kategorien sind:

- 1) Rollen
- 2) Beziehungen
- 3) Verantwortung
- 4) Wissen

Ich thematisiere diese vier Kategorien im Zusammenhang mit der Phase des Transitionsschocks, weil ich der Überzeugung bin: Egal, welche Kategorien oder damit zusammenhängenden Elemente es sind, die für Sie mit der geringsten Stabilität, Vorhersagbarkeit, Vertrautheit und Beständigkeit einhergehen, es sind Bereiche, in denen Ihre Bewältigungsstrategien gefragt sind. Wenn Sie wissen, was sich negativ auf Ihre Transitionserfahrungen auswirkt oder auswirken könnte, dann gelingt es Ihnen besser, die Herausforderungen zu meistern und das Ausmaß und die Dauer Ihrer Transitionsschockerfahrung zu minimieren (**Abbildung 2-3**).

2.2.1 Rollen

Als frisch examinierte Pflegefachpersonen nehmen Sie zwangsläufig eine subtile, aber spürbare Veränderung Ihrer Rolle wahr; Sie sind keine abhängigen Student*innen mehr, sondern unabhängige Praktiker*innen und Teamarbeiter*innen. Auch wenn Sie bereits einige ihrer professionellen „Rollen" als Student*innen ausgeübt haben (als Anbieter*innen von Pflegedienstleistungen, Fürsprecher*innen, Praxisanleiter*innen, Lehrer*innen, um nur einige zu nennen) kann die Tatsache, dass Sie jetzt für den Prozess und das Ergebnis dieser Rollen rechenschaftspflichtig und verantwortlich sind, dazu führen, dass Sie diese Rollen mit Eintritt in die professionelle Praxis anders wahrnehmen. Sie erscheinen Ihnen weniger „vertraut", was viele frisch Examinierte überrascht; Dinge, die Ihnen vor Abschluss Ihrer Ausbildung leicht von der Hand gingen, „sehen im Lichte Ihres neuen Status ganz anders aus". Plötzlich existiert das Sicherheitsnetz – die Lehrer*innen oder die Praxisanleiter*innen, die Sie beraten und mit denen Sie zusammenarbeiten – nicht mehr und auch der Verweis darauf, dass man nicht alles wissen muss, weil man ja noch in der Ausbildung ist, funktioniert als Ausrede nicht mehr („Ich bin Berufsanfänger*in" kann in den Monaten vor der staatlichen Zulassung übrigens den gleichen Effekt haben). Die Last der Verantwortung scheint auf rätselhafte Art und

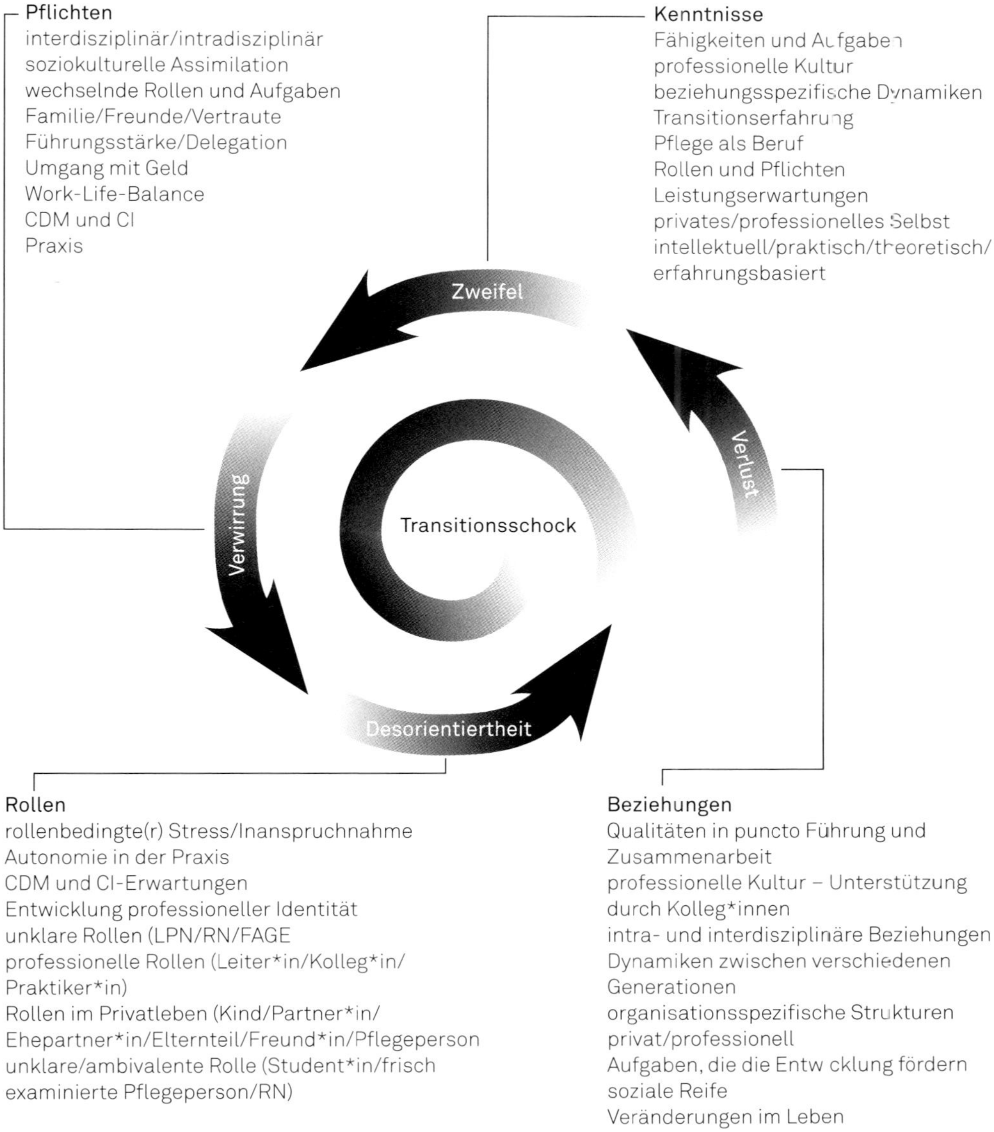

Abbildung 2-3: Kategorien der Transition der Berufsanfänger*innen

Weise die Wahrnehmung und Interpretation von Situationen zu verändern, die im Grunde genommen denen gleichen, mit denen Sie als Student*innen konfrontiert wurden. Dies erzeugt Rollenstress, der sehr belastend für Sie sein kann.

Rollenstress wird zu Überforderung durch die Rolle, wenn es Ihnen nicht gelingt, für sich und andere zu klären, welche Rolle (Student*in oder professionelle Pflegefachperson) Sie haben. Ich erinnere mich noch an eine Studentin, die in einer Abteilung früher als Sekretärin, Gepäckträgerin und Pflegehelferin tätig war – die Abteilung, in der Sie später arbeiten wollte. Während ihres letzten Pflegepraktikums in dieser Abteilung kam es zu Verwechslungen, was ihre Rolle betraf, und zwar nicht nur bei ihr selbst, sondern auch bei den Mitarbeiter*innen der Abteilung, die sie immer noch ansprachen, wenn es um Dinge ging, die mit ihren anderen Rollen zu tun hatten und nicht mit ihrer Rolle als Pflegestudentin. Noch während ihrer Zeit als Studentin dachte sie sich eine kreative Lösung aus, um ihre Rolle anzuzeigen: Sie trug Berufskleidung in verschiedenen Farben (in ihrer roten Berufskleidung war sie Pflegestudentin und in ihrer weißen Pflegehelferin). Dank dieser kreativen Strategie verhinderte die Pflegestudentin, dass aus Rollenstress Überforderung durch die Rolle wurde. Die Mitarbeiter*innen gewöhnten sich an ihre Lösung und ihre Transition verlief relativ unspektakulär.

Ähnliches könnte passieren, wenn Sie als Licensed/Registered Practical Nurse oder Enrolled Nurse (Vereinigtes Königreich)[10] in einem bestimmten Praxisbereich gearbeitet haben und dann als Registered Nurse dorthin zurückkehren; wenn Ihr „offizieller" Titel und damit Ihre Rolle sich verändert, dann gestehen Sie sich und Ihren Kolleg*innen eine Übergangsfrist zu. Dies gilt auch für diejenigen, die als Pflegestudent*innen oder im Rahmen ihrer Ausbildung in der Abteilung, in die sie wechseln, gearbeitet haben. Es ist nicht unüblich, und irgendwie auch nachvollziehbar, dass Sie Ihren Kolleg*innen „vertraut" sind, weil Sie bereits mit ihnen gearbeitet haben, und dass diese Kolleg*innen vielleicht sogar vergessen, dass Sie eine frisch Examinierte sind. Dies kann bei den Kolleg*innen zu unrealistischen Erwartungen an Sie führen; thematisieren Sie dies in den ersten Tagen, wenn Sie Ihre neue Rolle übernehmen (Sie selbst müssen die Initiative ergreifen!). Hilfreich sind hier gute Kommunikation und Transparenz, besonders bei den Kolleg*innen, mit denen Sie zusammenarbeiten. Sagen Sie immer klar und deutlich, welche Rollen und Pflichten Sie übernehmen. Gelassenheit im Umgang mit sich und anderen hilft außerdem, die Kontrolle zu behalten.

Studierende, die ein Capstone-Praktikum[11] in der Abteilung absolvieren, in der sie später arbeiten werden oder die vor Abschluss ihrer Ausbildung in dieser Abteilung arbeiten, können nach meiner Auffassung den Transitionsschock deutlich reduzieren. Bei diesen frisch Examinierten passiert etwas, das verblüffend ist und womit man eigentlich nicht rechnet. Sie werden von den Pflegefachpersonen, mit denen sie (vielleicht noch vor nur einer Woche) als Studierende zusammengearbeitet haben, anders behandelt. Manchmal wird ihr Status als frisch examinierte Pflegefachperson von den erfahreneren Kolleg*innen positiv gesehen und dann beflügelt die neue Rolle sie; doch manchmal nehmen die Erwartungen der Pflegefachpersonen mit mehr Erfahrungen schneller zu als das Vertrauen der frisch Examinierte in ihre neue Position, was bei ihnen leicht ein Gefühl der Unzulänglichkeit und Inkompetenz auslöst. Meine Untersuchungen haben in diesem Punkt zu keinen klaren Ergebnissen geführt, aber sie haben eines durchgängig gezeigt: Es hat sich etwas verändert. Es ist schwierig zu entscheiden, ob diese „Veränderung" etwas damit zu tun hat, wie die Kolleg*innen mit mehr Erfahrung die neue Rollenbezeichnung der Berufsanfänger*innen wahrnehmen, oder ob die Veränderung auf die Selbstwahrnehmung der Berufsanfänger*innen zurückzuführen ist; doch alle mussten sich an die neuen Rollenerwartungen anpassen. Die Rückkehr in eine Abteilung, in der Sie vorher schon als Studierende kurz vor Ihrem Studienabschluss gearbeitet haben, könnte zur Folge haben, dass Ihre Kolleg*innen mehr Kenntnisse bei Ihnen voraussetzen als bei anderen frisch Examinierten und davon ausgehen, dass Sie weniger Orientierung oder Unterstützung bei der Transition

10 Diplomierte*r Gesundheits- und Krankenpfleger*in (Anm. der dt. Hrsg.)

11 Ein Capstone (Schlussstein)-Projekt oder Praktikum führen Studierende im letzten Jahr ihres Studiums durch, um zu beweisen, was sie in den Studienjahren erlernt haben. Sie zeichnen sich aus durch eine hohe Praxisnähe und -relevanz, um die Erkenntnisse des Studiums in die Praxis umzusetzen. (Anm. der Hrsg.)

brauchen. Dies ist unzulässig und ich empfehle Ihnen, vor Ihrer Einstellung mit Ihrer Pflegedienstleitung, Praxisanleiter*in und der Praxisbereichsleitung über dieses potenzielle Problem zu sprechen.

Die Rollen, die Sie in dem neusten Kapitel Ihres Lebens übernehmen, beeinflussen Ihr Privatleben sowie Ihr Berufsleben. Die Familie (Eltern, Ehepartner*in, Kinder) und die Freunde wissen, dass Sie mit Ihrer Ausbildung fertig sind und haben nun andere Erwartungen an Sie. Mal geht es um etwas ganz Banales, nämlich dass Sie sich Einladungen nicht mehr mit der Ausrede „Ich muss noch lernen" „entziehen" können, mal wird es schwieriger, nämlich wenn Sie Ihrer vierjährigen Tochter zu erklären versuchen, dass die vergangenen drei Studienjahre Sie geistig, körperlich und seelisch ausgelaugt haben und dass Sie etwas Ruhe brauchen. Für Ihr Kind, das einfach nur Ihre Aufmerksamkeit will, bedeutet die ganze Feierei im Zusammenhang mit Ihrem Studienabschluss: Sie sind wieder da!

Neulich kam jemand zu mir und fragte mich, ob ich für die Familie und die Freunde der frisch Examinierten eine Einführung in die professionelle Rollentransition schreiben würde. Ich fand die Frage nicht uninteressant, da frisch Examinierte manchmal vergessen, dass sie nicht unbedingt die einzigen sind, die dieses Kapitel ihres Lebens „hinter sich gelassen haben". Die Menschen, die in schwierigen Zeiten „zu Ihnen gestanden haben", haben ebenfalls eine Transition der besonderen Art erlebt – sei es, dass sie bestimmte Dinge in ihrem Leben „aufgeschoben" haben, damit Sie studieren konnten, oder dass sie Vorteile, die sie wahrnehmen wollten, nicht genutzt haben, um die Stütze zu sein, die Sie während Ihrer Ausbildung brauchten. Möglicherweise haben Sie sogar auf bestimmte Anschaffungen verzichtet oder das noch viel wertvollere Gut „Zeit" geopfert, damit Sie Ihren Traum verwirklichen konnten.

Ich will nicht andeuten, dass diese Menschen etwas Schlechtes im Sinn haben, aber wenn Aspekte Ihres Lebens (und des Lebens der Menschen in Ihrer Umgebung) verändert werden mussten, um diesen ausbildungsbedingten „Hiatus" zu überbrücken, dann ist die Erwartung, dass alles wieder so wird wie es war, bevor Sie Ihre „Pause" für die Ausbildung genommen haben, nur allzu verständlich. Kalkulieren Sie diese Möglichkeit ein. „Die Zeit lässt sich nicht zurückdrehen", lautet eine Redensart und die Ausbildung dürfte Sie von Grund auf verändert haben. Es ist schwer vorstellbar, dass die Konfrontation mit Geburt und Tod, mit Wohnungslosen, die nachts durch die Straßen wandern, mit Situationen, in denen man ein Herz in den Händen hält (im ganz konkreten Sinn) oder mit einem zehnjährigen Onkologie-Patienten ein Spiel spielt, während er seine Chemo durchläuft, Ihre Einstellung gegenüber dem Leben nicht verändert. Bereiten Sie sich vor auf die Erfahrung, in ein Leben zurückzukehren, das anders aussieht als vor Ihrer Ausbildung. Menschen, die früher Ihre Freund*innen waren, verstehen möglicherweise nicht, warum oder wie Sie sich verändert haben, und die Beziehung zu ihnen braucht vielleicht neuen Schwung. Leider wird es auch Beziehungen geben, die nicht mehr zu Ihnen passen und die Sie einfach aufgeben müssen. Obwohl Sie während Ihrer Ausbildung viel dazugelernt haben, empfinden Sie auch ein Verlustgefühl, was es Ihnen gestattet, zu betrauern, was Sie hinter sich gelassen haben, während Sie mit dem nächsten Kapitel Ihres Lebens Fortschritte machen. Die Eltern, die Ihnen Geld für Ihr Studentendarlehen gegeben haben, Ehepartner*innen, deren soziales Leben aus einsamen Nächten bestand, Kinder, die Ihre „sorglose Abwesenheit" äußerst geduldig hingenommen haben und Freunde, die Ihr Theoretisieren und Ihre Geschichten über Katastrophen, Opfer und sich verschlimmernde Schmerzen toleriert haben, sie alle wollen Sie zurück. Das können Sie ihnen nicht verübeln! Diese Erwartungen an Ihre „freie" Zeit kommen vielleicht zu früh angesichts der Verfassung, in der Sie sich emotional, körperlich und sozial befinden. Die ersten Monate nach Ihrer Ausbildung bringen weiteren Stress und Herausforderungen mit sich, sobald

Sie merken, dass die nächste Stufe Ihrer Ausbildung gerade begonnen hat und dass sie Ihnen mehr abverlangt, als Sie ursprünglich dachten.

Gehen Sie zu diesen Menschen und erklären Sie ihnen offen und ehrlich, was Sie von Ihnen als frisch examinierte professionelle Pflegefachperson zu erwarten haben (und vielleicht können Sie ihnen in den kommenden Jahren dann mein *Professional Role Transition Support Guide for People Who Love Their Nursing Graduate And Want Them Back* [Handbuch über Rollentransition für Menschen, die ihre frisch examinierten Pflegefachpersonen lieben und sie zurückhaben wollen, Anm. der Übersetzerin] geben. Schildern Sie ihnen, welche Herausforderungen in den ersten 12 Monaten auf Sie zukommen, damit sie die voraussichtlichen Erwartungen wenigstes im ersten Stadium Ihrer Transition (bis zu vier Monate nach der Orientierung) eindämmen können. Vielleicht müssen Sie sich für Ihre „Abwesenheit" auch nur entschuldigen und es dabei belassen; viele Berufsanfänger*innen sagen, dass die Freund*innen und Familienangehörigen gar nicht nachvollziehen können, was sie während der ersten Transition in die Praxis durchmachen.

Zeit mit anderen frisch Examinierten zu verbringen (Sie finden uns unter www.nursingthefuture.ca oder Sie können auch ein regionales oder lokales Unterstützungsnetzwerk für Berufsanfänger*innen in Ihrer Nähe kontaktieren) ist sehr wichtig, um Ihr Gefühl der Normalität aufrechtzuerhalten und Sie daran zu erinnern, dass nicht nur Sie es sind, die/der solche Verlustgefühle erlebt! Vielleicht können Sie sogar Strategien austauschen, die Ihnen helfen, mit falsch informierten, aber wohlmeinenden Unterstützer*innen umzugehen!

2.2.2 Verantwortung

Wenn es etwas gibt, was frisch Examinierte aus dem Gleichgewicht bringt, dann ist es das Gefühl, verantwortlich zu sein. Das Wissen, dass Sie jetzt verantwortlich sind für die Einschätzungen, welche die Folge der Anwendung ihrer Kenntnisse sind, für die Entscheidungen, die aus diesen Einschätzungen resultieren und für die Auswirkungen und den Einfluss der Ergebnisse Ihrer Einschätzungen und Entscheidungen auf das Leben von Menschen, löst anfangs ein Gefühl der Überforderung aus. Sie werden sich daran gewöhnen, aber das dauert seine Zeit. Aus diesem Grund haben Berufsanfänger*innen als Pflegefachpersonen in der Praxis weniger Selbstvertrauen auch in Bereichen, in denen sie sich als Student*innen in den höheren Semestern sicher gefühlt haben. Das Gewicht der Verantwortung kann Ihre Sicht so stark trüben, dass Sie Dinge, die Ihnen früher keine Probleme bereitet haben oder Ihnen vertraut waren, teilweise oder manchmal auch komplett anders wahrnehmen. Ein Beispiel: Ihr Patient braucht eine weitere Dosis Morphium wegen Schmerzen der Stärke 7/10 und Sie müssen ihm eine intramuskuläre Injektion geben, weil seine PCA (patientenkontrollierte Analgesie) im Interstitium ist; Sie wissen, dass Sie seine Schmerzen unter Kontrolle bringen müssen, bevor Sie eine weitere Dosis starten können – und Sie müssen sofort handeln! Irgendwie scheint Ihnen Ihre Kompetenz in puncto i. m.-Injektionen gerade abhanden gekommen zu sein und Sie zittern, während Sie das Medikament aufziehen, weil Sie wissen, dass die Ehefrau des Patienten bei der Verabreichung dabei sein will und Sie außerdem davon überzeugt sind, dass sie mitbekommt, wie inkompetent Sie sind (Sie sind es nicht wirklich, Sie fühlen sich bloß so)!

> Manche Dinge gehen so schnell, dass ich sie gar nicht verarbeiten kann, so schnell, dass ich nicht einmal einen Teil davon verarbeiten kann und erst nach dem fünften oder sechsten Mal alles kapiert habe. Es geht einfach so schnell.

Wissen Sie was? Sie geben die Injektion, gehen dann wieder auf die Pflegestation und setzen sich erst einmal hin, weil der durch den „Bammel“ ausgelöste Adrenalinschub noch nachwirkt; danach werden Sie feststellen, dass es Ihnen und Ihrem Patienten (und seiner Frau) bestens geht! Und wenn Sie das nächste Mal eine ähnliche Situation erleben, wird alles schon viel besser gehen. Das ist so – das ist das erfahrungsbasierte Wissen, das die pflegerische Praxis in der „realen“ Welt kennzeichnet.

Die Verantwortung bezogen auf Ihre Arbeitsleistung ist lediglich ein Teil des Puzzles. Es gibt noch andere Verpflichtungen, die auf Berufsanfänger*innen häufig zukommen. Diese sind nachfolgend aufgeführt, aber es können noch weitere hinzukommen:

Verantwortung für die persönliche Entwicklung

- von zu Hause ausziehen,
- zum ersten Mal selbständig mit Geld umgehen,
- lernen, ohne die Familie auszukommen,
- größere Anschaffungen machen (Auto, Haus),
- sich Gedanken über die Bezahlung machen.

Verantwortung für Beziehungen im persönlichen Bereich

- Heirat,
- Scheidung (erstaunlich, wie eine wichtige Veränderung den Weg für eine andere bereitet),
- Beziehungen zu Mitarbeiter*innen auf freundschaftlicher/kollegialer Basis aufbauen und herausfinden, welche Beziehungen zu welcher Stelle auf diesem Kontinuum am besten passen,
- Beziehungen zu Autoritätspersonen ausloten (was will die Pflegedienstleitung, was wollen die Praxisanleiter*innen und die Stationsleitung),
- herausfinden, was „Beziehung“ im Zusammenhang mit Patient*innen und ihren Familien bedeutet (Abgrenzung: Selbst vs. Andere, Freund*in vs. Patient*in, Pflegefachperson vs. diverse Kategorien von Menschen),
- über die Zukunft langjähriger Freundschaften nachdenken, die nichts mit Ihrem Beruf zu tun haben (Freund*innen, die zurückschrecken, wenn Sie erzählen, was Sie tagtäglich tun).

Verantwortung am Arbeitsplatz

- Routinen und Aufgaben rechtzeitig erledigen (von denen Sie viele vor Ihrer Anstellung noch nie durchgeführt haben, wie z. B. Anordnungen von Ärzten übertragen, Betäubungsmittel oder Chemotherapien intravenös verabreichen, den intrakraniellen Druck oder die Blutzirkulation überwachen, sexuell übertragbare Infektionen melden),
- bestimmte Informationen an die „richtigen“ Personen weitergeben und bestimmte Informationen nicht an die „falschen“ Personen weitergeben (etablierte soziale Machtstrukturen),
- herausfinden, welche Entscheidungen und Einschätzungen eine frisch examinierte Pflegefachperson treffen kann und wann eine erfahrene Pflegefachperson oder ein Arzt hinzugezogen werden muss.

Lernen, was professionelle Verantwortung bedeutet und entsprechend handeln

- Mitarbeit in professionellen Vereinigungen und Verbänden (Rechte vs. Pflichten der Disziplin),
- sich über die Kultur und Machtverteilung informieren und sie respektieren (womit gehe ich zu wem),
- intradisziplinäre Beziehungen (Zusammenarbeit mit den verschiedenen Praxisbereichen in der Pflege),
- generationsspezifische Dynamiken (wie spreche ich mit einem Babyboomer über eine notwendige Veränderung oder wie delegiere ich an ein Mitglied der Generation X),
- interdisziplinäre Zusammenarbeit (wann muss die Apotheke, die Physiotherapie oder

ein/eine Sozialarbeiter*in eingeschaltet werden),
- Führung, Zusammenarbeit und Delegation/Zuweisung (herausfinden, wer in Ihrem Team für welche Aufgaben geeignet ist, wie man Pflegefachpersonen mit mehr Erfahrung, die ihre Hilfe anbieten, Aufgaben zuweist, wie man das Arbeitspensum unter den Pflegefachpersonen aufteilt, die an dem Tag Ihre Partner*innen sind oder wie Sie Aufgaben an Mitarbeiter*innen ohne Zulassung delegieren, die 20 Jahre älter sind als Sie).

2.2.3 Beziehungen

Die Beziehungen der Pflegefachpersonen untereinander prägen und offenbaren die „Kultur" der Disziplin. Es heißt, dass die Art und Weise, wie eine Gesellschaft mit ihren schwächsten Mitgliedern umgeht, sehr viel über sie aussagt. Wenn das stimmt, würden viele sagen, dass auf die Pflege noch einiges an Arbeit zukommt.

Was das Thema „Zugehörigkeit" betrifft, besteht das Problem darin, dass diese oft nicht allein von uns abhängt, sondern von den anderen (denjenigen, zu den wir gehören möchten). Der Wunsch, zu einer sozialen Struktur zu gehören, setzt voraus, dass einen die „anderen" akzeptieren – und darüber entscheidet nicht allein die Person, die sich um Zugehörigkeit bemüht. Es sei denn, der Person ist es EGAL, ob sie dazugehört oder nicht und in diesem Fall ist die Frage nach der Zugehörigkeit irrelevant.

Wir setzen mal voraus, dass die frisch examinierte Pflegefachperson dazugehören möchte, aber dieser Wunsch ist etwas heikel. Wie weit wird eine Berufsanfängerin gehen, um von den Repräsentanten dieser professionellen „sozialen Struktur" akzeptiert zu werden? Die Antwort ist nicht ohne Weiteres zu erkennen, was weniger über die Konstitution der Berufsanfängerin, sondern mehr über die Wirksamkeit der professionellen Enkulturation bzw. unser Bedürfnis nach Zugehörigkeit aussagt, was uns Menschen eigen ist. Als Berufsanfänger*innen „marginalisiert" zu sein, ist absolut unvereinbar mit dem Bedürfnis frisch examinierter Pflegefachpersonen, akzeptiert zu werden. Enkulturation ist definiert als ein Prozess, in dessen Verlauf sich eine Person die Bedingungen der Kultur aneignet, von der sie akzeptiert werden möchte und der ihr die Werte und Verhaltensweisen dieser Kultur vermittelt, die sie übernehmen, hinterfragen oder ablehnen kann. Eine erfolgreiche Enkulturation macht Berufsanfänger*innen „kompetent", was die Sprache, die Werte und die Rituale der dominanten Kultur anbelangt.

Die Zugehörigkeit zu einer Kultur beruht auf Sozialisation, das ist die schrittweise, aber gezielte Anpassung der Person durch Konfrontation mit den Normen, Gewohnheiten, Werten, Traditionen, sozialen Rollen, Symbolen und sprachlichen Besonderheiten der Kultur über eine gewisse Zeit. Mit der Sozialisation soll erreicht werden, dass die Berufsanfänger*innen die Werte der dominanten kulturellen Gruppe teilen. Es gibt viele traditionelle Werte in der Pflege, die die meisten Pflegefachpersonen beibehalten würden, doch in der Disziplin existieren auch bestimmte soziale Gewohnheiten, Rollen oder Umgangsformen, die „ein heißes Bad und eine glatte Rasur" vertragen könnten. Bloß weil bestimmte Dinge schon immer so gemacht wurden, muss dies nicht der „beste" oder gar der „richtige" Weg sein. Aber da Tradition bedeutet, dass bestimmte Dinge schon sehr lange „auf eine bestimme Art und Weise durchgeführt wurden" lässt sie sich vermutlich weder leicht noch schnell verändern. Die folgenden Fragen helfen bei Diskussionen oder kritischen Auseinandersetzungen mit dem Thema:

- Bin ich ausreichend darüber informiert, warum diese Situation so ist wie sie ist, um sie zu kritisieren? Gibt es mehr als eine Herangehensweise?
  - Anmerkung: Es gibt für alles immer mehr als eine Herangehensweise.
  - Bitten Sie alle Beteiligten um Informationen.

- Was will ich mit meinem Einwand/meiner Kritik erreichen?
  - Anmerkung 1: Sie fangen mehr Fliegen mit Honig als mit Essig – Menschen sind eher ansprechbar, wenn Sie ihnen klarmachen, was besser für sie ist, anstatt was bei Ihnen gut funktioniert.
  - Anmerkung 2: dass die Situation so ist, wie sie ist, hat einen Grund – kenne ich den Grund?
  - Anmerkung 3: Es gibt immer einen Prozess, an den man sich halten muss, um gehört zu werden – welches ist der Prozess in dieser Situation?
- Bezieht mein Plan die andere(n) Beteiligten mit ein?
  - Anmerkung: Es klingt wie ein Klischee, aber in der Regel ist die beste Lösung für jedes Problem oder jede Streitfrage nicht Ihre Lösung oder die Lösung der anderen, sondern eine, die wir gemeinsam treffen.

2.2.4 Wissen

Das gleiche Wissen wird anders bewertet, je nachdem ob man Student*in ist oder eine voll verantwortliche und rechenschaftspflichtige Pflegefachperson.

> Ja, denn die Ideale, die man hat, sind das, was man sich erhofft, und man stellt sich vor, wie großartig es sein wird und dass es auf jeden Fall gut ist, wenn man versucht, diese Ziele und Dinge zu erreichen. Aber: richtig schlimm wird es, wenn man bestimmte Vorstellungen von der Pflege hat und alles dann ganz anders ist, ich meine, was wir in der Ausbildung gelernt haben, konnten wir auf die Arbeit, die wir tun mussten, gar nicht anwenden. Beispielsweise die großen Pflegepläne, mit denen wir im vierten Jahr arbeiten müssen. Im ersten, zweiten und dritten Jahr müssen wir diese großen Pflegepläne entwickeln, um etwas über die Praxis und Organisation und all diese Sachen zu lernen, aber im vierten Jahr arbeitet man mit diesen großen Pflegeplänen und man kennt seinen Patienten ganz genau und hat eine richtig gute Idee, was man am nächsten Tag machen kann. Und als examinierte Krankenschwester muss man sich auf einmal um sechzehn Patienten kümmern, die man nur oberflächlich kennt und man muss lernen, sie auf der Basis dieser wenigen Informationen zu pflegen. Man liest zwei Sätze ihrer Diagnose und welche Operation sie hatten und Schluss und danach setzt man seine Prioritäten. Und man muss lernen, in Bruchteilen von Sekunden Dinge einzuschätzen und wie man seine Pflege organisiert und genau das wurde uns in der Ausbildung nicht beigebracht. Das mussten wir in der realen Welt lernen und das war ganz schön hart. Denn man muss wirklich lernen, wie man seine Pflege priorisiert und wen man sich zu zuerst anschaut und wer am wichtigsten ist – und dies innerhalb von Minuten.

Es ist, als wäre das Wissen, dass Sie als Student*in sicher beherrscht haben, nicht mehr vorhanden, wenn Sie es am dringendsten brauchen (meistens in Situationen, wenn Sie unter Druck stehen oder Ihre Transitionserfahrung Sie erschöpft und beunruhigt hat). Ich kann Ihnen versichern, dass das „schwarze Loch", in das Ihr Wissen als frisch examinierte Pflegefachperson vermeintlich gefallen ist, meistens nichts mit „vergessen" zu tun hat und es bedeutet auch nicht, dass Sie unfähig oder inkompetent sind. Das, was Sie wussten, „bevor" Ihr Geist, Ihr Körper und Ihre Seele mit der Transition in die Rollen und Pflichten von professionellen Praktiker*innen beschäftigt waren, hat sich in Hirnareale zurückgezogen, zu denen Ihre kognitive Kontrolle keinen leichten Zugang hat; aber es kann wieder in die vorderste Reihe Ihres Gehirns zurückgeholt werden; dabei muss es sich oft durch das ziemlich wirre Konglomerat der anderen Gedanken kämpfen, die Ihren Geist „mit Beschlag belegen".

Aus diesem Grunde halte ich es für wichtig, die Erwartungen in puncto wichtige Beurteilungen und Entscheidungen, die in der Praxis von

Ihnen verlangt werden, herunterzuschrauben und den Fokus eher darauf zu legen:

- dass Sie sich über Ihre Arbeitsumgebung und Arbeitsplatzroutinen informieren (z. B. lernen, wie man nachts arbeitet),
- dass Sie sich mit der üblichen klinischen Präsentation Ihrer Patientenpopulation oder mit den existierenden Problemen der Gemeinschaften, für die Sie verantwortlich sind, vertraut machen,
- dass Sie sich informieren, wer Ihre Kolleg*innen sind und wie sie arbeiten, damit Sie besser mit Ihnen zusammenarbeiten können,
- dass Sie erleben, wie es ist, wenn ein/eine Patient*in während ihrer Schicht schnell dekompensiert oder sogar stirbt,
- dass Sie lernen, wie Sie mit heiklen Situationen von Patient*innen umgehen, über die Sie in Ihrer Ausbildung nichts gelernt haben, z. B. die Ehefrau eines 56-jährigen Mannes, bei dem Sie eine ansteckende Geschlechtskrankheit diagnostiziert haben, informieren, weil sie auf Herpes genitalis getestet werden muss.

Ein Großteil dieses Wissens wird neu für Sie sein. Sie verfügen über ein umfangreiches theoretisches Wissen, von dem Ihre Kolleg*innen und Patient*innen/Klient*innen zweifellos profitieren werden, doch es ist die Anwendung dieses theoretischen Wissens auf eine Vielzahl von Variablen und deren Kombinationen, die die pflegerische Praxis ausnahmslos so komplex, oft unvorhersagbar und immer dynamisch macht. Wie heißt es doch: „Erfahrung ist alles."

Wie bereits erwähnt, ist es sehr wichtig für Pflegefachpersonen in der Praxis, sich mit theoretischem Wissen über die Pflege auszukennen, wenn es um normale und nicht normale Prozesse geht (biophysische, psychosoziale, kulturelle oder soziopolitische). Aber das für eine professionelle Pflegefachperson wichtige Wissen über Arbeitsplatzdynamiken, professionelle Rollen und Pflichten, Leistungserwartungen und Zusammenarbeit mit anderen Fachpersonen, wird Ihnen nicht in der relativ „geschützten" Umgebung Ihrer Ausbildung vermittelt. Unabhängig von der Disziplin gibt es (wenn überhaupt) wenige Fachpersonen, die den Übergang in die neue Praxisumgebung spielend schaffen. Es ist schlicht nicht möglich, Sie in der kurzen Ausbildungszeit auf alle Eventualitäten, klinischen Präsentationen und Dynamiken, wie sie im realen Leben vorkommen, vorzubereiten. Und selbst wenn wir dies könnten, würden Sie wirklich noch zehn Jahre länger lernen wollen?

> Alle erfahrenen Pflegefachpersonen haben nach diesem Vorfall gesagt: „Oh ja, wenn Männer Beschwerden im Abdomen haben, dann müssen Sie immer die drei A ausschließen [abdominales Aorten-Aneurysma] und dann machen Sie weiter womit auch immer." So etwas habe ich vorher noch nie gehört. Nicht einmal. Und das ist das Erste, was einem die Sanitäter beibringen: „Überprüfen Sie jeden mit Beschwerden im Abdomen auf die drei A." Nicht ein einziges Mal habe ich während meiner Arbeit in der Notaufnahme so etwas von jemandem gehört.

Ich möchte, dass Sie Ihren aktuellen Arbeitsplatz in der Pflege anders betrachten, nämlich als die nächste Stufe Ihrer Ausbildung, die auf dem Grundwissen aufbaut, das Sie in Ihrem „Basisprogramm" erworben haben. Dies nicht so zu sehen hieße, den dynamischen und fluiden Charakter der menschlichen Wahrnehmung von Gesundheit und Krankheit falsch darzustellen und das Wesen der Pflegedisziplin zu verkennen: Interaktionen mit Menschen aus allen Lebenslagen, allen Lebensphasen und allen Situationen und Dimensionen ihrer Wahrnehmung von Gesundheit oder Krankheit. Es ist sowohl gegenüber Ihnen als auch gegenüber Ihrer Praxis unfair, Ihr Ausbildungsprogramm als Zeit des „Lernens" und die Tätigkeit in der professionellen Praxis als „Arbeit" zu bezeichnen. Wenn Sie in die Praxis gehen und sehen, wie viel Sie noch lernen müssen, machen Sie eine Erfahrung, die Sie polarisiert. Wenn Sie denken, dass Ihr Ausbildungsprogramm Sie auf alles vorbereiten muss, was in der Praxis auf Sie zukommt, dann besteht die Möglichkeit, dass Sie als frisch examinierte Pflegefachperson Ihre Ausbildung für sämtliche Diskrepanzen zwischen dem Inhalt Ihres Ausbildungsprogramms[12] und der Realität der Praxis verantwortlich machen. Ich kenne nicht sehr viele Pflegeprogramme, die vorgeben, den „perfekten" Ansatz für die Vorbereitung Ihrer Studierenden zu haben, aber ich kenne auch keine Arbeitsplätze, die Anspruch auf die beste Orientierung oder das beste Transitionsprogramm für frisch examinierte Pflegefachpersonen erheben. Wir müssen zur Kenntnis nehmen, dass sowohl der Ausbildungs- als auch der Gesundheitsbereich noch Raum für Wachstum bietet, sodass die „Lücke" zwischen beiden Bereichen mit der Zeit geringer wird. Ich empfehle Ihnen, noch abzuwarten und nach einem Jahr in der Praxis (damit Sie Ihre Situation angemessen beurteilen können) formelles Feedback über Ihr Ausbildungsprogramm und Ihren Arbeitsplatz zu geben, aus dem hervorgeht, was in Ihrer Region den Berufsanfänger*innen in der Pflege den Übergang in die Praxis erleichtern kann.

Man hat das Gefühl, es ist vorüber und ich bin jetzt an einem ganz anderen Punkt als vor einem Jahr, aber wenn ich daran zurückdenke, habe ich immer noch Angst. Ich hatte das Gefühl, einfach da hineingeworfen zu werden. Es war wie ein Sprung ins kalte Wasser, man ist auf einmal verantwortlich und das ist ein ganz enormer Stress – ein immenser Druck und es fühlt sich an, als wäre es noch nicht lange her, aber das ist es doch. Die Veränderungen waren sehr subtil, aber ein Jahr macht einen großen Unterschied. Ich habe gehört, dass anderswo die Orientierung und Begleitung ein Jahr dauert. Ich wurde bei meinen Schichten ungefähr einen Monat begleitet und in dieser Zeit habe ich gedacht: „Ok, ich will unabhängig sein, aber jetzt denke ich, wäre alles Schritt für Schritt gegangen, wäre es besser gewesen."

12 Alle hier erwähnten Programme unterscheiden sich in puncto Struktur und Format, aber alle verfolgen das Ziel, die frisch examinierten Pflegefachpersonen dabei zu unterstützen, Erfahrungen mit den Routinen und Pflichten ihrer neuen Rolle zu sammeln, die Kolleg*innen kennenzulernen, mit denen sie zusammenarbeiten werden, und sie langsam daran zu gewöhnen, als professionelle Pflegefachpersonen mehr Pflichten zu übernehmen und ihnen das Gefühl zu geben, sich in ihrem eigenen Tempo entwickeln zu dürfen.

Was Sie wissen müssen

- Der Transitionsschock tritt in den ersten Wochen bis Monaten nach Eintritt in die professionelle Praxis auf. Bestürzt stellen Sie fest, dass die Rollen, Pflichten, Kenntnisse und Beziehungen, mit denen Sie als Berufsanfänger*in konfrontiert werden, schwieriger, dynamischer und anstrengender sind, als Sie erwartet haben.
- Auch wenn Sie durch Ihr Ausbildungsprogramm auf die Arbeit als frisch examinierte Pflegefachperson optimal vorbereitet wurden (Sie wissen, was pflegerische Arbeit bedeutet), können Sie die Anforderungen, die an voll verantwortliche und rechenschaftspflichtige Praktiker*innen gestellt werden, erst dann meistern, wenn Sie mit Situationen konfrontiert wurden, in denen genau diese gefragt waren.
- Der Transitionsschock hat nicht nur intellektuelle Aspekte (etwas „theoretisch" zu beherrschen ist etwas anderes als theoretisches Wissen in der „realen Welt" anzuwenden), sondern auch kulturelle (erkennen, welchen Stellenwert die Pflege im Vergleich zu anderen professionellen Rollen in der Praxis hat), soziale (es gibt gewisse „ungeschriebene" Gesetze, die die Beziehungen zwischen den Pflegefachpersonen und die Beziehungen zwischen Pflegefachpersonen und anderen Fachpersonen regeln, die nicht „vermittelt" werden können), physische (Pflege ist

schlicht und einfach oft harte Arbeit, da sie viel körperlichen Einsatz erfordert – heben, bewegen, spazieren führen, beugen), emotionale (wir haben es oft mit Menschen und Gemeinschaften zu tun, bei denen es um „Gesundheit“ und „Krankheit“ geht, also mit Menschen, die verletzlich sind und sich in verzweifelten und hoffnungslosen Situationen befinden; dies strapaziert die Gefühle der Praktiker*innen) und spirituelle (Pflegefachpersonen erleben oft schwierige Situationen, die im professionellen wie im persönlichen Bereich an ihre ethischen Prinzipien rühren und dazu führen, dass sie ihre eigenen moralischen Grundsätze, die der anderen oder die des Gesundheitssystems infrage stellen. Dies verändert die Art und Weise, wie Pflegefachpersonen „sich selbst“ und „andere“ wahrnehmen).

- Frisch examinierte Pflegefachpersonen brauchen Menschen und Situationen, die:
  - 1) beständig,
  - 2) vorhersagbar,
  - 3) stabil,
  - 4) vertraut sind und
  - 5) Erfolge ermöglichen.
- Es dauert mindestens sechs Monate, um sich als Berufsanfänger*in einigermaßen sicher zu fühlen.
- Die Integration in die Praxis erfolgt über praktische Arbeit – suchen Sie sich eine sichere Umgebung, um Ihr Grundwissen anzuwenden, damit Sie sich während der ersten Monate nicht mehr nur darauf konzentrieren müssen, was Sie tun, sondern auch erklären können, weshalb Sie es tun – mindestens in den ersten vier Monaten sollten Sie sich nicht zwingen, zu viel darüber nachzudenken, warum Sie tun, was Sie tun, dies gilt besonders dann, wenn Sie mit vielen neuen Situationen konfrontiert werden. Ihr wichtigstes Ziel sollte sein, herauszufinden, was von Ihnen erwartet wird und zu lernen, Ihren Rollen und Pflichten nachzukommen, „ohne jemanden zu gefährden“.

Worüber Sie nachdenken müssen

Wie finden Sie die Einrichtung, die für die Transition in die professionelle Praxis am besten geeignet ist (die folgenden Fragen helfen Ihnen dabei)?:

- Haben Sie im Rahmen eines Capstone-Praktikums dort schon Erfahrungen gesammelt?
- Gibt es eine adäquate Orientierung?
- Werden Sie von einem/einer Mentor*in begleitet?
- Ist es möglich, in den ersten Monaten nach der Orientierung tagsüber zu arbeiten?
- Welche Art von Unterstützung wird Ihnen als frisch examinierte Pflegefachperson angeboten?
  - Orientierung und Bescheinigung über ein Spezialgebiet
  - Begleitung durch einen/eine Praxisanleiter*in
  - Begleitung durch einen/eine Mentor*in
  - als Aushilfe arbeiten
  - Residency/Internship (Praktikum)
  - Koordinator*in, der/die die Transition unterstützt

Zeichnet sich die Einrichtung Ihrer Wahl aus durch:

- **Beständigkeit** – Arbeiten Sie mit den gleichen Kolleg*innen und mit Patient*innen, bei denen in puncto Präsentation/Diagnosen keine Veränderung zu erwarten ist?
- **Vorhersagbarkeit** – Wissen Sie, wann, wo und mit wem Sie arbeiten werden oder können Sie einigermaßen sicher sagen, welche Art von Patient*innen Sie betreuen werden?
- **Vertrautheit** – Wissen Sie, wo Sie finden, was Sie brauchen, wenn Sie es brauchen?
- Haben Sie mit diesen Mitarbeitern*innen schon einmal gearbeitet? Haben Sie schon einmal mit diesen speziellen Routinen gearbeitet und gibt es eine(n) andere(n) Berufsanfänger*in, mit der/dem Sie gemeinsam die Transition absolvieren können?
- **Stabilität** – Wie stabil ist Ihr Leben? Haben Sie eine reguläre Schicht, die Sie in Ihre Planung einbeziehen können? Haben Ihre

Patient*innen in der Regel ein hohes Dekompensationsrisiko? Wechselt das Personal häufig? Werden Sie in der Abteilung, in die Sie gehen, gut unterstützt?

- Besteht die Chance, dass Sie in dieser Abteilung/diesem Center als frisch examinierte Pflegefachperson Erfolg haben oder gibt es Situationen (klinische oder solche, die mit Beziehungen zu tun haben), die Ihren Erfolg sehr unwahrscheinlich machen?
- Welche Strategien haben Sie in der Vergangenheit zur Stressbewältigung eingesetzt? (z.B. Sport, Tagebuch schreiben, sich mit Freund*innen treffen, mit einer/einem guten Bekannten einen Kaffee trinken gehen)?
- Welche stressbedingten negativen Folgen haben Sie in der Vergangenheit wahrgenommen? (z. B Reizkolon, erhöhter Alkoholkonsum, Medikamentenmissbrauch, Probleme im Umgang mit Wut)?
- Was in Ihrem Leben könnte die Transition beeinflussen?
  - Wie können Sie die Beziehungen in Ihrem Leben stabilisieren?
  - Welche größeren finanziellen Ausgaben (Umzug, Haus- oder Autokauf), können Sie sechs Monate aufschieben?
  - Was können Sie tun, um die mit der Transition einhergehenden Belastungen in den ersten Monaten zu kompensieren (körperliche Betätigung, soziale Aktivitäten, Entspannungstechniken)?
  - Wie sieht Ihre diesbezügliche Planung aus?
  - Was müssen Sie Ihren Freund*innen, Ihrem/Ihrer Ehepartner*in, Ihren Kindern über diese Phase Ihrer Karriere erklären, damit für Sie und die Menschen in Ihrer Umgebung alles erträglicher wird?
  - An welche Menschen wenden Sie sich, wenn Sie Unterstützung brauchen? Werden diese Personen für Sie erreichbar sein?
  - Gibt es Kolleg*innen aus der Pflege, mit denen Sie sich regelmäßig austauschen können, wenn Sie Unterstützung brauchen? Wann und wo treffen Sie sich?

Was zu tun ist

- 1. Verstehen Sie, was Transitionsschock bedeutet.
- 2. Machen Sie sich während dieser Transitionsphase die Grenzen Ihrer Fähigkeiten in der Praxis bewusst.
- 3. Beherzigen Sie, dass Sie Beständigkeit, Vorhersagbarkeit, Stabilität und Vertrautheit brauchen, um erfolgreich zu sein.
- 4. Suchen Sie sich eine Abteilung/ein Zentrum/eine Kommune aus, wo man Sie langsam in Ihre Rollen und Pflichten als frisch examinierte Pflegefachperson einführt.
- 5. Entscheiden Sie, wie viele Patient*innen Sie während Ihrer Transition betreuen können (Stabilität, Beständigkeit, Vorhersagbarkeit, Vertrautheit).
- 6. Akzeptieren Sie Ihre Grenzen (z.B. wenn Sie aufgefordert werden, sich um einen Patienten zu kümmern oder in eine Abteilung zu gehen und Sie haben das Gefühl, dass Ihre Kenntnisse dafür nicht ausreichen oder Sie sich die Aufgabe nicht zutrauen, sagen Sie einfach Nein! Fällt die Reaktion Ihrer Kolleg*innen so aus, dass Sie sich „klein gemacht", „herabgesetzt" oder „genötigt" fühlen, sagen Sie: „Wie ich sehe, gefällt Ihnen meine Entscheidung nicht, aber ich weiß, dass sie im Interesse des Patienten/des Arbeitsplatzes/meiner Mitarbeiter*innen ist", und wenden Sie sich bei der nächsten sich bietenden Gelegenheit – vielleicht am Ende der Schicht – an Ihren/Ihre Mentor*in, Praxisanleiter*in oder Pflegedienstleitung, um Ihr Problem vorzutragen).
- 7. Kontaktieren Sie in den ersten zwei Wochen nach der Orientierung nach jeder Schicht Ihre Stationsleitung, Praxisanleiter*in und Mentor*in[13] und einen Monat später nach mehreren Schichten:

13 Wenn Ihnen kein/keine „Mentor*in" zugewiesen wurde, nehmen Sie eine erfahrene Pflegefachperson, mit der Sie gut zusammenarbeiten, mit zu dem Meeting und tauschen Sie sich nach dem Meeting mit ihr aus, um sicherzustellen, dass Sie alles, was gesagt wurde, genauso verstanden haben wie Sie.

- Besprechen Sie den Verlauf der Schicht.
- Sagen Sie, was gut gelaufen ist und womit Sie Schwierigkeiten hatten und warum.
- Entwickeln Sie gemeinsam einen Plan, damit Sie das nächste Mal die Schwierigkeiten meistern können.
- Verändern Sie die Unterstützung während der Transition, wenn Bedürfnisse auftreten oder sich ändern.

- 8. Informieren Sie Ihre Kolleg*innen, Familienangehörigen, Kinder, Freund*innen, Ehepartner*innen und Eltern über die Schwierigkeiten, die auftreten können, wenn Sie in den ersten Monaten als frisch examinierte Pflegefachperson zu arbeiten beginnen (nach der Orientierung):
  - Erschöpfung (Sie schlafen viel, sind aber nicht ausgeruht – Sie träumen im Schlaf von Ihrer Arbeit),
  - Angst vor Fehlern (Sie rechtfertigen sich mehr als üblich oder reagieren empfindlicher auf Kritik/Bemerkungen und stellen wiederholt Fragen),
  - Angst vor konkreter Arbeit (Sie meiden besonders schwierige/neue Aufgaben und Patient*innen, die schwerkrank sind oder deren körperliche Symptome Angst signalisieren, wie z. B. schwitzen, Herzklopfen, Atemnot oder die vor bzw. während der Durchführung einer Aufgabe weder denken noch sich konzentrieren können),
  - Labile Gefühlslage (mal lachen Sie, mal weinen Sie – am Arbeitsplatz oder zu Hause kann man Sie schnell zum Weinen oder in Rage bringen),
  - Wenig Selbstvertrauen (auf Bemerkungen reagieren Sie eher, anstatt darauf einzugehen und Sie nehmen viele Bemerkungen „persönlich"; Sie brauchen ein außergewöhnlich hohes Maß an Bestätigung oder Anerkennung).
- 9. Beobachten Sie Ihren Umgang mit Stress – rechnen Sie in den ersten Monaten mit Stress und sorgen Sie für Stressbewältigungsaktivitäten oder/und versuchen Sie nach Möglichkeit, alle Stressoren zu meiden, aufzuschieben oder zu beseitigen (z. B. wenn Geldsorgen Stress für Sie bedeuten, schieben Sie größere Anschaffungen so lange auf, bis Sie die Energie dafür aufbringen).
- 10. Versuchen Sie, möglichst viel zu schlafen – Sollten Sie die Absicht haben, Schlafmittel zu nehmen, sprechen Sie vorher mit einer Pflegefachperson aus der Praxis oder einem Arzt darüber. Das „gelegentliche" Glas Wein scheint eine harmlose Strategie zu sein, die Ihnen über die lästigen „allnächtlichen Schreckgespenster" hinweghilft, die Sie nach einer Schicht heimsuchen, doch wenn Sie regelmäßig zu dieser Bewältigungsstrategie greifen, sollte dies ein Alarmzeichen für Sie sein. Der Grat zwischen gesundem und unzuträglichem Bewältigungsverhalten ist manchmal genauso begrenzt wie die Dauer dieser „Bewältigungsstrategie" und entscheidet darüber, ob andere Aspekte Ihres Lebens beeinträchtigt werden. Sie denken, als Pflegefachperson müssten Sie doch merken, wenn Sie diese Linie überschreiten. Doch Vorsicht: dieser Prozess kann schleichend vonstatten gehen; wenn Sie also merken, dass Ihnen die Kontrolle darüber entgleitet (z. B. jemand macht Bemerkungen über Ihr ungewöhnliches Verhalten oder äußert sich besorgt über Ihre ungesunden Gewohnheiten), vertrauen Sie sich einer anderen frisch examinierten Pflegefachperson oder einer Freundin an, der Sie vertrauen, und bitten um Unterstützung, oder gehen Sie zu Ihrem Hausarzt oder zu der für den Gesundheitsschutz am Arbeitsplatz zuständigen Pflegefachperson. Sämtliche Probleme im Zusammenhang mit Ihrem Gesundheitszustand werden vertraulich behandelt – diese wohlmeinenden Gesundheitsfachpersonen sind da, um Ihnen zu helfen, mit Ihrem Stress angemessen umzugehen und Sie wieder auf den richtigen Weg zu bringen!

Literatur

Benner, P. (1984). *From novice to expert: Excellence and power in clinical nursing practice*. Menlo Part, CA: Addison-Wesley.

Kramer, M. (1974). *Reality schock: Why nurses leave nuring*. St. Louis: C.V. Mosby.

Weiterführende Literatur

American Nurses Credentialing Center (ANCC). (2014). *Magnet Application Manual*. Silver Spring: American Nurses Credentialing Center.

Aiken, L. (2008). *University of Pennsylvania: Magnet Recognition as a Strategic Platform for Improving Quality of Hospital Care: Is It Applicable in Germany?* Presentation at the Hauptstadtkongress Medizin und Gesundheit, Berlin.

Drenkard, K. (2010). The business case for Magnet (Number 6). *Journal of Nursing Administration, 40*(6), 263–271. https://doi.org/10.1097/NNA.0b013e3181df0fd6

Graystone, R. (2017). The 2019 Magnet® Application Manual: Nursing Excellence Standards Evolving With Practice. *Journal of Nursing Administration, 47*(11), 527–528. https://doi.org/10.1097/NNA.0000000000000547

Kramer, M. & Schmalenberg, C. (2000). Essentials of magnetism. In M.L. McClure & A.S. Hinshaw (Eds.), *Magnet Hospitals Revisited: Attraction and Retention of Professional Nurses* (S. 25–59). Washington, DC: American Nurses Association.

3
Stadium 1 –
Professionelle Rollentransition: Handeln

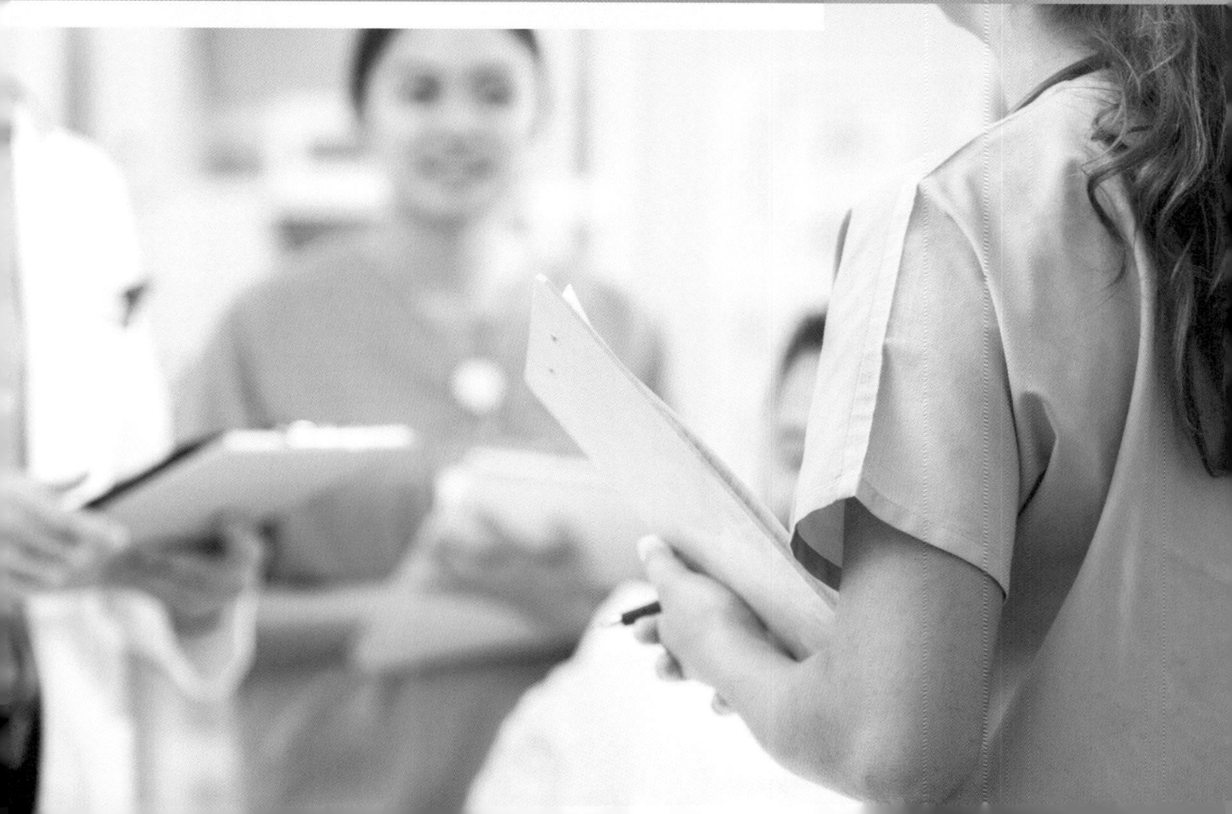

Der Wechsel in die Praxis nach Abschluss der Ausbildung ist ein Prozess, der 12 Monate dauert und in dessen Verlauf die frisch examinierte Pflegefachperson eine professionell praktizierende Pflegefachperson wird. Wie bei den meisten Reisen verläuft der Weg von der/dem Berufsanfänger*in zum/zur Expert*in nicht gerade, sondern er gleicht eher einer gewundenen Straße mit vielen Biegungen, Kurven, Umleitungen und vereinzelten Schlaglöchern. Diese wichtige Erfahrung wird jeder anders empfinden, weshalb ich auch nicht genau sagen kann, wie Ihre Transition verlaufen wird. Ich kann Ihnen aber die Erfahrungen der vielen frisch Examinierten schildern[14], damit Sie:

- anfangen können, sich auf Ihre Transition vorzubereiten und potenziellen Herausforderungen durch adäquate Kontrollmechanismen begegnen können und
- sich bewusst machen, dass Sie nicht allein sind – oder, wie es in der Fachsprache heißt, Ihre Erfahrungen „normalisieren“, damit Sie sich nicht immer wieder fragen: „Bin ich die Einzige, die Probleme hat?“

Wir haben alle Probleme mit wichtigen Übergängen in unserem Leben. In diesem Zusammenhang möchte ich Sie daran erinnern, wie wichtig Vertrautheit, Beständigkeit, Vorhersagbarkeit und Stabilität in den kommenden sechs Monaten im Privat- und Berufsleben sind. Wie sagt doch Michael Moncur, „Leben ist das, was Ihnen passiert, während Sie dabei sind, andere Pläne zu machen.“ Die Botschaft lautet, während wir unser Leben planen, organisieren und steuern (was keine so schlechte Idee ist, da Ideen wieder verschwinden), fehlt uns oft die Zeit für:

- neue Dinge (umziehen, heiraten oder sich scheiden lassen, ein Auto oder ein Haus kaufen oder als frisch examinierte Pflegefachperson einen Job annehmen);
- komplizierte Beziehungen (Konflikte am Arbeitsplatz mit Mitarbeiter*innen, Beginn oder Ende persönlicher Freundschaften oder intimer Beziehungen);
- Praxissituationen oder Kontexte, die entweder nicht vertraut oder komplex sind (als professionelle Pflegefachperson in einem Bereich zu arbeiten, mit dem Sie in der Ausbildung nie konfrontiert wurden).

Solche Unterbrechungen können den Fluss der Dinge abrupt unterbrechen und dazu führen, dass Ihre Transition anders ist, als Sie gedacht haben oder schwieriger ist, als Sie erwartet haben.

Willkommen in der „realen“ Welt. Wahrscheinlich sind Sie an diesem Punkt Ihres Leben bereits zu der Einsicht gelangt, dass nichts genauso wird, wie Sie es geplant, erträumt, sich vorgestellt oder erwartet haben.

Beginnen wir mit Stadium 1: Sie haben jahrelang auf dieses Ziel hingearbeitet und können es kaum erwarten, all die Kenntnisse und Fähigkeiten, in die Sie sehr viel Zeit und Geld investiert haben, zu perfektionieren.

> Alles geht so schnell! Aber es ist gleichzeitig auch sehr aufregend. Zu wissen, dass man es so weit gebracht hat und noch viel weiterkommen wird. Jeden Monat habe ich 20000 USD für eine Reise nach Australien zur Seite gelegt und jetzt, wo ich eine gewisse Sicherheit habe, denke ich: „Das wird wirklich passieren. Du wirst all diese Dinge machen und das kannst du auch, weil du hart gearbeitet hast. Ich habe gedacht, ich werde nie mit der Pflege fertig, doch ich bin hier!“

Ich möchte ja keine Spielverderberin sein, aber wenn Sie als frisch examinierte Pflegefachperson in die Praxis kommen, werden Sie schnell merken, dass Sie trotz gründlicher Vorbereitung auf die Rollen einer Pflegefachperson (Ihr Ausbildungsprogramm hat Ihnen diese hohen Stan-

14 Einen Überblick über die Transitionsstadien der frisch examinierten Pflegefachpersonen bietet das konzeptuelle Modell zur Unterstützung der Transition im Anhang 4 des Buches.

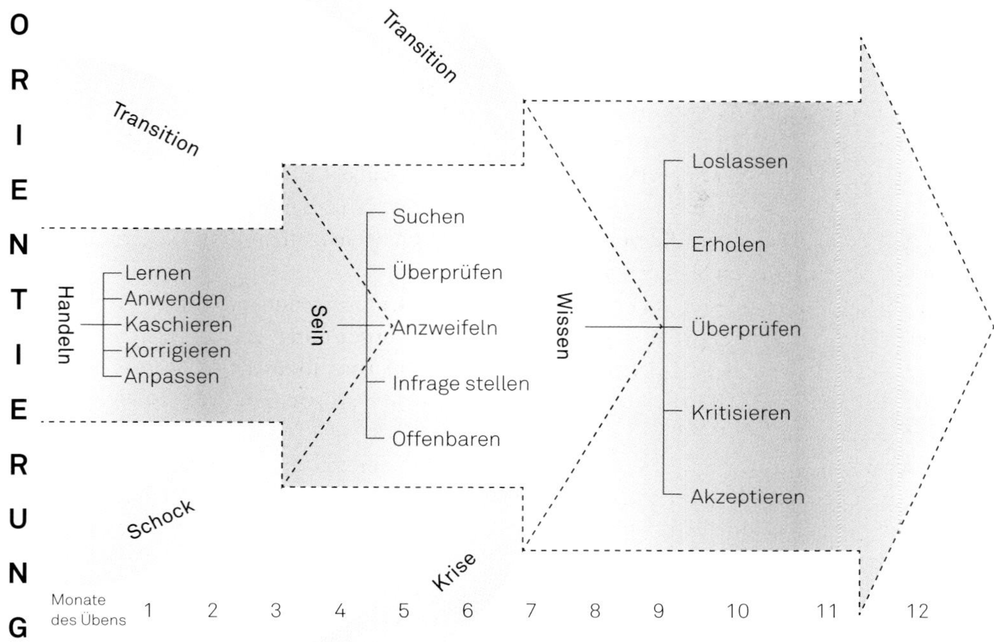

Abbildung 3-1: Modell der Stadien der Transition

dards aus gutem Grund vermittelt), weder bereit sind, die ganze Last der Verantwortung zu tragen, die von Ihnen erwartet wird, noch gewappnet sind, das mit den neuen Rollen einhergehende, viel umfangreichere Arbeitspensum zu bewältigen.

> Ich hatte viele bzw. ganz unterschiedliche Emotionen. Zuerst war ich nervös und aufgeregt und jetzt denke ich: „Wow, das ist also die Realität und jetzt bin ich überfordert, gestresst und immer noch aufgeregt, frage mich aber auch, ob das der richtige Beruf für mich ist." Das habe ich mich tatsächlich gefragt. Dieser Gedanke geht mir immer wieder durch den Kopf. Ich bin mir nicht sicher, und man hat mir gesagt, dieses Gefühl ist völlig normal. Ich denke, dass alles für mich viel zu schnell geht. Ich hatte nicht viel Zeit, alles sacken zu lassen, bevor ich angefangen habe.

> Komisch. Ich habe nicht das Gefühl, meine Ausbildung abgeschlossen zu haben. Eines Morgens, als ich zur Arbeit ging, dachte ich: „Ich werde dafür bezahlt, dass ich diesen Job mache", weil mir so war, als wäre ich noch in der Ausbildung. In meiner Orientierungswoche sagte man mir, dass die Mitarbeiter*innen diese neue Pflegefachperson rausgeekelt haben, die nicht besonders gut gearbeitet hat. Sie haben mir erzählt, sie hätten die Situation für sie so unerträglich gemacht, dass sie gegangen ist und ich hatte das Gefühl, sie waren stolz darauf, dass sie sie losgeworden sind. Vielleicht ist es eine Art Qualitätskontrolle, aber ich habe richtig Angst davor, dass ich nicht akzeptiert werde, dass sie, sobald ich etwas falsch mache, nicht zu mir stehen, sondern mich hinauswerfen.

Dies liegt nicht daran, dass Sie keine fähige, kompetente und hoch intelligente frisch examinierte Pflegefachperson sind, sondern daran, dass es Zeit und Erfahrung braucht, um zu lernen, wie man dynamische, komplexe Situationen bewältigt, die so unterschiedlich sind wie die Menschen in diesen Situationen; deshalb heißt es ja auch Werdegang!

> Ich denke, ich stehe auch deshalb unter Druck, weil ich die Silbermedaille bekommen habe und dann frage ich mich: „Also, wenn ich trotz bester Noten meines Jahrgangs in der ganzen Provinz Schwierigkeiten bekomme, wurde ich dann richtig benotet? Habe ich wirklich das Zeug, als Pflegefachperson so gut zu sein, wie meine Professoren dachten?“

Meine frisch examinierten Pflegefachpersonen beginnen ihre professionelle Transition mit Erwartungen und Hoffnungen, die eher idealistisch als realistisch sind. Doch im Ernst, wenn zukünftige Absolvent*innen aller Disziplinen alles wüssten, was in der „realen Welt“ los ist, dann würden sie innehalten, sich umdrehen und so schnell sie könnten in die andere Richtung laufen. Der Trick besteht darin, eine angemessene und realistische Lösung zu finden.

Die Verantwortlichen in allen Berufen, Disziplinen und Arbeitsplätzen geben sich nicht genug Mühe, ihren Mitarbeiter*innen genau die Bedingungen anzubieten, die es ihnen ermöglichen, ihr Potenzial maximal auszuschöpfen. Das ist die Realität. Frisch examinierte Pflegefachpersonen geben häufig ihrer Ausbildung die Schuld für die Unterschiede zwischen den Erwartungen hinsichtlich ihrer Rollen und der Leistung, die von ihnen in der Praxis erwartet wird. Nach der Ursache befragt, ist in all den Jahren keiner/keine der Teilnehmer*innen an meinen Untersuchungen auch nur ansatzweise auf die Idee gekommen, dass man an ihrem Arbeitsplatz versäumt hat, sie adäquat (also schrittweise und gezielt) mit den Rollen und Pflichten einer praktizierenden Pflegefachperson vertraut zu machen. Als Praxisanleiterin in der Pflege kann ich nachvollziehen, dass es schwierig ist, die Kluft zwischen dem, was wir als fortschrittliche Pflegepraxis anbieten wollen und den aktuellen Gegebenheiten in der Praxis zu schließen. Ich will damit Folgendes sagen: Die Ausbildungsprogramme in der Pflege sind verantwortlich dafür, die Studierenden auf die Realität am Arbeitsplatz vorzubereiten, und der Gesundheitsbereich ist verpflichtet, frisch examinierte Pflegefachpersonen in all die Rollen am Arbeitsplatz einzuführen, mit denen sie während ihrer Ausbildung nicht konfrontiert werden können.

> Ich habe ein großes Problem mit meinem letzten Praktikum. Man macht jahrelang die Ausbildung und investiert eine Menge Arbeit und Zeit. Dann ist man fertig mit der Ausbildung und beginnt zu arbeiten. Ich finde, wir sollten weder Angst noch den Eindruck haben, dass wir noch nicht fertig oder gut vorbereitet sind. Während der Ausbildung sind wir nicht ausreichend auf die Praxis vorbereitet worden. Das Wissen ist irgendwo in unserem Kopf, aber man hat uns nicht beigebracht, was wir mit unseren Händen tun oder wie wir Zugang zu dem Wissen finden können, aber das Wissen ist in unserem Kopf. Uns wurde immer wieder gesagt, wir sollen unser Wissen anwenden, aber man hätte uns öfter dabei helfen müssen. Es ist schwierig, die Informationen von all den Kursen zu einem Gesamtbild zusammenzufügen. Wir hätten mehr klinische Erfahrung gebraucht.

Der Versuch, anderen die Schuld zu geben für Dinge, für die wir alle verantwortlich sind, ist eine Verschwendung von kostbarer Zeit und Energie. Praxisanleiter*innen und Arbeitgeber*innen sollten stattdessen lieber eng zusammenarbeiten, um die Probleme, die verhindern, dass frisch examinierte Pflegefachpersonen erfolgreich in die professionelle Praxis integriert werden, zu identifizieren und dann zu lösen.

Frisch examinierte Pflegefachpersonen sind überrascht über den Umfang des Arbeitspensums und den Grad der Verantwortung, die ihnen übertragen werden, sobald sie in der Praxis arbeiten (besonders diejenigen im Bereich der Akutversorgung). Das Gleiche gilt auch für viele Menschen außerhalb der Pflege, die am Beginn ihrer Karriere stehen. Pflegefachpersonen, die deutliche Unterschiede zwischen ihrer Praxisumgebung und den Vorstellungen erleben, die sie sich während ihrer Ausbildung gemacht haben, sind oft enttäuscht von ihrer Arbeit und manche fühlen sich gar betrogen.

> Ich hatte Angst. Große Angst. Ungefähr nach einer Woche hatten wir eine begleitete Schicht und danach eine Woche frei, während der sie anfingen, uns anzurufen. Sie brauchten Personal und riefen uns an und wir sollten allein arbeiten. Ich weigerte mich, weil ich zu viel Angst hatte, jetzt schon damit anzufangen, obwohl ich nur noch zwei begleitete Schichten hatte. Die wollte ich erst noch hinter mich bringen, weil ich so große Angst hatte, allein zu arbeiten. Später sagte ich: „Ok, ich kann jetzt anfangen“, aber man ist völlig auf sich gestellt. Es sind keine Praxisanleiter da, um die Medikamente noch einmal zusammen mit mir genau zu überprüfen oder um Fragen zu stellen.

Besonders wenn die frisch examinierten Pflegefachpersonen sich nicht mit den Diskrepanzen abfinden können, weitere Defizite sehen oder erfahren oder an ihrem neuen Arbeitsplatz persönlich oder beruflich abqualifiziert werden, können solche Gefühle im Laufe der Zeit eskalieren.

> Es ist schon so weit gekommen, dass ich nicht einmal mehr weiß, ob mir die Pflege noch gefällt. Als ich auf diesem Volksfest war, hatte ich ein Ticket und sollte das Glücksrad drehen und ich legte mein Ticket hin und machte mit. Ich musste das Glücksrad drehen und man konnte verschiedene Preise gewinnen, z. B. T-Shirts und Buttons und Becher. Als das Glücksrad anhielt, hatte ich einen Button gewonnen. Ich schaute ihn mir an und sah, was darauf stand: „Ich mag die Pflege“ und ich sagte: „Den will ich nicht“. Ich mag die Pflege gar nicht mehr.

Das erste Stadium der Konfrontation mit der professionellen Praxis ist extrem anstrengend und geprägt von einem Wechselbad der Gefühle, denn Sie müssen sich durch die Prozesse *Lernen*, *Anwenden*, *Kaschieren/Verbergen*, *Korrigieren* und *Anpassen* arbeiten.

> An manchen Tagen läuft alles perfekt – ich hatte so einen Tag und weiß noch, dass ich auf der Fahrt nach Hause dachte: „Das war eine richtig gute Nacht“, und: „Ich bin so froh, Krankenschwester zu sein. Ich mag das und ich arbeite gerne“. Und am nächsten Tag hatte ich eine negative Erfahrung und habe auf der Fahrt nach Hause geweint. Man fällt von einem Extrem ins andere.

Der Weg durch die Stadien der Transition ist unterschiedlich und abhängig davon, wie viel die Studierenden über die professionelle Rollentransition wissen, wie lange ihre Orientierung dauert und welche Qualität sie hat, von den Transitions- und Integrationsprogrammen an ihrem Arbeitsplatz und davon, wie gut ihre erfahrenen Kolleg*innen, mit denen Sie zusammenarbeiten, sie unterstützen (oder auch nicht). Bei der hier beschriebenen Transitionstheorie beginnt Stadium 1 nach nach Ihrer Orientierung oder Einführung in den Arbeitsplatz[15]; das Stadium beginnt mit der ersten Schicht, in der Sie „alleine arbeiten“ und zum ersten Mal seit Abschluss Ihrer Ausbildung das ganze klinische Arbeitspensum allein bewältigen müssen. Falls Sie das Glück haben und die Phase der Unterstützung noch weiter andauert,

15 Der Transitionsschock wird als „gesonderte“ Erfahrung behandelt, ist aber Teil des 1. Transitionsstadiums. Die gesamte Transitionserfahrung basiert auf dem Modell des Transitionsschocks in Kapitel 2. Die vier sich überlappenden, im Modell des Transitionsschocks dargestellten Elemente (Rollen, Pflichten, Beziehungen und Kenntnisse) sind Bezugspunke und dienen dazu, die Ursachen der Schwierigkeiten und Entwicklungsmöglichkeiten frisch examinierter Pflegefachpersonen während des ersten Jahres in der professionellen Praxis aufzuzeigen.

werden die Intensität und Dauer dieses Stadiums „sanfter“ sein; allerdings haben meine Untersuchungen ergeben, dass frisch examinierte Pflegefachpersonen mit jedem dieser Prozesse (lernen, anwenden, kaschieren, korrigieren und anpassen) während der ersten Monate in der Praxis bis zu einem gewissen Grad auf jeden Fall konfrontiert werden.

3.1 Lernen

Zu lernen, dass alles nicht so ist, wie Sie es von einem professionellen Praxis-Setting erwartet haben, kann ziemlich beunruhigend sein. Es ist unrealistisch zu erwarten, dass Ihr Ausbildungsprogramm Sie mit sämtlichen klinischen Situationen konfrontiert, die vorkommen können, Sie alle Fertigkeiten anwenden lässt, die von Ihnen als Pflegefachperson erwartet werden oder Sie mit verschiedenen Dynamiken konfrontiert, die Sie erleben können, wenn Sie mit einem Expertenteam unter den heute herrschenden belastenden Bedingungen im Gesundheitswesen arbeiten. Für das Leben der frisch examinierten Pflegefachperson bedeutet dies oft eine zweifache Herausforderung: lernen und anwenden.

> Das sind nicht meine Arme. Obwohl es meine Arbeit ist und ich sie erledige, habe ich immer noch das Gefühl, dass ich sehr viel Hilfe von anderen brauche, dass meine Maßnahmen nicht meine eigenen sind. Ich erledige sie, aber andere Personen geben sie vor. Ich brauche immer noch sehr viel Hilfe und ich stelle so viele Fragen, damit ich eine Entscheidung treffen und sie mit jemandem besprechen kann, aber sie treffen die Entscheidung mit mir. Deshalb sind es nicht allein meine Arme, weil es noch nicht ganz meine Entscheidungen sind.

In diesem Transitionsstadium werden Sie vermutlich merken, „was Sie alles nicht wissen“ und dies wiederum könnte Sie leicht auf die Idee bringen, dass sie überhaupt nichts wissen! Es kann beschämend und sogar entmutigend sein zu erfahren, wie viel es nach der Ausbildung noch zu lernen gilt! Ich rate Ihnen, auf die Fähigkeiten zu setzen, die Sie mitbringen – sie erden und stärken Sie und ersparen Ihnen sehr viel Zeit.

Eine Anmerkung zu dem Arbeitsplatz, an dem Sie in den ersten Monaten Ihrer Transition arbeiten. Wie ich bereits an früherer Stelle erwähnt habe, kann die Bedeutung der Merkmale Beständigkeit, Vorhersagbarkeit, Vertrautheit und Stabilität für Berufsanfänger*innen gar nicht genug betont werden. Wenden Sie diese Merkmale auf den gesamten Kontext an: 1) die Patientenpopulation, 2) die Mitarbeiter*innen und 3) Ihr Privatleben. Wenn Sie der Auffassung sind, dass der von Ihnen ausgewählte Arbeitsplatz diese bieten kann, dann packen Sie Ihre Sachen und nichts wie hin.

Aber: Auch wenn Sie ermutigt, gelockt oder auf andere Art und Weise „umworben“ werden, eine Arbeit zu akzeptieren, die nach Ihrer Auffassung diese für den Erfolg relevanten Merkmale nicht bietet, sollten Sie über das Angebot lieber noch einmal nachdenken.

> Wir versuchen, uns an alles, was wir während der Ausbildung gelernt haben, zu erinnern und über all das nachzudenken und man stellt sich immer wieder die Frage: „Soll ich dies tun, soll ich dies nicht tun, soll ich noch einmal zur Uni gehen.“ Ich finde, dass ich sehr streng mit mir war. Ich habe meine Arbeit sehr kritisch bewertet und wollte schon einige Male aufhören. Es spielt eine Rolle, wo man anfängt und welche Erfahrungen man während dieser Zeit macht. Es verändert die Einstellung gegenüber der Pflege.

Sie haben ein Leben lang Zeit, in verschiedenen Bereichen der Pflege eine Anstellung zu finden, warum also sich beeilen? Nutzen Sie die ersten 12 Monaten lieber, um herauszufinden, was für eine Pflegefachperson Sie sind, um grundlegende Kompetenzen zu entwickeln, die „Kultur" am Arbeitsplatz kennenzulernen und herauszufinden, was die Konfrontation mit professionellen Dynamiken bedeutet.

Ich bin in der zweiten von drei Nächten hier [in der Abteilung]. Das reinste Vergnügen! Ich liebe es, hier zu arbeiten. Sicher, die Arbeit ist hart, hart in intellektueller Hinsicht, ich muss meine Kenntnisse und Fähigkeiten nutzen, aber dafür kann ich am Ende des Tages auch stolz auf mich sein, weil ich gewusst habe, was ich tun oder wie ich reagieren muss. Ich spüre, wie mein Selbstvertrauen wächst. Ich glaube, das liegt daran, dass ich drei Tage hintereinander in der gleichen Abteilung arbeite, im Gegensatz zu meinem chaotischen Dienstplan, der vorsieht, dass ich zwischen zwei Abteilungen pendeln muss und nie die Zeit habe, wirklich zu verstehen, was los ist. Ich habe mich in einem [Krankenhaus] um eine temporäre Stelle beworben, weil ich etwas mehr *Beständigkeit* haben wollte (Hervorhebung durch die Teilnehmerin). Ich finde, dass ein Arbeitsplatz, an dem man mal hier und mal da arbeiten muss, adäquates Lernen nicht gerade fördert. Am Anfang fand ich die Idee gut, doch jetzt bekomme ich die Nachteile zu spüren.

3.2 Anwenden und kaschieren/verbergen

Hier folgt einer der Gründe, weshalb Sie in diesem Stadium mit so vielen herausfordernden Aktivitäten konfrontiert werden: Obwohl Sie sich während Ihrer Ausbildung grundlegende Kenntnisse und Fähigkeiten angeeignet haben, sind die Situationen, in denen Sie diese Fähigkeiten durchführen und diese Kenntnisse anwenden sollen, genauso zahlreich wie die Menschen, die Sie betreuen. Lernen, was von Ihnen erwartet wird, sicher in der Ausübung Ihrer Rollen zu werden, Verantwortung für die professionellen Entscheidungen und Beurteilungen übernehmen, die jetzt von Ihnen verlang werden und all dies „rechtzeitig und ohne jemandem zu schaden" zu erledigen, ist in diesem Stadium Ihr vorrangiges Ziel. Da Sie nicht wissen, wem Sie vertrauen können (dies hängt ab von Ihren bisherigen Erfahrungen mit dem Transitions-Setting) und unbedingt von Ihren Kolleg*innen akzeptiert werden wollen, geben Sie sich große Mühe, Ihre Ängste[16] zu kaschieren, damit sie nichts merken.

Hochschulabsolvent*innen, die schon vor Beginn ihrer Pflegeausbildung als Gesundheitsfachpersonen gearbeitet haben (Licensed practical Nurse, LPN, Registered Practical Nurse, RPN, oder Enrolled Nurses, die die Rollen von Registered Nurse, RN, übernehmen oder Personen mit einer Ausbildung in anderen Bereichen als der Pflege werden auch bezeichnet als *accelerated degree*, *2nd degree* oder Post-RN-Absolvent*innen[17]) oder LPN/RPN mit viel Erfahrung in der pflegerischen Praxis, die jetzt die Rollen von examinierten Pflegefachpersonen ausüben, haben ein weniger großes Bedürfnis, etwas zu kaschieren, doch es ist in jeder „neuen" Situation normal, das Gefühl der Unzulänglichkeit zu verbergen. Diese Vorsicht, so verständlich sie auch ist, kann Sie von den Menschen in Ihrer Umgebung isolieren, da Sie auf andere „den Eindruck machen", als würden Sie mit den Veränderungen gut zurechtkom-

16 Das Kaschieren von Ängsten, um einen Mangel an Wissen oder Erfahrung vor anderen zu verbergen, ist in Situationen, die neu sind, völlig normal, doch genauso wichtig ist die Erkenntnis, dass frisch examinierte Pflegefachpersonen, die bereits Erfahrungen in der Pflege oder im Gesundheitsbereich gesammelt haben oder über entsprechende Lebenserfahrung verfügen, versuchen, Ihr Wissen vor ihren Kolleg*innen zu kaschieren. Sie befürchten, dass genau die Kolleg*innen, von denen sie akzeptiert werden wollen, sie für selbstgefällig halten, dass sie mit unrealistischen Erwartungen am Arbeitsplatz konfrontiert oder aufgefordert werden, Aufgaben oder Pflichten durchzuführen, die sie noch nicht so gut beherrschen.

17 Im deutschsprachigen Raum gibt es andere Qualifikationsstufen wie bspw. einjährig qualifizierte Pflegehelfer*innen, Pflegeassistent*innen und Fachangestellte Gesundheit. (Anm. der dt. Hrsg.)

men, auch wenn alles in Ihnen schreit: „Hilfe! Ich habe furchtbare Angst und fühle mich, als wüsste ich nicht, was ich mache. Dieser Widerspruch zwischen Ihrem Gefühl und Ihrer Wirkung auf andere kann Ihre Einsamkeit, die Sie als Berufsanfänger*in an einem arbeitsintensiven Arbeitsplatz, der kein Pardon kennt, noch verstärken.

Vor der Arbeit habe ich Probleme mit dem Einschlafen, weil mir so viele Gedanken durch den Kopf gehen und ich Angst und ein komisches Gefühl in der Magengrube habe, bevor ich ins Bett gehe. Ich bin am Ende des Tages total erschöpft. Weniger körperlich, sondern der Geist kommt nicht zur Ruhe. Es fällt schwer, ihn zu beruhigen, wenn man im Bett liegt und sich hin- und herwälzt und plötzlich sieht, dass es schon 1:00 Uhr morgens ist und man denkt: „Oh Gott. Ich muss um sechs Uhr schon wieder raus und habe noch gar nicht geschlafen“, und dann bemüht man sich einzuschlafen und schläft erst recht nicht. Ich träume immer noch oft von der Arbeit, aber ich werde davon nicht mehr alle zwei Stunden wach und gerate in Panik wie im ersten Monat. Ich träume, ich hätte etwas unterlassen oder falsch gemacht und dann weiß ich nicht, was ich machen soll. Ich träume von intravenösen Zugängen, von Tabletten, die ich austeile, von piepsenden Maschinen, von allen möglichen Dingen.

Da der Großteil dessen, was Sie erleben, neu für Sie ist, geht es mit der Lernkurve, die dieses Stadium dominiert, oft steil nach unten. Die solide professionelle Identität, die Sie am Ende Ihrer Ausbildung vielleicht entwickelt haben, zerbricht unter dem Druck Ihrer aktuellen Leistungsangst und Selbstzweifel. Es ist schwierig, die Ursache Ihrer Angst ausfindig zu machen, weil für frisch examinierte Pflegefachpersonen „jede Kleinigkeit“ Stress bedeutet. Die Fähigkeiten und Kenntnisse, die Sie zu Beginn Ihrer Arbeit in der Praxis hatten, werden durch die ungewohnten und manchmal unerwarteten klinischen Situationen von Patient*innen auf den Prüfstand gestellt und erschüttern das Vertrauen in Ihre Praxis. Sie werden immer wieder aufgefordert, bestimmte Behandlungen, mit denen Sie wenig oder noch nie zu tun hatten, durchzuführen oder dabei zu helfen, was große Angst auslösen kann. Situationen wie diese stellen ein beträchtliches Risiko für frisch Examinierte dar, denn sie befürchten, diese Situationen könnten andere darauf aufmerksam machen, wie „inkompetent“ sie sind und ihr Ansehen bei ihren Kolleg*innen schmälern. Frisch examinierte Pflegefachpersonen haben am meisten Angst davor, als inkompetent zu gelten und den Patient*innen zu schaden.

Eine frisch examinierte Pflegefachperson – es ist, als wäre man in den Augen der Mitarbeiter*innen eine völlig andere Person. Das ist schwer zu erklären. Man spürt so etwas wie Mitleid und sie denken wohl: „Oh, die ist neu, sie kann nichts“, und man hat fast das Gefühl, sie schauen einen an, als hätten sie wenig Vertrauen in die pflegerische Arbeit, die man leistet. Es macht mir nichts aus, so angeschaut zu werden, denn ich weiß ja auch nicht alles und ich habe den Eindruck, als würden sie mir gewisse Zugeständnisse machen und für mich ist das momentan ganz in Ordnung. Der Arzt zeigt mehr Verständnis, genau wie die älteren Pflegefachpersonen mit mehr Erfahrung, zu denen ich gehen werde, wenn ich Fragen habe.

Ich habe meine Praxisanleiterin nach dem Mischungsverhältnis von KCL und NS gefragt, weil ich noch nie KCL mit NS gemischt habe. Sie sagte: „Was? Das glaube ich nicht, es macht mir Angst, wenn ich bedenke, was Sie alles noch nicht wissen und worin Sie keine Erfahrung haben.“ Ich habe mich geschämt, weil ich das noch nie gemacht habe und dachte, dass es dumm von mir war, meinen Mund aufzumachen und zu fragen. Aber durch Fragen lerne ich und es bewahrt mich vor Fehlern. Sie machte sich Sorgen wegen meiner mangelnden Erfahrung und ich machte mir Sorgen, diese peinliche Situation könnte mich in Zukunft davon abhalten zu fragen.

Wer immer Ihnen sagt, es sei inakzeptabel, Fragen zu stellen, verhält sich riskant. Das soll nicht heißen, dass wir zwei Jahre lang die gleichen Fragen stellen können (das ist eine ganz andere Sache), sondern unsere Bitte um Information oder Aufklärung zeigt vielmehr, dass Gesundheitsfachpersonen Achtsamkeit wichtig ist. Dies signalisiert anderen, dass wir unsere Grenzen kennen und uns klar ist, dass wir gar nicht alles wissen können, egal wie lange wir schon als Pflegefachpersonen arbeiten.

Als ich noch als Pflegefachperson Patient*-innen in kritischem Zustand versorgt habe, gab es eine Nacht, da hatten wir mehr Personal, als wir brauchten und ich wurde auf die Entbindungsstation geschickt, um dort auszuhelfen. Ich hatte noch nie ein eigenes Baby, weshalb ich mich mit diesem Bereich der Praxis nicht besonders gut auskenne. Ich kümmerte mich um eine junge Mutter, die an postpartaler Harnverhaltung litt. Bei dieser Komplikation gab es die Anordnung, einen Einmalkatheter zu verwenden. Ich katheterisierte diese Patientin also. Wäre die Menge an Urin bloß nicht so groß gewesen – sie schied innerhalb von ca. zehn Minuten etwa zwei Liter aus, was aus meiner Sicht gut war. Und dann passierte es – Blase und Uterus verkrampften sich, weil der Harn zu schnell ausgeschieden wurde und die Frau schrie, als würde ich sie töten! An alle da draußen, die denken, dass frisch examinierte Pflegefachpersonen die einzigen sind, die sich am liebsten verkriechen würden, wenn ihnen bei der Arbeit ein Fehler unterlaufen ist: sie irren sich! Aber ich hatte keine Chance, mich angesichts dieser Situation zu verkriechen! Ich habe eine wichtige Lektion gelernt und weil im Laufe meines Berufslebens noch viele andere beschämende Praxissituationen hinzugekommen sind, habe ich gelernt, viele Fragen zu stellen. Dinge passieren nun einmal und wir sollten so viel wie möglich daraus lernen und weitermachen.

Frisch examinierte Pflegefachpersonen, die in den ersten Wochen in der Praxis ohne Beratung oder Unterstützung durch Expert*innen das gleiche Arbeitspensum zugewiesen bekommen wie ihre erfahrenen Kolleg*innen, fühlen sich vermutlich, als wären sie auf dem Mars gelandet! Frisch examinierte Pflegefachpersonen, die heutzutage in der Akutversorgung arbeiten, wo die allermeisten Berufsanfänger*innen ihre Transition absolvieren, empfinden diese Zeit als „Hindernisrennen“.

Frisch examinierte Pflegefachpersonen fühlen sich überfordert wegen der Verantwortung für die neuen Rollen, Pflichten, Beziehungen und der Erwartung, ihre erworbenen Kenntnisse anzuwenden, was im Rahmen ihrer Ausbildung jedoch nicht von ihnen verlangt wurde.

Ich lasse mich so leicht ablenken und ich habe keine Ahnung, wie ich meine Besuche abkürzen kann, um mit dem weiterzumachen, womit ich beschäftigt war. Ich lasse mich sehr von den Patienten vereinnahmen, daran muss ich unbedingt arbeiten. Ich beobachte, dass die älteren Pflegefachpersonen einfach reingehen und innerhalb von ein paar Minuten alle Informationen haben, für die ich 15 bis 20 Minuten brauchen würde.

Seit ich dort arbeite, gab es noch nie einen Notfallalarm. Doch einmal hat das hauswirtschaftliche Personal die Schnur aus der Wand gerissen und der Alarm ging los und plötzlich rannten alle. Ich fragte: „Was ist los?“ und jemand sagte mir: „Das ist der Notfallknopf!“, und ich sagte: „Oh, das wusste ich nicht.“ Ich war so beschäftigt, dass ich gar nicht merkte, was los war und ich hoffe, dass sich das ändert. Bei den ersten Malen dachte ich: „Oh mein Gott, was ist, wenn ich das nicht höre?“ Was ist, wenn etwas am Ende des Flurs passiert und ich es nicht höre. Im Moment kriege ich solche Dinge einfach noch nicht mit.

3.3 Korrigieren

Wie schwierig es ist, den Erwartungen der professionellen Praxis zu entsprechen, zeigt sich besonders dann, wenn von Berufsanfänger*innen verlangt wird, Patient*innen zu betreuen, die klinisch instabil sind oder sich um verschiedene Dinge zu kümmern (z.B. Anrufe beantworten, mit Ärzten sprechen, Anweisungen befolgen oder sich mit diversen Belangen von Patient*innen und Familien beschäftigen und parallel schwierige Aufgaben durchführen, wie z.B. eine intravenöse Infusion oder Medikamente verabreichen oder einen Verband wechseln).

Ich komme um 7:00 Uhr an, kümmere mich um alle, überprüfe die Vitalfunktionen, verteile sämtliche Medikamente und setzte mich dann eine Minute hin und denke: „OK, du hast jetzt eine Minute, um durchzuatmen". Wenn ich dann auf die Idee komme, meine Dokumentation zu machen, höre ich plötzlich Bäng, Rufglocken schrillen und Ärzte schreiben Anordnungen und blah, blah, blah und dann sehe ich plötzlich, es ist 10:00 Uhr und ich muss mich um die nächsten Medikamente kümmern. Plötzlich fällt mir ein: „Oh, ich habe ja noch gar nichts dokumentiert", und: „Oh, ich habe ja noch gar nicht die Lunge von XYZ abgehört und ... und ... und ..." Wir hatten eine Neuaufnahme, die mit dem Kindertransportteam kam. Es war ein Kind, das mit Meningitis eingeliefert wurde. Ich war allein und verantwortlich für die Abteilung und dann kam diese Einlieferung. Der Junge war wirklich krank. Er bekam Sauerstoff und so weiter, nichts Alarmierendes – er war nicht stabil und kam später auf die Kinderintensivstation. Ich war allein in der Abteilung und musste mich um diese Aufnahme kümmern. Ich wusste gar nicht, wo ich anfangen sollte. Ich wusste nicht, was ich tun sollte und gar nichts. Ich dachte, dass es nicht richtig von ihnen war, die andere Pflegefachperson vier Stunden eher nach Hause zu schicken und mich allein zu lassen. Ich hatte ja erst meine Ausbildung abgeschlossen und war noch nicht lange da. Ich hatte das Gefühl, nicht besonders hilfreich zu sein, weil ich überhaupt nicht wusste, was ich tun sollte oder wo ich anfangen sollte. Das war für mich eine absolute Stresssituation. Am Ende der Schicht hatte ich meine Arbeit noch gar nicht vollständig erledigt, wir hatten noch nichts überprüft und ich war völlig am Ende.

Es ist nicht ungewöhnlich, dass frisch examinierte Pflegefachpersonen versuchen, sich auf sämtliche „Details" der Aufgabe zu konzentrieren, die sie als Nächstes zu erledigen haben. Deshalb nehmen sie oft nicht wahr, was in ihrer Umgebung geschieht. Infolgedessen befürchten sie, etwas „nicht mitzubekommen" oder eine von ihnen betreute Person versehentlich oder unabsichtlich zu schädigen, weil sie sich für unwissend und unerfahren halten. Das ist völlig normal!

In der betreffenden Nacht haben die Triage-Pflegefachperson und die Stationsleitung den Patienten gesehen und beide sind sehr erfahren. Wir haben ihn gesehen, die Sanitäter haben ihn gesehen und einer sagte noch zu mir: „Er sieht nicht gut aus", und ich sagte: „Ich weiß, er sieht ganz käsig aus", denn man konnte gut seine Farbe sehen, sie war furchtbar, aber er hatte anscheinend keine starken Schmerzen. Ich weiß nicht, was wir sonst noch hätten tun können. Ich habe noch nicht einmal um Hilfe gebeten und fühle mich deshalb schlecht. Im Nachhinein muss ich sagen, es gab gewisse Anzeichen. Ich weiß nicht, was es war, aber ich hatte das Gefühl, dass etwas nicht stimmt, aber ich habe keine Zweifel geäußert, weil ich solch eine Situation noch nie erlebt habe und es nicht besser wusste.

Frisch examinierte Pflegefachpersonen haben, wie die meisten professionellen Pflegefachpersonen, die ihre Arbeit in der Praxis aufnehmen, eine pragmatische Haltung entwickelt: „Kopf gesenkt halten und die Arbeit erledigen."

Berufsanfänger*innen neigen dazu, sich von dem in der Ausbildung erlernten Wissen zu distanzieren, das eher auf „Theorien“ als auf Erfahrung basiert.

> Apropos Erfahrung. Viele erfahrene Ärzte und erfahrene Pflegefachpersonen entwickeln ein Bauchgefühl für Patienten bzw. es ist so, als ob sie sie von früher kennen oder sie schon einmal gesehen haben. Angenommen man hat keine Ahnung, was Krupp ist. Die Personen kommen her und husten bloß ein bisschen, bloß ein bisschen, eigentlich gar nicht schlimm und dann sagen einige Pflegefachpersonen: „Oh ja, dass ist Krupp, ganz sicher.“ Das erste Mal dachte ich: „Woher wissen die das denn?“ Das ist in etwa so, als würde man jemanden, der noch nie eine Katze gesehen hat, auffordern, auf eine Katze zu zeigen. Aus diesem Grund vertraut man Menschen mit Erfahrung und Bauchgefühl. Ich habe mir schon mehr als ein Mal gewünscht, dieses Gefühl bei bestimmten Patienten zu haben.

Ich weiß noch, was eine Berufsanfängerin sagte, als sie zum ersten Mal ihr Wissen angewendet hat: „Ich fühlte mich, als wäre ich ganz allein in einer kleinen Blase und um mich herum passieren Dinge und ich kann sie weder hören noch sehen.“ Kein Wunder, dass Ihr Vermögen, Probleme zu lösen und klinische Situationen einzuschätzen, begrenzt ist, denn Sie haben ja noch keine realen Erfahrungen mit vielen der Szenarien gemacht, mit denen Sie aktuell konfrontiert werden. Der Umgang mit einfachen, stabilen und vorhersagbaren klinischen Situationen ist relativ einfach, dies gilt jedoch nicht für komplexe klinische Szenarien. Ihre Energie und Ihr „Geist“ sind in erster Linie damit beschäftigt, die schier überwältigende Menge neuer Informationen zu verarbeiten, die gleichzeitig auf Sie einprasseln.

> Manche Dinge passieren so schnell, dass ich sie kaum verarbeiten kann. Es geht so schnell, dass ich manches nicht verarbeiten kann und es dauert fünf oder sechs Mal, bis ich alles begriffen habe. Alles geht so schnell.

Die Lösung dieses Problem besteht darin, sich über die klinische Umgebung, in der Ihre Transition stattfindet und die Arbeit zu informieren, die Ihnen in den ersten vier entscheidenden Monaten in der Praxis zugeteilt wird. Frisch examinierte Pflegefachpersonen, die in einen Praxiskontext mit moderatem bis hohem Akutheitsgrad wechseln (arbeitsintensive internistische und chirurgische Bereiche, Spezialbereiche, Beobachtung, Notaufnahme oder Abteilungen für Menschen in kritischem Zustand) müssen auf zwei Dinge achten: die Arbeitsbelastung (pflegerische Bedürfnisse und Anzahl der Patient*innen) und darauf, dass die Intensität und Komplexität des Arbeitspensums „schrittweise“ erhöht wird.

Beginnen Sie mit wenigen Patient*innen und solchen, die verlegt werden sollen (chronisch Kranke), die schon seit einiger Zeit in der Abteilung betreut werden und deren Probleme bekannt sind, die in eine Langzeit- oder Rekonvaleszenz-Abteilung verlegt werden sollen oder deren klinische Situation relativ stabil ist. Der Prozess der „Überweisung“ von Patient*innen in diese Abteilungen sollte zunächst zusammen mit einem/einer erfahrenen Pflegepraktiker*in durchgeführt werden und später, wenn Sie sich einigermaßen sicher fühlen, ohne fremde Hilfe. Sie sollten immer die Möglichkeit haben, sich an eine erfahrene Pflegefachperson zu wenden, die sowohl die Abteilung als auch die klinische Seite der Patient*innen-Demografie in diesem Praxisbereich gut kennt.

> An diesem Tag kam ich nach Hause und dachte: „So das war's. Ich kündige. Ich hasse diesen Job.“ Der Tag in der Abteilung war hart. Alles passierte zur gleichen Zeit und so schnell. Ich kann mir nicht vorstellen. Beispielsweise,

wenn ich meine Medikamente vorbereite, bin ich immer sehr vorsichtig, und ich brauche länger dafür als die anderen Pflegefachpersonen. Entweder passe ich nicht auf oder ich bin nicht 100%-ig bei der Sache, und deshalb überprüfe ich sie immer wieder. Ich überprüfe sie immer zwei Mal oder sogar drei Mal.

Es wäre gut, wenn Sie Ihre professionelle Praxis in der ambulanten Pflege, im öffentlichen Gesundheitswesen oder in der Langzeit-Pflege beginnen würden. Doch leider sind diese Positionen meistens „sehr begehrt“ und nicht viele frisch examinierte Pflegefachpersonen bekommen eine Stelle in diesen Bereichen. Die Herausforderungen in puncto professionelle Rollentransition sind hier zwar die gleichen, aber diese Umgebungen sind in der Regel nicht ganz so strikt und Berufsanfänger*innen kommen mit den Rollen und Pflichten in diesen Bereichen besser klar.

Frisch examinierte Pflegefachpersonen sind darauf bedacht, ihre Arbeit (Rollen, Pflichten, Fertigkeiten) zu erledigen und die Dienstvorschriften der Institution innerhalb der vorgeschriebenen Zeit umzusetzen, ohne sich viel Gedanken über das „Warum“ ihrer Arbeit zu machen. Auch wenn Sie den Eindruck haben, die in den Dienstvorschriften vorgegebenen Grenzen würden Sie an der Durchführung einer qualitativ hochwertigen Pflege hindern (abendliches Baden zu bestimmten Zeiten, weil dann genug Personal vor Ort ist, und nicht, wann die Patient*innen es wollen; strikte Regelung der „Besuchszeiten“), wäre es für Sie wahrscheinlich genauso problematisch, die Konsequenzen der Nicht-Einhaltung von Arbeitsplatzroutinen zu tragen. Diese „Aufmerksamkeit“, die Sie aufgrund Ihrer „Sonderstellung“ unter Ihren Kolleg*innen auf sich ziehen, widerspricht dem Wunsch von Berufsanfänger*innen, dazuzugehören und artet häufig in Frustrationen aus.

Man ist zu sehr beschäftigt mit anderen Dingen. Dinge, die die Organisation betreffen. Man versucht, alles zu erledigen, aber ich habe das Gefühl, die Beziehung zu den Patienten zu verlieren. Wenn man noch in der Ausbildung ist und zwei Patienten hat, kann man sie richtig gut kennenlernen. Jetzt weiß ich, was die Pflegefachpersonen meinten, als sie sagten: „Ach ja, diese Studenten!“, denn als Student hat man es gut, man weiß sehr viel über seine Patienten. Und das ist auch so; man hat die Zeit, sich zu ihnen zu setzen und sich mit ihnen zu unterhalten – und tut es auch. Man hat vielleicht drei oder vier Patienten und kann deshalb viel Zeit mit ihnen verbringen. Ich glaube, dieser Teil ist jetzt vorbei und ich muss lernen, wie ich schnell wieder dahin zurückkommen kann.

3.4 Anpassen

Da Sie die von der Abteilung oder Institution vorgegebenen Ziele einhalten müssen, versuchen Sie, Ihre Praktiken an die der erfahreneren Pflegefachpersonen anzupassen, ohne deren Qualität zu hinterfragen. Manchmal geschieht dies ganz unbewusst (schließlich sind Sie ja mit der Transition beschäftigt) und dann übernehmen Sie auch Praktiken, die nicht dem Standard entsprechen, weil Sie denken, wenn Sie es nicht tun, könnten Ihre Kolleg*innen dies als indirekte Beanstandung oder Kritik auffassen. Auch wenn frisch examinierte Pflegefachpersonen meinen, sie müssten Ihre Arbeit an die in der Abteilung üblichen Praktiken anpassen, was verständlich ist, entdecken viele später, dass genau diese Unterschiede in puncto Praxisstandards die Hauptursache für die Mängel in der professionellen Ausübung ihrer Rolle als Pflegefachperson sind.

Ich habe mich ausschließlich auf folgende Dinge konzentriert: die Routinen kennenzulernen, bewusst darauf zu achten, was ich tue, meine Arbeit zu schaffen, herauszufinden, wie die einzelnen Pflegefachpersonen bestimmte Dinge erledigt haben wollen, wo ich hingehöre, was ich machen soll und wann ich es machen soll. Ich hatte den totalen Tunnelblick. Ich habe mich nur darauf konzentriert, die Arbeit zu schaffen und das möglichst rechtzeitig. Anschließend bin ich nach Hause gegangen und habe mich schuldig gefühlt, weil ich nicht besser war.

Ich habe noch nie jemanden gehabt, dessen Blutzucker so gefährlich niedrig war und deshalb habe ich eine der Pflegefachpersonen mit mehr Erfahrung gefragt: „Was ist denn der nächste Schritt – wen soll ich informieren und was soll ich vorbereiten und was werden sie höchstwahrscheinlich anordnen?“ Ich schätze, ich war langsam – langsamer als sie.

Blut habe ich schon ein paar Mal gegeben, aber jetzt ging es zum ersten Mal um eine Chemotherapie. Deshalb habe ich versucht, mir meine Orientierung während der Ausbildung ins Gedächtnis zu rufen: „Ok, was muss ich machen? Was muss ich überprüfen?“ Es hat fünf bis zehn Minuten gedauert, bis ich mich an alles erinnert habe, alles vorbereitet habe und im Kopf noch mal durchgegangen bin, wie ich vorgehen muss; dann bin ich hineingegangen und habe angefangen.

Dieses Anpassen an Kolleg*innen ist zum Teil auch gerechtfertigt, denn Pflegefachpersonen, die über viele Jahre immer wieder ihre Kenntnisse anwenden oder Entscheidungen treffen oder Einschätzungen vornehmen, verfügen über „intuitives“ Wissen; ein verinnerlichtes „Know-how“, das sie dem jahrelangen erfolgreichen Umgang mit verschiedenen klinischen Situationen verdanken. Diese Expert*innen „sehen“ nicht nur, was andere nicht sehen (wobei sie auf verinnerlichtes Wissen zurückgreifen, das auf einem unterbewusst ablaufenden Zusammenspiel sinnlicher Wahrnehmungen basiert), sondern sie „wissen“ intuitiv, WAS sie tun müssen, WANN und WIE sie es tun müssen und WARUM sie es tun. Frisch examinierte Pflegefachpersonen, denen die Anwendung dieses Wissens ständig vor Augen geführt wird, sind voller Bewunderung und fragen sich: „Wie konnte er das wissen?“ oder: „Werde ich jemals in der Lage sein, auch so zu arbeiten?“ Das werden Sie, aber um dieses Wissen zu erwerben, braucht es Zeit, praktische Erfahrung und Anwendungsmöglichkeiten. Erfahrungen wie diese kann man nicht kaufen.

Dies hat meine ersten Monate so schwer gemacht! Auch wenn man am Arbeitsplatz richtig gute Vorbilder hat, fühlt man sich immer noch wie ein Haufen Dreck. Aber man fühlt sich wie ein großer Haufen Dreck, wenn diese Pflegefachpersonen so tun, als wären sie nach Abschluss ihrer Ausbildung auf diesem Stand gewesen! Es tut gut zu wissen, dass diese Vorbilder sich auch einmal so gefühlt haben wie ich mich jetzt gerade fühle.

Ich möchte noch auf die Frustrationen und Enttäuschungen zu sprechen kommen, die einige frisch Examinierte beschreiben, wenn sie mit vermeintlich überholten Denkweisen oder Praktiken ihrer erfahrenen Kolleg*innen konfrontiert werden, wie z. B. die rigide Verteilung von „Aufgaben“, die definitiv nicht zur Arbeitsplatzbeschreibung einer professionellen Pflegefachperson gehört (z. B. Taschen mit schmutziger Wäsche leeren oder die Zimmer von Patient*innen putzen, die entlassen wurden). Es muss natürlich alles getan werden, um die Gesundheit und Versorgung der Patient*innen/Klient*innen sicherzustellen (z. B. ein Vaginalspekulum sterilisieren, wenn an einem Wochenende die zuständigen Mitarbeiter*innen nicht im Krankenhaus sind und um 2:00 Uhr ein Vergewaltigungsopfer eingeliefert wird oder einen Beobachtungsraum reinigen, nachdem Sie einen stabileren Patient verlegt haben, um für eine Verlegung von der Stroke Unit Platz zu schaffen), doch es ist wichtig, dafür zu sorgen, dass die Fähigkeiten, Kenntnisse und die praxisspezifischen Qualitäten eines jeden Teammitglieds in vollem Umfang genutzt werden.

Vielleicht empfinden Sie es als Zumutung, dass Sie als frisch examinierte Pflegefachperson Mitarbeiter*innen mit oder ohne Zulassung Aufgaben und Pflichten zuteilen oder an sie delegieren[18] sollen, von denen viele älter sind als Sie und mehr klinische Erfahrung haben oder schon länger in dem Beruf arbeiten.

> Was mich am meisten belastet? Das Gefühl, inkompetent zu sein, nicht darauf vorbereitet zu sein, alle Patienten zu versorgen und Aufgaben zu delegieren, wo ich noch nicht einmal weiß, was ich delegieren soll, weil ich gar nicht weiß, was getan werden muss. Wo ich arbeite, sind die Rollen ziemlich klar verteilt, doch manchmal fällt es mir schwer, anderen Personen Anweisungen zu geben. Manchmal habe ich Probleme damit. Besonders bei denen, die schon länger da sind als ich. Es ist kompliziert, weil von uns als Studenten erwartet wurde, dass wir uns ganz um die Pflege unserer Patienten kümmern. Als examinierte Pflegefachperson tun wir alles für die uns zugeteilten Patienten.

Anfangs kann die Vorstellung, anderen „sagen" zu müssen, was sie tun soll, Probleme bereiten. Doch in diesem Zusammenhang zählt eher das WIE als der Inhalt (Sie kennen doch den Spruch: Entscheidend ist nicht, WAS gesagt wird, sondern WIE es gesagt wird. Anders ausgedrückt, die Personen erinnern sich nicht unbedingt daran, was Sie getan oder gesagt haben, aber sie werden sich immer an das Gefühl erinnern, das es bei ihnen ausgelöst hat). Im Anhang 9 habe ich Vorschläge gemacht, wie man mit Situationen dieser Art umgeht; hier eine Zusammenfassung:

Sagen Sie häufiger „Ich" als „Sie".

- „Ich habe gehofft, jemanden zu finde, der mir hilft, XYZ zu baden – hätten Sie vielleicht Zeit?"
- „Zusammenarbeit bei zugeteilten Patienten ist für mich noch neu – haben Sie eine Idee, wie wir mit dieser Gruppe von PatientInnen/KlientInnen arbeiten können?"
- „Außer in meiner Studienzeit habe ich noch nie als Partnerin einer Pflegefachperson aus der Praxis zusammengearbeitet – können Sie mir erklären, wie das Zusammenspiel unserer Rollen in dieser Abteilung funktioniert?"

Hören Sie Ihrem Gegenüber aufmerksam zu – verstehen ist wichtig.

- „Mir ist spontan der Gedanke gekommen, dass wir machen sollten – was denken Sie, wie wir in dieser Situation vorgehen sollten?"
- „Haben Sie vorher schon einmal erlebt, dass so etwas passiert ist? Was würden Sie in dieser Situation tun?"
- „Wie würden Sie damit umgehen?"

Vermeiden Sie wertende Äußerungen.

- „Sie haben mich nicht gefragt."
- „Ich hätte den Verband nicht so entfernt wie Sie."
- „Ich habe in der Situation nicht genug Unterstützung von Ihnen bekommen."

18 Der Unterschied zwischen „zuteilen" und „delegieren" ist wichtig. Das Zuteilen von Aufgaben impliziert, dass Sie mit einem/einer andere*n ausgebildeten Gesundheitsexpert*in zusammenarbeiten, der/die in einem Praxisbereich arbeitet, für den er/sie zur Verantwortung gezogen werden kann. Wenn Sie unter dieser Bedingung pflegerische Arbeit „zuteilen", bedeutet dies, Sie übertragen die Verantwortung für die Pflege der Person, der Sie die Aufgabe zuteilen (und diese Person ist dann auch verantwortlich). Delegieren heißt, Sie bitten eine andere Person um die Durchführung einer Aufgabe, für die diese keine Zulassung hat und daher letztendlich auch nicht verantwortlich für die Durchführung dieser Aufgabe in ihrem Praxisbereich gemacht werden kann. In diesem Fall tragen Sie (die Person, die delegiert) die Verantwortung für die Durchführung dieser Arbeit oder Aufgabe.

Bleiben Sie bei sich und sprechen Sie über Ihre Gefühle oder Gedanken.

- „Als Sie mich nicht nach meiner Meinung gefragt haben, habe ich mich nicht wahrgenommen gefühlt."
- „Als Sie den Verband entfernt haben, habe ich mich gefragt, warum haben Sie das auf diese Weise gemacht? – Sie hatten sicher Ihre Gründe und ich würde gerne wissen, welche das sind, damit ich etwas lernen kann."
- „Als wir mit dem Patienten in dem Raum waren, hatte ich den Eindruck, Sie wären ungeduldig wegen der Art und Weise, wie ich die Klammern entfernt habe – ich hatte das Gefühl, keine große Hilfe zu sein."

Stellen Sie Ihre Fragen möglichst beiläufig!

Für alle Situationen gilt: Wenn Sie aus einem „Statement" eine „Frage" machen, die impliziert, dass Sie etwas noch nicht genau verstehen, nehmen Sie Statements die Schärfe, die, obwohl dies nicht die Absicht war, als Wertung, Vorwurf oder Konfrontation wahrgenommen werden könnten. Sagen Sie stattdessen:

- „Als wir in dieser Situation waren, ist mir aufgefallen, dass Sie mich nicht nach meiner Meinung gefragt haben – hätten Sie etwas dagegen, wenn ich sie jetzt äußern würde?"
- „Ich habe gesehen, dass Sie den Verband ohne Handschuhe entfern haben. Das habe ich nicht verstanden – können Sie mir sagen, warum Sie es so gemacht haben, damit ich etwas lernen kann?"
- „Als ich diese Klammern entfernt habe, hatte ich den Eindruck, dass Sie ungeduldig waren. Habe ich das nicht richtig gemacht oder was hätten Sie denn anders gemacht?"
- Informieren Sie sich über die Rollen und Pflichten der „anderen" Pflegefachpersonen und Mitarbeiter*innen aus den angrenzenden Bereichen, mit denen Sie zusammenarbeiten. Fragen Sie sie, wie das Zusammenspiel am Arbeitsplatz funktioniert, schauen Sie sich die Rollenbeschreibungen der Pflegedienstleitung oder Praxisanleiter*innen an oder begleiten Sie beide, damit Sie sich einen Eindruck von deren täglicher Arbeit verschaffen können.

Während des ersten Transitionsstadiums verbrauchen Sie Ihre Energie gewöhnlich für die bereits beschriebenen professionellen Anpassungen, für Probleme, die die „Kultur" an Ihrem Arbeitsplatz betreffen (die Arbeit mit Menschen, die anders denken, sich anders verhalten und einen anderen Umgang mit anderen pflegen) und für Veränderungen in Ihrem Privatleben.

Ihr Leben und die Reaktionen auf Ihr Leben können unvorhersehbar und „extrem" sein. Doch die Reaktionen auf Situationen können in vielen Aspekten Ihres Lebens sowohl durch das Transitionsstadium, in dem Sie sich befinden, ausgelöst werden als auch durch die Situation selbst!

Mal ist man oben, mal ganz unten, je nachdem wie der Tag war. An machen Tagen ist es schön und ich denke: „Das ist großartig!", und an anderen Tagen sage ich mir: „Wow, ich muss mir einen anderen Job suchen", oder: „Vielleicht ist das doch nichts für mich." Ich habe gedacht, dass ist es, was ich immer wollte und ich war so aufgeregt, als ich eingestellt wurde und dachte: „Yes, da werde ich arbeiten!" Dann dachte ich: „Vielleicht ist es doch nicht das, was ich wollte und wenn es das nicht ist, was soll ich dann machen oder wohin gehöre ich? Wohin soll ich gehen?" Wenn ich gedacht habe, das ist es, wo ich sein will, und es funktioniert nicht, was mache ich denn jetzt? Ich weiß es nicht. Es ist manchmal ziemlich verwirrend, aber im Großen und Ganzen mag ich es – aber es hat schon schwierige Momente gegeben.

Ich versuche mir zu sagen, dass es nur ein Job ist. Es ist nicht mein Leben und das sollte es auch nicht sein, aber ich weiß nicht. Es ist schwierig. Ja, das ist es. Ja. Es ist erst ein Monat vergangen und ich kann nur hoffen, dass es einfacher wird und nicht schlimmer. Um ehrlich zu sein, ich habe es mir einfacher vorgestellt und als es hart wurde, war ich überrascht, als ich es schwierig fand. Ich finde das ziemlich naiv von mir.

Die Arbeit ist momentan sehr anstrengend. Das hat mir viel Kummer bereitet. Wir haben viel zu tun und zurzeit gibt es einige wirklich sehr traurige Fälle, die mir sehr nahe gehen. Ich hatte Mühe, sie nicht so nah an mich herankommen zu lassen, dass ich nicht schlafen kann. Ich träume. Und in meiner Freizeit habe ich auch sehr viel gearbeitet, sodass ich das Gefühl habe, mir schwirrt der Kopf. Es gibt gute Tage und schlechte Tage und das hängt davon ab, was an dem betreffenden Tag in der Abteilung los war. An manchen Tagen komme ich nach Hause und sage: „Ich muss mir unbedingt einen anderen Job suchen, denn wenn er mich so stark belastet und sich auf mein Privatleben auswirkt, dann bin ich innerhalb kurzer Zeit ausgebrannt oder ich muss lernen, mich mehr zu distanzieren." Es ist ganz schön hart.

Vielleicht haben Sie gerade eine eigene Wohnung bezogen, beschlossen, eine enge Beziehung zu beenden (oft heißt es, eine große Veränderung zieht eine andere nach sich) oder eine zu beginnen (frisch Examinierte heiraten häufig). Jetzt, wo Sie das Geld verdienen, haben Sie die Möglichkeit, sich das neue Auto oder Haus zu kaufen, das Sie schon immer haben wollten. Stress manifestiert sich in verschiedenen Formen, doch Sie sollten wissen, dass auch „positiver" Stress immer noch Stress ist!

Es fällt mir schwerer, bestimmte Dinge zu erledigen, weil ich am liebsten vor der Arbeit und aus der Stadt fliehen würde, um etwas anderes zu sehen. Ich bin so desorganisiert, wenn es darum geht, Wäsche zu waschen oder Geschirr zu spülen und all diese Dinge, die sich anhäufen, wenn ich bei der Arbeit bin, und ich möchte solche Dinge nicht an meinem freien Tag erledigen. Wenn ich nicht arbeite, brauche ich solche Auszeiten. Ich glaube, dass ich das brauche, aber gleichzeitig denke ich, es verstärkt das Gefühl der Unzulänglichkeit noch, weil mein Privatleben so desorganisiert ist.

Wenn Sie schon „etwas älter" sind und vor Ihrer Pflegeausbildung in einem anderen Bereich gearbeitet haben, dann haben Sie für diesen Beruf vermutlich Familienzeit geopfert oder auf ein festes Gehalt verzichtet.

Es macht viel Arbeit, an alles zu denken und ich habe Kinder zu Hause. Dies ist nur ein Teil meines Lebens, der aber gerade sehr viel Kraft kostet, und es fällt mir schwer, allem gerecht zu werden. Ich habe nicht so viel Zeit wie ich dachte, und dann sind da die Kinder, die mich in Anspruch nehmen, ich muss Essen zubereiten und ich kann nicht immer meinen Mann bitten, für mich einzuspringen – ich glaube, er hat langsam genug davon. Es ist nicht so, dass ich nur Stress wegen meiner Arbeit habe, es ist die Situation insgesamt – alles zusammen ist momentan wohl zu viel.

Menschen, deren zweite Berufswahl die Pflege ist, müssen eine oft harte und anstrengende Phase ihrer Ausbildung bewältigen und sich parallel auch noch um die Versorgung ihrer Kinder und um familiäre Verpflichtungen kümmern. Auch wenn das Ende der Ausbildung in dieser Hinsicht eine Entlastung bedeutet, so stellt die Rückkehr ins „volle" Leben (die Kinder beanspruchen Ihre Aufmerksamkeit jetzt, wo Sie „frei" sind und der Ehepartner geht davon aus, dass Sie Ihre früheren Rollen innerhalb der Familie wieder übernehmen) sowie die gleichzeitige Bewältigung des mit der Transition einhergehenden Stresses eine große Herausforderung dar.

Die mit dem Abschluss Ihrer Ausbildung und dem Eintritt in die professionelle Praxis einhergehenden Veränderungen sind ebenso belastend wie aufregend! Dies gilt besonders dann, wenn Sie parallel mit Angst auslösenden professionellen Pflichten konfrontiert werden, versuchen herauszufinden, wie es ist, mit anderen Fachpersonen in einem Team zu arbeiten, versuchen, damit klarzukommen, dass sich die Beziehungen zu Menschen, die Sie als „Student*innen" kannten, verändern und sich um Zugehörigkeit zu einer traditionsverhafteten und hierarchisch strukturierten Pflegekultur zu bemühen.

Ich weiß, dass ich jemanden bitten könnte, das zu tun. Doch damit habe ich ein Problem. Es fällt mir schwer, Aufgaben zu delegieren, besonders an ältere Pflegefachpersonen, weil ich finde, dass es mein Job ist. Dass ich es tun sollte. Doch ich muss andere bitten, es zu tun und dann fühle ich mich unsicher, vielleicht weil ich mich ihnen unterlegen fühle. Ich weiß, das sollte nicht so sein, aber es ist so, weil ich neu bin, während sie wissen, was sie tun und sie hätten delegiert und ich nicht.

Als ich kurz vor dem Abschluss der Ausbildung stand, sind wir fantastisch miteinander ausgekommen. Sie war für meine Orientierung zuständig. Sie war großartig. Jetzt, da ich eine examinierte Pflegefachperson bin, fällt es mir schwer zu sagen: „Kannst du das machen?", weil sie mich anschaut, als ob sie sagen wollte: „Oh du kommst dir wohl sehr überlegen und mächtig vor." Ich versuche nicht, mich so zu verhalten und hoffe, dass ich es nicht tue. Aber im Hinterkopf ist immer der Gedanke, dass sie genau das denkt – ich habe nie gehört, dass jemand das gesagt hat, aber ich hinke immer hinterher und ich bitte andere nicht gerne, etwas zu tun. Ich weiß nicht warum. Ich mache es lieber selbst.

Dann sind da noch die körperlichen Belastungen durch die anstrengenden, wechselnden und manchmal unvorhersagbaren oder rigiden Tages- oder Nachtschichtenpläne ohne den Vorteil von „Pausen" in Form von Vor- oder Nachbesprechungen mit Ihrer/Ihrem Praxisanleiter*in!

Oh, da gibt es definitiv keine Routine. Nicht bei Schichtarbeit. Ich habe ganz andere Pläne als meine Freunde, das heißt, wenn man mal einen Kaffee trinken gehen oder ausgehen möchte, dann findet man keinen Tag, an dem man gemeinsam frei hat. Ja, Routine ist da Fehlanzeige. Und vielleicht ist das auch der Grund, weshalb man sich so schlecht daran gewöhnen kann. Ich glaube, ich komme mit Veränderungen nicht immer gut zurecht.

Jetzt merken Sie zum ersten Mal, was es heißt, eine ganze Schicht durchzuarbeiten und sind erstaunt, wie viel Kraft dies kostet. Während Sie damit beschäftigt sind, die Verantwortung für wichtige klinische Einschätzungen und praxisrelevante Entscheidungen zu übernehmen und um Sie herum so viele andere Dinge geschehen, spüren Sie die ganze Last des ersten Stadiums der Transition. Doch seien Sie nachsichtig mit sich, denn ich habe folgende Erfahrung gemacht: Obwohl Ihnen als frisch examinierte Pflegefachpersonen viele Pflichten aufgebürdet werden und Sie mit neuen klinischen Situationen konfrontiert werden, die über Ihre intellektuellen oder praktischen Fähigkeiten (und vielleicht auch Ihre Qualifikation) hinausgehen, beschuldigen Sie sich meistens selbst, in einer sich verändernden klinischen Situation etwas „versäumt", nicht erkannt oder nicht angemessen interveniert zu haben.

Ich bin unsicher und denke zwei Mal nach und wünsche mir bzw. brauche eine Bestätigung. Ich habe manchmal das Gefühl, ich kann nicht einfach hingehen und etwas tun. Ich brauche immer die Sicherheit, etwas überprüft zu haben oder dass ich das Richtige tue. Dass ich die richtige Entscheidung für diesen Patienten treffe. Und ich frage mich: „Gibt es noch etwas, was ich tun müsste?"

> Ich habe immer noch Angst, dass ich etwas versäume, dass ich meinem Patienten schade. Ich weiß nicht, wie ich all das Zeug in meinem Kopf behalten soll und wie ich es umsetzen soll. Ich kann mir nicht alles merken und versuche, mir Notizen für den Tag zu machen, aber es gibt immer irgendetwas, worauf ich keine Antworten habe, und vielleicht tue ich etwas Falsches oder vergesse etwas und schade damit dem Patienten.

Glauben Sie mir, das Arbeitspensum einer Pflegefachperson bedeutet selbst für die erfahrensten Praktiker*nnen eine Herausforderung, also üben Sie Nachsicht mit sich.

Was Sie wissen müssen

Dieses Stadium ist geprägt von Veränderung – wenn Sie den Arbeitsplatz, an dem die Transition erfolgt, schon kennen (z.B. weil Sie als Student*in dort gearbeitet oder Ihr letztes Praktikum dort absolviert haben), werden Sie dieses Stadium eventuell als weniger anstrengend und lang empfinden.

In den ersten drei bis vier Monaten in der Praxis werden Sie:

- sich an neue Rollen, Pflichten, Beziehungen (privat und beruflich) anpassen; anpassen werden Sie sich auch an die Erwartung, dass Sie die Ihnen in der formalen Ausbildung vermittelten Kenntnisse anwenden und sich gleichzeitig das neue Wissen aneignen, das die Arbeit als professionelle Pflegefachperson in der Praxis mit sich bringt. Anpassung braucht Zeit!
- neue praxisorientierte Routinen befolgen, für die es einen vorgegebenen Zeitrahmen und strikte Richtlinien gibt und die sich von denen unterscheiden, die Sie in Ihrer Ausbildung kennengelernt haben. Sie können sich aussuchen, welche Praktiken Sie übernehmen und einige etablierte Praxismethoden können angesichts aktueller Daten oder eigener Erfahrungen sicher hinterfragt werden, aber es gibt bestimmte Richtlinien und Arbeitsanleitungen, die Sie einfach akzeptieren müssen im Sinne von „so machen wir das hier". Sie werden in bestimmten Situationen sicherlich auch mit Praktiken konfrontiert werden, die Sie nicht akzeptieren können (z.B. nicht dem Standard entsprechende oder unethische bzw. illegale Praktiken), von Ihren Kolleg*innen dennoch angewendet werden – professionelle Praxisstandards zu befolgen ist immer eine gute Entscheidung!
- neue Fähigkeiten, Rollen, Pflichten und klinische Kenntnisse lernen, die zu einem speziellen Praxisbereich gehören. Am Anfang Ihrer professionellen Praxis kommt Ihnen wahrscheinlich alles neu vor; selbst Bekanntes wirkt neu, wenn Sie die Verantwortung dafür übernehmen müssen.

Fertigkeiten, Aufgaben und Behandlungen durchführen kann Angst auslösen; selbst solche, die Sie in der Vergangenheit einwandfrei durchgeführt haben, erscheinen unerwartet komplex in einem Kontext, der anspruchsvoll, dynamisch und fremd ist. Das Wissen, dass Sie jetzt verantwortlich und rechenschaftspflichtig für Ihr Handeln (oder Nicht Handeln) sind, kann sehr beunruhigend sein. Wenn Sie zu entscheiden haben, welches Betäubungsmittel und wie viel davon Sie Ihrem Methadon-Patienten geben sollen „ohne mit Ihrem Lehrer darüber gesprochen zu haben", kann dies anfangs leicht ein Gefühl der Überforderung auslösen. Denken Sie daran, dass immer eine andere Pflegefachperson da ist, die Sie fragen können – Sie können z.B. eine Supervisorin „anpiepen", einer Kollegin eine Textnachricht schicken oder eine Freundin oder eine andere Pflegefachperson von Ihrem Arbeitsplatz aus zu Hause anrufen.

Es ist normal, dass Sie Ihre Unsicherheit, Ihre Angst oder Ihre Furcht, unzulänglich zu sein vor Ihren erfahrenen Kolleg*innen kaschieren; schließlich wollen Sie dazugehören und von ihnen als praktizierende Kollegin akzeptiert werden. Je nachdem, wie gut Sie von Ihrer*Ihrem Praxisanleiter*in oder Mentor*in unterstützt werden und wie offen und wohlwollend Ihre

Mitarbeiter*innen sind, fällt es Ihnen als Berufsanfängerin leichter oder schwerer, Fragen zu stellen, „laut zu denken" oder Ihre Bedenken, Ideen, Praxisentscheidungen und klinische Beurteilungen offen zu äußern. Zur Erinnerung: Es ist immer besser, vorsichtig zu sein und einen Fehler zu vermeiden als sich zu selbstsicher zu fühlen und einen Fehler korrigieren zu müssen! Wenn Sie als Berufsanfänger*innen nicht die Möglichkeit haben, Fragen zu stellen, wenn es nötig ist oder keine erfahrenen Kolleg*innen haben, die Sie um Rat fragen können, dann haben Sie einen gefährlichen Arbeitsplatz, worüber Sie schnellstmöglich mit der Pflegedienstleitung sprechen sollten. Es ist zwar normal, dass Sie sich in der seltenen Lage befinden, auf eine Situation reagieren zu müssen, auf die Sie schlecht vorbereitet oder für die Sie zu unerfahren sind, doch ständig mit solchen Situationen konfrontiert zu werden (d. h., wenn Sie häufig das Gefühl haben, einer Situation nicht gewachsen zu sein), ist nicht akzeptabel. Wenn Ihre Pflegedienstleitung oder Ihre klinischen Praxisanleiter*innen diese Situation nicht zu Ihrer Zufriedenheit verändern können und wenn Sie keinen Zugang zu einer Gewerkschaft/einem Arbeitnehmervertreter[19] haben oder es Ihnen unangenehm ist, Kontakt aufzunehmen, sollten Sie sich ernsthaft überlegen, ob es nicht besser wäre, sich einen anderen Arbeitsplatz zu suchen. Unter solchen Bedingungen sind Sie und die Patient*innen, die Sie betreuen, in Gefahr.

19 Frisch Examinierte, die in ihrem Arbeitsbereich Zugang zu einer Gewerkschaft haben, sollten den Unterschied zwischen Gewerkschaften und Pflegekammern beachten. Gewerkschaften vertreten die sozioökonomischen Interessen ihrer Mitglieder, d. h. Gehälter, Arbeitsbedingungen inklusive professionelle Praxisumgebungen und Sicherheit am Arbeitsplatz. Pflegekammern sind zuständig für den Schutz der Öffentlichkeit: Sie legen die Voraussetzungen für den Zugang zu der Disziplin fest und kümmern sich um die Entwicklung und Einhaltung von Praxisstandards. In manchen Situationen verfolgen beide Organisationen die gleichen die Interessen: Patientensicherheit, qualitativ hochwertige Arbeitsumgebungen sowie das Bemühen um Exzellenz in der Pflegepraxis.

Dieses Stadium fordert Sie körperlich, emotional, intellektuell und spirituell und Sie werden sich nach diesen vier Monaten völlig erschöpft fühlen. Zu Anfang trägt Sie noch die ganze mit dem Abschluss Ihrer Ausbildung einhergehende Aufregung und die „erregende" Energie, eine frisch examinierte Pflegefachperson zu sein. Doch im Laufe der Zeit (meistens, wenn das zweite Transitionsstadium näher rückt), spüren Sie, dass Ihre Energie nachlässt, was sich folgendermaßen äußert:

- Sie fühlen sich erschöpft, obwohl Sie lange schlafen.
- Sie schlafen schlecht, weil Sie von der Arbeit träumen.
- Sie haben weniger Kontakt zu Freund*innen und der Familie.
- Sie vergessen Verabredungen oder Verpflichtungen.
- Sie verlieren das Interesse an sozialen Aktivitäten.
- Sie nehmen zu oder ab (Sie sind zu müde, um Sport zu treiben oder zu essen).
- Sie fühlen sich deprimiert, brausen leicht auf, sind oft ängstlich, wütend oder distanziert.
- Sie sind traurig.

Sie werden in Ihrer Praxis mit Widersprüchen konfrontiert. Diese betreffen folgende Aspekte:

- *Pflege* – Sie versorgen die Patient*innen effizient (Fokus: Arbeitsplatz) und nicht effektiv (Fokus: Bedürfnisse der Patient*innen) wie Sie es aufgrund Ihrer Ausbildung erwartet haben.
- *Qualität* – anstatt kompetente Pflege anzubieten, die den Bedürfnissen der Patient*innen und ihrer Familien entspricht (so wie Sie es gelernt haben), festigen und unterstützen Sie und Ihre Kolleg*innen die wirksamen Strukturen, Hierarchien und etablierten Routinen der Institution, in der Sie arbeiten.
- *Abhängigkeit* – Sie wollen von Ihren Kolleg*innen als unabhängige und fähige Mitarbeiter*innen wahrgenommen werden (wollen das nicht alle Berufsanfänger*innen?),

aber Sie müssen andere häufig um Unterstützung bitten und damit offen zugeben, dass Sie „neu" sind und eventuell auch, dass Sie Defizite in puncto Wissen und Können haben.

- *Praxis* – Sie sehen die Unterschiede zwischen dem Ihnen in der Ausbildung vermittelten Wissen und der Realität im klinischen Alltag; Sie sind verwirrt und frustriert und würden manchmal gerne herausfinden, wer oder was „versäumt" hat, Sie auf diese Widersprüche vorzubereiten.
- *Fokus* – Sie haben Schuldgefühle, weil es Ihnen häufig darum geht, wie Sie in einer Situation dastehen (wie Sie in dieser Situation wahrgenommen oder beurteilt werden) und nicht einzig und alleine darum, welchen Einfluss die Situation auf Ihre Patient*innen und deren Familien hat (diese Berufsanfänger*innen sind nicht „egoistisch", sondern reagieren völlig normal).
- *Erfahrung* – Sie wissen, dass Erfahrung für Ihre berufliche Weiterentwicklung eine entscheidende Rolle spielt (genauso wie alles, womit Sie Respekt, die Anerkennung anderer, Akzeptanz und Unabhängigkeit erlangen, wonach alle Fachpersonen streben), haben aber kaum Kontrolle darüber, wie Sie Erfahrungen sammeln können.

Worüber Sie nachdenken müssen

- Wie können Sie in Ihrem Privatleben und an Ihrem Arbeitsplatz in diesen ersten vier Monaten für Vertrautheit, Beständigkeit, Vorhersagbarkeit und Stabilität sorgen?
- Welche größeren Entscheidungen können Sie auf das zweite Stadium verschieben?
- Wie sieht Ihr Umgang mit Stress unter normalen Bedingungen aus?
- Besteht bei Ihnen die Gefahr für Medikamentenmissbrauch? – Wenn ja, wie können Sie dieses Risiko im Vorfeld ausschalten?
- Wie können Sie Ihren Stress reduzieren? – Können Sie im Voraus ein paar kleinere Auszeiten einplanen oder sich als Geschenk für den Abschluss Ihrer Ausbildung drei Spa-Behandlungen wünschen und diese für den Zeitraum von ein, zwei oder drei Monaten nach der Orientierung buchen?
- Wie können Sie mit Ihren Eltern, Geschwistern, Kindern, Freund*innen oder Ihrer/Ihrem Ehepartner*in planen, Dinge zu übernehmen, die in Ihrem Privatleben getan werden müssen, während Sie in Ihrem Berufsleben mit der Transition beschäftigt sind?

Was zu tun ist

1. Bitten Sie darum, dass Sie in den ersten vier Monaten in der Praxis einen/eine Praxisanleiter*in bekommen, die/der sich um diese anspruchsvolle Rolle als Wissensvermittler*in beworben hat und sich aufgrund einer wie auch immer gearteten Schulung mit den Stadien der Transition gut auskennt.
2. Suchen Sie sich einen/eine Mentor*in, die/der Sie in den nächstens Monaten unterstützen und ermutigen kann. Wenn Sie keinen/keine Mentor*in finden, bitten Sie die Pflegedienstleitung oder einen/eine Praxisanleiter*in, mit der/dem Sie sich gut verstehen oder versuchen Sie, mit einer erfahrenen Pflegefachperson an Ihrem Arbeitsplatz zusammenzuarbeiten, die Ihnen signalisiert, dass Sie akzeptiert sind (die z. B. „Hi" sagt oder Sie anlächelt – laden Sie sie auf einen Kaffee ein und unterhalten Sie sich mit ihr – so finden Sie heraus, ob ihr daran gelegen ist, Sie zu unterstützen). Suchen Sie so lange, bis Sie eine Person finden, die Sie am Arbeitsplatz unterstützt (das muss nicht unbedingt eine Person sein, mit der Sie zusammenarbeiten, aber eine Pflegefachperson sollte es schon sein). Es ist grundsätzlich hilfreich, wenn die/der Mentor*in in dem gleichen Praxisbereich arbeitet wie Sie, weil er/sie die mit Ihrer Rolle einhergehenden Herausforderungen am besten einschätzen kann. Ich hatte in meinem Berufsleben viele fachlich versierte Mentor*innen! Manchmal brauchen wir lediglich eine Person, die gut zuhört, bereit ist, uns zu unterstützen und zu ermutigen oder die uns auffängt,

wenn wir Gefahr laufen, den Boden unter den Füßen zu verlieren.

3. Bitten Sie um einen festen Dienstplan oder um einen „gleichbleibenden Kolleg*innenkreis“ , damit Sie die Praktiken und Besonderheiten einer gleichbleibenden Gruppe von Mitarbeiter*innen sowie die klinischen Situationen der von Ihnen betreuten Patient*innen-/Klient*innenpopulation kennenlernen.
4. Entwickeln Sie Ihre Fähigkeiten schrittweise und langsam weiter und bitten Sie Ihren/Ihre Supervisor*in, Ihnen in den ersten vier Monaten Patient*innen mit weniger komplexen Krankheiten zuzuweisen. Steigern Sie während Ihres ersten Jahres in der Praxis schrittweise die Anzahl Ihrer Patient*innen mit komplexen Krankheiten.
5. Geben Sie guten Freund*innen und engen Familienmitgliedern eine Kopie ihres Dienstplans und versuchen Sie, Zeit für andere, für Sie selbst und für Besorgungen einzuplanen.
6. Informieren Sie Ihre Familienangehörigen und Freund*innen, wann sie Sie anrufen können, besonders wenn Sie nachts arbeiten (z.B. nicht früher als zwei Stunden vor Schichtbeginn und nicht später als eine Stunde nach Rückkehr von der Schicht).
7. Bereiten Sie Ihre Mahlzeiten einen Tag vor Ihrer Schicht zu.
8. Treffen Sie sich in den ersten zwei Monaten mit Ihrem/Ihrer Mentor*in/Unterstützer*in nach jeder Schichtenserie, anschließend über mehrere Monate einmal im Monat und später nach Bedarf.
9. Machen Sie keine Überstunden, und wenn es sein muss, begrenzen Sie diese Schichten.
10. Versuchen Sie, eine feste Teilzeit- oder Vollzeitbeschäftigung zu finden, die Ihnen die Möglichkeit bietet, mit den gleichen Kolleg*innen und der gleichen Patient*innenpopulation zu arbeiten. Vermeiden Sie nach Möglichkeit, in verschiedenen Abteilungen zu arbeiten – wenn es sich nicht vermeiden lässt, beschränken Sie die Abteilungen auf zwei oder drei.
11. Besprechen Sie mit Ihrem/Ihrer Praxisanleiter*in Ihren Einarbeitungsplan.
12. Organisieren Sie mit einem/einer Freund*in oder Kolleg*in nach jeder Schichtenserie Sitzungen, in denen Sie sich austauschen.
13. Planen Sie für den Tag nach einer Schichtenserie keine Aktivitäten ein – schlafen Sie sich aus, waschen Sie Ihre Wäsche, saugen Sie Staub, spülen Sie Geschirr und entspannen Sie sich.
14. Suchen Sie nach einer Möglichkeit, Ihren Stress abzubauen (z.B. durch Meditation, Yoga oder Sport).
15. Tauschen Sie sich mit anderen frisch Examinierten aus, die dasselbe durchmachen wie Sie.
16. Schreiben Sie Tagebuch und notieren Sie alles, was in jeder Schicht gut gelaufen ist, z.B. positives Feedback von den Mitarbeiter*innen oder Patient*innen. Man neigt dazu, sich auf Dinge zu fokussieren, die schief gelaufen sind oder zeigen, was alles noch verbesserungsbedürftig ist, und vergisst darüber die Dinge, die gut waren. Eine positive Einstellung und die Fokussierung auf Dinge, die in diesen ersten Monaten gut gelaufen sind, stärken das Selbstwertgefühl frisch examinierter Pflegefachpersonen, die in der Praxis arbeiten.
17. Treffen Sie sich mit Ihren Freund*innen aus der Pflege oder anderen frisch examinierten Pflegefachpersonen! Gehen Sie zusammen Kaffee trinken and tauschen Sie Ihre Erfahrungen als frisch examinierte Pflegefachpersonen aus. Sie werden staunen, dass Sie in Wirklichkeit nicht so allein sind, wie Sie sich fühlen.

4
Stadium 2 – Professionelle Rollentransition: Verhalten

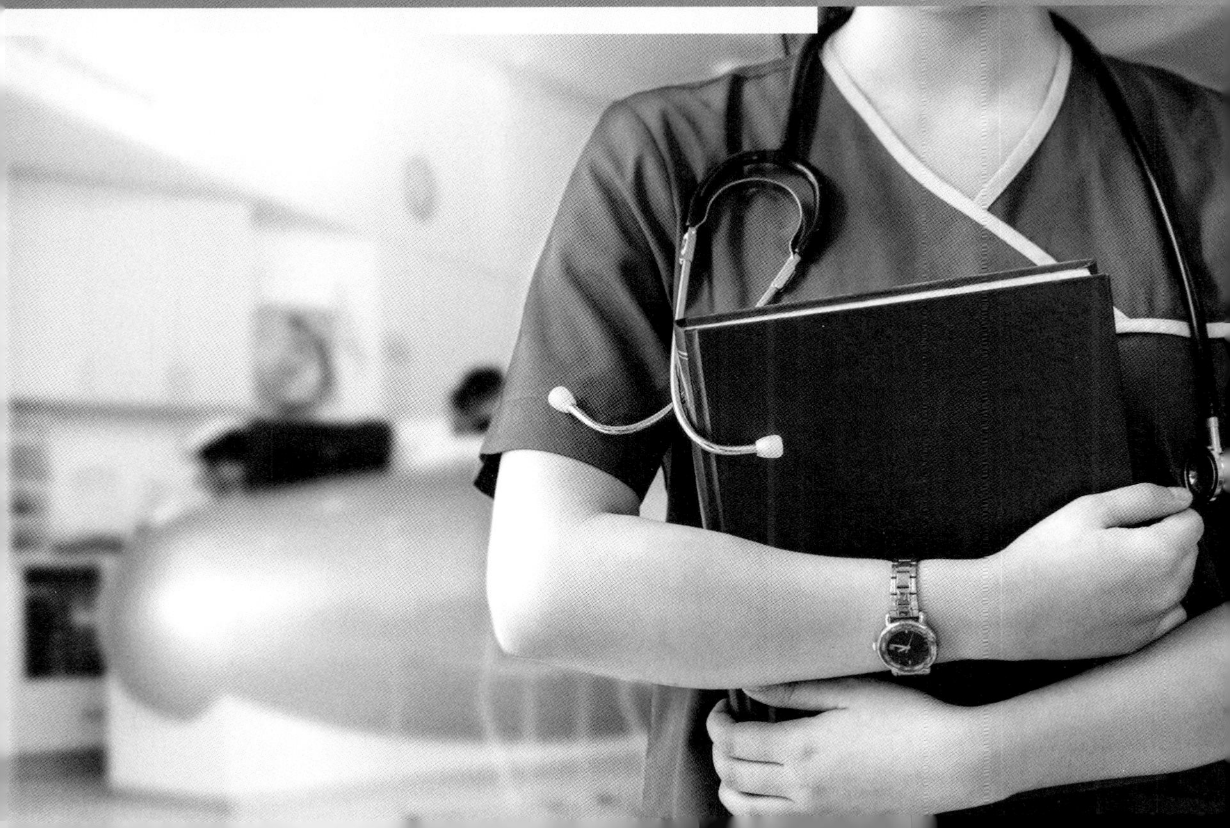

Ich habe an die vielen anderen Dinge gedacht, die in meinem Leben passiert sind, aber dies war bislang die schwierigste Zeit in meinem Leben. Die ersten sechs Monate zu überleben. Ich weiß nicht, ob ich schon erwähnt habe, was für ein Stress das war. Ich glaube, ich habe das in meinen Tagebucheinträgen und in unseren Interviews getan, aber es war stressig in vielerlei Hinsicht. In jeder Hinsicht und, wie ich schon sagte, es ist auch momentan stressig, mein Beruf ist jetzt auch stressig, aber auf andere Art. Ich weiß, dass ich den Tag überleben werde, während ich mir da früher nicht so sicher war, ob ich den Tag überleben würde. Das war wirklich so.

Wenn Sie schon „vorher weiterlesen" in der Hoffnung zu erfahren, was im nächsten Stadium passiert, lesen Sie bitte weiter. Die gute Nachricht für Sie als Berufsanfänger*in in der Pflege ist, dass ein Wechsel vom Überlebensmodus zum Erfolgsmodus ansteht. In den nächsten vier bis fünf Monaten Ihrer Transitionserfahrung nach der Orientierung werden Sie feststellen, dass Ihr Denkvermögen, Ihre Kenntnisse, Ihre fachliche Kompetenz und vor allem Ihr Selbstvertrauen sich rapide verbessern.

Ich habe definitiv sehr viel über Zeitmanagement gelernt. Wenn ich beispielsweise jemandem Medikamente geben muss und seinen Katheter spülen muss, muss ich ihm ein Kleidungsstück reichen und dann erledige ich das sofort. Früher bin ich dafür vier Mal rein und wieder raus aus dem Zimmer gegangen. Aber jetzt kann ich besser planen und sage mir: „Ok, all das muss ich tun, bevor ich reingehe."

Ich würde sagen, [die größte Veränderung] betrifft das Selbstvertrauen. Mich auf mein Wissen zu verlassen und die Gewissheit zu haben, dass ich weiß, wo ich die Antworten bekomme oder zu wem ich gehen soll, anstatt zu zehn verschiedenen Personen zu gehen. Ich verlasse mich mehr auf mich selbst und mein Wissen und weiß, wann ich etwas tun muss. Ich überprüfe nicht alles, was ich tue, zwei Mal.

Ja, ich denke, es wird besser. Ich habe ein besseres Gefühl und war schon in Situationen, in denen ich die Dinge in die Hand genommen und mir gesagt habe: „Ja, ich habe eine Ausbildung gemacht, um zu lernen, wie man das hier macht, und es wird mir wieder einfallen."

Doch Vorsicht – auch wenn das zweite Stadium nicht so entmutigend ist wie das erste, kann es Zweifel an Ihrer professionellen Identität und Ihren professionellen Zielen wecken, die Anlass zur Besorgnis geben können.

Ich finde diesen Teil der Transition am schwierigsten, weil die Aufregung darüber, es geschafft zu haben und der Schockzustand, in dem ich mich befand, abgeklungen sind. Ich fühle mich wie auf einem Floß, das sich immer weiter von der Küste entfernt (mein Sicherheitsnetz als Studierende oder frisch examinierte Pflegefachperson). Und ich bewege mich auf eine Insel zu, wo die erfahrenen Pflegefachpersonen sind, aber wegen der vielen Wellen kann ich sie nicht sehen.

Vielleicht sind es die vielen „Wellen", die den ersten Teil dieses Stadiums so schwierig machen. Die Transition ist nach wie vor verknüpft mit: *körperlicher* Anpassung an die Stundenzahl und die Arbeitsanforderungen (besonders bei Schichtdiensten im Krankenhaus); *emotionalen* Höhen und Tiefen, ausgelöst durch die Angst, „eigenständig" zu arbeiten oder Verantwortung für die eigene Leistung zu übernehmen (insbesondere wenn es um Können und Entscheidungen geht) – Dinge, für die Sie während der Ausbildung viel Unterstützung bekommen haben; *intellektuelle* Beanspruchung, weil Sie über alles nachdenken müssen, und zwar so intensiv, dass es Sie eher erschöpft als beflügelt.

> Ich zweifelte an mir. Alles geschah so schnell. Ich hatte das Gefühl, am Ende zu sein und die Kontrolle zu verlieren. Ich dachte, diese Gefühle und Emotionen würden mich überwältigen und ich könnte mich nicht mehr von ihnen befreien. Ich hatte das Gefühl zu ertrinken. Neues gibt es immer und es ist immer stressig, Dinge zum ersten Mal zu tun, den Prozess zu verstehen und aufzupassen, dass ich alles richtig mache. Gehen diese Angstgefühle jemals weg? Wann wird dieser Job weniger anstrengend? Einige Dinge werden zur Gewohnheit, aber ich werde mich sehr viel besser fühlen, wenn ich eher mit Selbstvertrauen als mit Furcht meine Arbeit erledige.

Jetzt richtet sich Ihre Energie mehr (oder zusätzlich) auf folgende Aspekte Ihres Berufslebens: *soziale* (Beziehungen zu Kolleg*innen aufbauen, sich auf die Persönlichkeit einzelner Kolleg*innen einstellen und das Privatleben unter Berücksichtigung Ihrer Berufstätigkeit neu strukturieren; *kulturelle* (herausfinden, wie an Ihrem Arbeitsplatz Macht und Einfluss verteilt sind und wer offiziell und inoffiziell das Sagen hat; *politische* (herausfinden, wie viel Kontrolle Sie über Ihre Praxis haben und wie Sie diesen Einfluss nutzen können, um das zu „bekommen", was Sie für die Betreuung Ihrer Patient*innen brauchen. Dieses sind Elemente Ihrer täglichen Arbeit als Pflegefachperson, die Sie vorher vielleicht noch gar nicht bemerkt haben. Jetzt, da Sie Ihren Blick nicht mehr auf die anstehenden Aufgaben richten müssen, werden Sie besser wahrnehmen, was in Ihrer Umgebung geschieht.

Die Tatsache, dass Sie auf alle sechs Aspekte gleichzeitig achten müssen (körperliche, emotionale, intellektuelle, soziale, kulturelle und politische) erklärt, dass die meiste Energie in diesem Stadium verbraucht wird. Eine frisch examinierte Pflegefachperson formulierte es so: „Das ist der Grund, weshalb man in diesem Stadium so furchtbar ausgelaugt und erschöpft ist."

> Jetzt nehme ich eher das Gesamtbild wahr. Nicht immer, aber ich weiß, wohin ich will. Ich bin noch nicht da, aber ich sage mir: „Ok, immerhin weiß ich jetzt besser, wie ich dahin komme." Dass ich die anderen Mitarbeiter*innen kenne und mich gut mit ihnen verstehe, wie z.B. mit den Ärzten, bewirkt, dass ich mich weniger allein fühle.
> Neulich haben die Patienten mich total verrückt gemacht (Hervorhebung der Teilnehmerin)!! Anspruchsvoll, unverschämt, undankbar. An manchen Tagen komme ich nach Hause und frage mich, welche Vorstellungen die eigentlich von der Rolle einer Pflegefachperson haben. Ich fühle mich wie eine Kellnerin, die kein Trinkgeld bekommt. Ich muss mich ein bisschen besser wehren, aber ich weiß nicht so recht, wie das geht.

Sie fangen an, die Vorstellungen, die Sie als Studierende von der Pflege hatten, infrage zu stellen und nehmen vielleicht Widersprüche und Ungereimtheiten im Gesundheitssystem wahr. Dies macht die Vorstellungen, die Sie als Studierende von der Pflege hatten, zunichte. Eine der Teilnehmer*innen an meiner Untersuchung äußerte sich so:

> Die pflegerische Arbeit selbst mag ich, die stresst mich nicht mehr so sehr. Jetzt sind es andere Dinge, die Richtlinien etc., alle sind ausgebrannt. Ich fokussiere mich nicht mehr auf mich und meine Fähigkeiten, sondern auf meine Umgebung und die Atmosphäre.

Dieses Stadium kann für frisch examinierte Pflegefachpersonen sehr „hektisch" sein – eine Zeit, in der ihnen der Unterschied zwischen dem Ist-Zustand und dem Soll-Zustand „bewusst wird". In diesem Stadium lautet das Gebot, das Gleichgewicht wiederherstellen durch:

- 1) suchen
- 2) fragen
- 3) hinterfragen
- 4) überprüfen und
- 5) aufdecken.

In der realen Welt herrscht Personalmangel und man arbeitet hart. Das hat mir die Augen geöffnet für den Unterschied zwischen dem Istzustand und dem Sollzustand. In unseren Abteilungen liegen die Patienten neuerdings auf den Fluren. Neulich lag ein Patient in dem Raum, wo der Fernseher steht. Das ist die Realität, herzlich willkommen. Heutzutage werden die Personen im Fernsehraum versorgt! Das ist schon bizarr. Alles ist maximal belegt, oft liegen Patienten von der inneren Medizin in der chirurgischen Abteilung und dann sind da noch diese Operationen, die die Chirurgen nicht gerne absagen. Also nehmen wir einen Patienten, der nicht sehr krank ist, und verlegen ihn entweder in den Geräteraum oder, wie in diesem Fall, in den Fernsehraum und versorgen ihn dort in der Hoffnung, dass nichts schiefläuft, denn er kann weder abgesaugt noch mit Sauerstoff versorgt werden. Man hängt ein Schild an die Tür mit der Aufschrift *Patientenzimmer. Bitte nicht betreten.* Ich halte das für absurd. Ich konnte es erst gar nicht glauben, als sie uns sagten, dass wir das so machen sollen. Ich dachte, seid ihr denn völlig bescheuert? An einem ganz normalen Tag kümmere ich mich um zehn Patienten. Ich kann mich nicht um zwölf oder dreizehn Patienten kümmern! Das ist zu viel – da passiert so einiges. Und dann noch dies: Wenn wir früh am Morgen ein Bett brauchen, müssen die Patienten, die am gleichen Tag später entlassen werden, das Zimmer verlassen und sich in den Fernsehraum setzen, bis jemand kommt und sie abholt. Aber die sind operiert worden, haben Schmerzen und würden sich vielleicht noch gerne drei Stunden ausruhen, bis ihr Ehepartner kommt und sie abholt. Aber wir brauchen das Bett, und zwar sauber, wir haben einen, der gerade aus dem OP. kommt, also heißt es: „Packen Sie Ihre Sachen zusammen, Sie kommen in den Fernsehraum." Für mich hat das Krankenhaus mehr Ähnlichkeit mit einem Unternehmen als mit einem Ort, an dem man eine fürsorgliche Behandlung bekommt. Es geht sehr geschäftsmäßig zu und wer auch immer solche Dinge anordnet, hat offensichtlich keine Ahnung, wie es in einer Pflegeabteilung zugeht.

4.1 Suchen

Die Konfusion, Zweifel, Frustration und Ängste, die das 1. Stadium Ihrer Transition geprägt haben, gehen langsamer, aber nicht weniger schonungslos weiter.

Ich bin erschöpft. Manche Personen sagen: „Ich arbeite wöchentlich Schichten von 12 Stunden", aber in der Pflege wäre das nie möglich. Nach vier [Schichten] geht es mir entweder so oder so: Entweder ich fühle mich, als könnte ich immer weiter 12 Stunden arbeiten, weil man in dieser Routine steckt und völlig überdreht ist; oder ich könnte zwei Tage nur schlafen, weil ich so erschöpft bin. Das ist die psychische Seite. Das Denken – man ist so beschäftigt mit dem, was man tut, versucht sich die Nummern zu merken, versucht an dies zu denken, das zu tun und fragt sich, habe ich das eigentlich gemacht? Diese Erschöpfung hat eher mentale Ursachen.

Das Gefühl, keine „Energie mehr zu haben", ist in dieser Phase völlig normal. Ehrlich gesagt, es kann sogar sein, dass Sie Ihren Energieverlust erst jetzt wahrnehmen, aber wahrscheinlich wurde er schon im ersten Stadium der Transition angezapft. Auch wenn es frustrierend wirkt, ich bin zu der Überzeugung gelangt, dass die Erschöpfung, die frisch examinierte Pflegefachpersonen in diesem Stadium wahrnehmen, ein normaler und gesunder Teil des Befreiungsprozesses ist. Die Erschöpfung zwingt Sie, Dinge loszulassen und dadurch die Voraussetzung für die Wiedererlangung Ihres Gleichgewichts zu schaffen. Dabei werden Sie animiert, ein größeres „Gesamtbild" zu entwickeln, das die verschiedenartigen und komplexen Dimensionen des realen Lebens miteinschließt.

Mein Privatleben ist mir wichtiger als meine Arbeit – das hat sich verändert. Manchmal bin ich frustriert, weil die Pflege mein Beruf sein sollte, und ich rede mir gerne ein, dass sie mein Beruf ist, doch manchmal ist sie nur ein Job. An manchen Tagen ist es nur ein Job, – manchmal ist man so ausgelaugt und alle machen Überstunden und man geht einfach hin und erledigt seine Arbeit. Leider müssen meine Patienten das ausbaden, wenn ich nicht meine 110 Prozent gebe, und manchmal erledige ich bloß die Aufgaben, die ich erledigen muss, um den Tag zu überstehen und dann nach Haus zu gehen. Ich bin froh, dass ich einen Beruf habe, der mich ausfüllt, und dass ich mein Studentendarlehen zurückzahlen kann und zum ersten Mal einen angenehmen Lebensstil haben kann. Ich baue gerade eine Beziehung zu meinem Ehepartner auf und bin deshalb nicht bereit, Zeit dafür zu opfern. Ich bin gerne mit meinem Mann zusammen und mag es, mein Haus in Ordnung zu halten. Ich gehe arbeiten, weil ich gerne Krankenschwester bin, aber ich weiß auch, dass es andere Dinge gibt, die mir wichtig sind und wenn ich nicht bei der Arbeit bin, denke ich nicht viel darüber nach.

Die Dinge, die mir die Pflege momentan verleiden, hängen mit der Schichtarbeit zusammen. Ich habe sehr guten Kontakt zu meinen Freunden im ganzen Land und wir sehen uns sehr häufig. Leider macht mein Job mir oft einen Strich durch mein soziales Leben, wenn wir versuchen, Ausflüge und Events zu planen, weil die meisten meiner engen Freunde zu normalen Geschäftszeiten arbeiten. Ob ich die Pflege im Moment mag? Nein, nicht heute. Wie ich morgen darüber denke? Wer weiß?

Um den Energieverlust auszugleichen, suchen Sie Ihr Heil in Ihrem Privatleben. Der Wunsch, dem zu entfliehen, was Stress verursacht (die Arbeit), manifestiert sich in dem Bedürfnis, sich von der Arbeitsumgebung zu distanzieren (z. B. lehnen Sie Überstunden ab oder melden sich krank, um dem Arbeitsplatz fern bleiben zu können) oder Sie meiden Ihre Kolleg*innen (z. B. nehmen Sie nicht an Veranstaltungen teil oder bleiben in den Pausen für sich).

Ich habe nichts dagegen, arbeiten zu gehen, aber ich glaube, dass ich manchmal zu viele Schichten habe und dass sich dies negativ auswirkt. Sobald man da ist, ist man da und macht seine Arbeit, aber an meinen freien Tagen bekomme ich das zu spüren.
Nach einiger Zeit hatte ich kein Interesse mehr, an meinem Arbeitsplatz Freunde zu finden. Ich wollte nur hingehen, meine Arbeit erledigen und wieder gehen. Ich hatte viel zu viel Arbeit, um neue Beziehungen aufzubauen und stand zudem als frisch examinierte Pflegefachperson noch unter Stress.

Frisch examinierte Pflegefachpersonen müssen massive Veränderungen in Kauf nehmen, was ihr soziales Leben betrifft. Zu bestimmten Zeiten, besonders bei Schichtdienst, kollidiert ihr Dienstplan mit der Arbeitszeit der Menschen, zu denen sie regelmäßig Kontakt haben, sodass es schwierig wird, sich zu treffen, um sich gegenseitig zu unterstützen oder einfach nur, um Spaß zu haben. Als sie noch in der Ausbildung waren, war es für sie normal, an Wochenenden oder gesetzlichen Feiertagen ihre Freund*innen oder ihre Familie zu sehen, und dass sie das jetzt nicht mehr in der gewohnten Regelmäßigkeit können, wirkt sich negativ auf ihr soziales Leben aus. Wenn dies genau zu einer Zeit geschieht, in der sie auf diese soziale Unterstützung dringend angewiesen sind, wird ihre angespannte Situation noch verschlimmert.

Die Arbeit nachts und an Wochenenden, wenn viele Freunde ausgehen und Spaß haben oder ins Bett gehen, um sich richtig auszuschlafen, während man selbst arbeiten muss, kann dazu führen, dass man traurig wird und sich ausgeschlossen fühlt. Manchmal fällt es schwer, zur Arbeit zu gehen, weil man Dinge versäumt, die man gerne tut. So einfache Dinge wie zur Gymnastik gehen, einkaufen, das Haus putzen und Besorgungen machen werden schwieriger. Man bemüht sich, eine Routine zu entwickeln, die einem zusagt, *falls* (Hervorhebung der Teilnehmerin) man das überhaupt Routine nennen kann, aber man lernt, im Handumdrehen zu funktionieren, denn wenn man drei oder vier Schichten hintereinander arbeitet, schafft man nicht viel.

Nachdem wir alle negativen Seiten beleuchtet haben, können wir uns mit den Vorzügen der Schichtarbeit beschäftigen, die es tatsächlich auch gibt! Sobald Sie einen einigermaßen funktionierenden Rhythmus gefunden haben (in Anhang 7 finden Sie mehr Information über den Umgang mit Schichtarbeit), können Sie, wenn alle anderen arbeiten, die Vorteile der Freizeit genießen. Im Ernst, nicht viele haben die Möglichkeit, um 10:00 Uhr oder um 14:00 Uhr zur Gymnastik zu gehen (denken Sie an all die Kardio-Trainingsgeräte, über die Sie frei verfügen können), und dann sind da noch all die tollen Sonderangebote – raten Sie mal, wer am Dienstag morgen die erste in der Reihe ist? Richtig – Sie natürlich! Aber mal im Ernst, Schichtarbeit kann funktionieren, aber es wird etwas dauern, bis sie zur Routine wird und noch länger, wenn Sie keinen festen Schichtplan haben. Je schneller Sie einen bekommen, desto besser. Bis dahin versuchen Sie, so gut zu sein wie möglich und lernen Sie, sich zu organisieren!

Kennzeichnend für dieses Stadium ist, dass Sie Ihre Funktion als Pflegefachperson bewusst wahrnehmen – Sie wollen: 1) klären, was die Rolle der Pflegefachperson verglichen mit anderen Gesundheitsberufen ausmacht und 2) herausfinden, welchen Einfluss Pflegefachpersonen in dem ganzen „System" haben.

Und auch der Austausch mit den erfahreneren Mitarbeitern (hilft mir weiter). Wenn ich ein Problem habe, kann ich zu ihnen gehen, auch wenn ich nur wenige Informationen habe. Ich kann mir im Vorfeld überlegen, was sie mich fragen und welche Antwort ich erhalte. Wenn ich zu ihnen gehe, kann ich sagen: „Also das ist mein Problem und dies ist gut und dies ist gut und hier wird nichts falsch gemacht. Gibt es irgendetwas, was ich unterlassen habe? Was denken Sie?" Und so entwickeln sich gute Diskussionen.

Ich habe mit meiner Mentorin gesprochen und sie ist mit mir einer Meinung, dass es zu viel ist, wenn ich nachts 12 Patienten versorgen und einschätzen muss. Sie hat mit unserer Pflegedienstleitung darüber gesprochen, aber keine Antwort bekommen. Ich habe mich bei ihr dafür bedankt, aber letztendlich ist nicht die Rede davon, dass etwas verändert wird. Es ist als würde jeder in dieser Abteilung einfach akzeptieren, dass die Dinge hier so gemacht werden, dass es in dieser [Abteilung] schon immer so gemacht wurde und es deshalb auch so bleiben wird. Wir, [die frisch Examinierten] nehmen die Dinge mit anderen Augen wahr und sehen eher, wie man sie anders machen kann. Doch niemanden stört das bzw. niemand sieht das so. Ich glaube, ich muss meinen [Mut] zusammennehmen und etwas dazu sagen, denn meine Sorge um die Sicherheit der Patienten sollte einen höheren Stellenwert haben als meine Unerfahrenheit als Pflegefachperson.

Es ist stressig. Doch ich genieße es trotzdem. Das war schon immer so, aber ich glaube nicht, dass ich das für immer machen möchte – nicht die Stationspflege. Sie gefällt mir. Sie ist angenehmer. Ich mag sie. Ich merke, dass ich diese Erfahrung brauche und es ist eine großartige Erfahrung, aber wenn ich an die Zukunft denke, dann sehe ich mich da nicht, ich sehe mich nirgendwo. Ich weiß nicht genau, wo ich mich sehe, aber das ist wieder ein anderes Thema. Die Pflege ist ein harter Job und ein besonderer. Ich habe mit ein paar Freunden über die Unterschiede zwischen dem Job meines Verlobten und meinem Job gesprochen, darüber, dass er seinen Lunch mittags draußen einnehmen kann und ein paar Besorgungen machen oder auch einfach gehen kann, wenn es sein muss, oder dass er, wenn er länger schläft, später kommen und dafür länger bleiben kann. Das ist doch viel mehr Flexibilität – wir können nicht zur Arbeit gehen und sagen: „Ich habe heute keine Lust zu arbeiten."

In der ersten Hälfte dieses Stadiums werden Sie zunehmend sicherer, was Ihre Rollen und Pflichten als Pflegefachperson anbelangt[20]. Dies bietet Ihnen die Möglichkeit, die Wissensgrundlage, Angemessenheit und Effektivität Ihrer Arbeit auf den Prüfstand zu stellen.

Aus der Erfahrung kann man Nutzen ziehen. Wenn man nichts hat, auf das man sich berufen kann, ist es sehr schwierig. Auch wenn sie jetzt noch begrenzt ist, habe ich wenigstens etwas, woran ich zurückdenken kann. Ich weiß noch, dass ich das zum letzten Mal gemacht habe, als wir einen entsprechenden Fall hatten und davon profitiert habe.

Was die Arbeit anbelangt, läuft es in der Tat gerade besser, so wie ich gehofft habe. Ich habe das Gefühl, dass sich alles zu einem Gesamtbild zusammenfügt, was daran liegt, dass wir Studierende haben. Für mich bedeutet das: „Wow, ich weiß ja doch was." Ich will damit nicht sagen, dass die Studierenden [nichts wissen], aber sie stellen mir viele Fragen, die ich ihnen alle beantworten kann, und dabei habe ich immer gedacht, ich wäre diejenige, die immer nur Fragen stellt und nichts weiß. Ich bin jetzt seit sechs Monaten hier, aber ich habe immer noch das Gefühl, neu hier zu sein und dann sind plötzlich diese Studierenden da. Sie haben noch nie eine Ernährungssonde aufgehängt, zumindest glaube ich das, und jetzt erledigen sie das zack, zack, zack, und obwohl ich weiß, woher sie kommen, habe ich das Gefühl, ich habe Fortschritte gemacht. Und dann auch noch die ganze Abteilung im Blick zu haben. Als Studierende hat man meistens einen oder zwei Patienten, um die man sich kümmert. Und es ist neu für mich, dass ich mich um mehr Patienten kümmern muss. Es gibt immer noch schlechte Tage und immer noch Tage, an denen ich überfordert bin, aber im Großen und Ganzen geht es besser.

In diesem Stadium ging es bislang vor allem darum, einen Ausgleich zu der anstrengenden Arbeit zu finden (Rückzug), doch schon bald taucht eine weitere Schwierigkeit auf: Sie hinterfragen die Motive und die Wissensgrundlage Ihrer Arbeit, suchen nach dem Sinn Ihrer pflegerischen Tätigkeit und versuchen, die körperlichen, emotionalen, spirituellen und intel-

20 Wie bereits in den vorigen Kapiteln erwähnt, sind Beständigkeit, Vorhersagbarkeit, Vertrautheit und Stabilität an Ihrem Arbeitsplatz ausschlaggebend dafür, wie Sie sich von dem ersten Transitionsstadium „erholen". Um den Weg durch die Transitionsstadien zu minimieren, sollten Sie sich eine klinische Umgebung aussuchen, die Folgendes gewährleistet: beständiger Kreis von Kolleg*innen und Pflegedemografien (die Arten von klinischen Situationen, mit denen Sie konfrontiert werden und die Rollen und Pflichten, die von Ihnen erwartet werden), vorhersagbare Arbeitsanforderungen (Kontrolle über die Anforderungen, den Bereich und die Bedingungen, unter denen Sie arbeiten), Vertrautheit mit der von Ihnen erwarteten Arbeit (mit den gleichen Kolleg*innen arbeiten und mit den gleichen klinischen Situationen konfrontiert werden) und ein stabiler Praxiskontext (die klinischen Situationen, mit denen Sie konfrontiert werden, unterscheiden sich nicht grundlegend und das Risiko, eine ‚Katastrophe' oder ‚Krise' herbeizuführen ist begrenzt).

lektuellen Stärken wiederzuerlangen, die im ersten Stadium verlorengegangen sind. Im zweiten Stadium geht es darum, sich mit den vielen Veränderungen in Ihrem Leben und an Ihrem Arbeitsplatz zu arrangieren, und sich wieder auf Ihren Beruf zu konzentrieren, doch dieses Mal zu **Ihren** Bedingungen.

Ich habe wirklich versucht, mich nicht so verrückt zu machen, bevor ich zur Arbeit gehe. Es ist mir gelungen, mich davon zu lösen und mich erst dann darum zu kümmern, wenn es an dem Tag auftaucht. Der Gedanke, dass ich an einem bestimmten Tag in die Wachstation muss, hat dazu geführt, dass ich mir die ganze Woche lang Sorgen gemacht und die Nacht davor nicht geschlafen habe. Heute denke ich: „Egal, damit beschäftige ich mich erst morgen, wenn es so weit ist und dann sehen wir weiter." Denn noch nie war ein Tag so schlecht, wie ich vorher dachte. Doch auch an Tagen mit schlimmen Situationen denke ich meistens: „Ok, warum habe ich mir deswegen eigentlich solche Sorgen gemacht?"

Ich möchte nicht, dass meine Arbeit mein Leben beeinträchtigt, denn mein Privatleben ist mir sehr wichtig: meine Familie, meine Freunde, mein Freund. All das ist wichtig, und ich möchte nicht so werden wie manche Pflegefachpersonen, die nur nörgeln und ihren Job hassen und ihre Arbeit nicht mögen und sich jeden Tag beschweren. So will ich nicht werden, ich möchte, dass mein Job mir Spaß macht und ich möchte die Arbeit mit Menschen genießen. Und wenn ich merken sollte, dass ich so werde wie diese Pflegefachpersonen, dann muss ich etwas ändern, weil ich nicht so werden will wie sie. So bin ich nicht.

4.2 Hinterfragen

Eine meiner Testpersonen meinte, der erste Teil des zweiten Stadiums sei wie „stecken bleiben in einer Kurve".

Ich weiß noch, als ich eines Tages nach Hause kam und meinem Mann erzählt habe, dass ich eigenständig eine Entscheidung getroffen und umgesetzt habe, ohne jemanden zu fragen. Die Entscheidung war richtig und war für mich ein Wendepunkt. Ich habe gehandelt, ohne jemanden zu fragen und ich habe ein gutes Ergebnis erzielt und dann dachte ich: „Es ist Ok, ich kann es wieder versuchen."

Das Leben ist wie ein Tanz, man lernt durch Tun, das bringt es genau auf den Punkt. Ich habe mich auf den Tanz eingelassen, stecke im Moment in einer Kurve fest, doch beim Tanzen lerne ich die Schritte und fühle mich nicht mehr ganz so ungeschickt, wie ich hoffe! Wenn ich jetzt aufhöre und nicht weitertanze, werde ich es nicht noch einmal versuchen, fürchte ich. Die Frage ist nur, wie lange dauert der Tanz und wann werde ich die Schritte lernen?

Sie merken, dass sich etwas verändert hat, aber es kann noch einige Monate dauern, bis Sie sich wie eine „richtige" Pflegefachperson fühlen. Da Sie jetzt sicherer sind und die Arbeit und die Rollenerwartungen besser kennen, werden sich einige fragen, warum Sie die Annehmlichkeiten der festen Ausbildungsroutine aufgegeben haben, wenn Sie anschließend täglich beängstigenden Pflichten ausgesetzt sind, die nicht selten dazu führen, dass Sie sich inkompetent, unzulänglich, erschöpft, enttäuscht, abgewertet, frustriert und machtlos fühlen.

Ich weiß nicht. Wenn ich mit anderen frisch Examinierten rede, scheinen viele von ihnen schon jetzt an die Zukunft zu denken, obwohl sie nicht glücklich mit ihrem Arbeitsplatz oder mit ihrer Arbeit sind. Und deshalb frage ich mich: „Will ich das hier wirklich für den Rest meines Lebens machen? Was soll ich sonst tun?"

Das ist nicht akzeptabel – das bin ich nicht. Ich bin nicht gemein, barsch, [mürrisch], warum kann ich es nicht lassen, mich so zu verhalten? Kann man nach acht Monaten schon ausgebrannt sein? Ich beherrsche den Zynismus und das entsprechende Verhalten perfekt! Und was bedeutet das: „Oh, weil ich jung aussehe und mein Gesicht neu für Sie ist, glauben Sie, dass Sie das Recht haben, mich wie ein ungezogenes Kind zu behandeln?" Und dies hält die Frustration über Berufsanfänger aufrecht. Aber wie viele von ihnen werden bleiben wollen, wenn sie so behandelt werden? Ich frage mich, was passieren würde, wenn ich die Personen genauso respektlos behandeln würde wie sie mich. Das würde ich wirklich gerne tun – so wurde ich von meiner Mutter nicht erzogen, aber das wird vielleicht bald passieren – Wow, das ist wirklich alles sehr negativ – aber genau das empfinde ich. Es ist nicht der beste Ort für mich. Ich habe langsam das Gefühl, dass meine Arbeit keine Berufung ist, sondern nur ein Job. Etwas, worin ich kompetent bin, aber mir ist auch bewusst, dass diese Einstellung dazu führen kann, dass mir Menschen, Patienten und Familien gleichgültig sind.

Auf diese Art und Weise kann eine Abwärtsspirale in Gang gesetzt werden, die zur Folge hat, dass Sie sich von Ihrer Umgebung zurückziehen und versuchen, Ihre Energie zu schonen und die Kontrolle über Ihr Leben wiederzuerlangen. Berufsanfänger*innen sehnen sich in diesem Stadium häufiger nach Situationen mit stabilen und vertrauten Patient*innen, deren Pflege nicht so viele Überlegungen und Energie erfordert (für den Fall, dass Sie weniger zu geben haben). Ich habe die Erfahrung gemacht, dass frisch examinierte Pflegefachpersonen in dieser Zeit keine regelmäßige Arbeit wollen, damit sie sich die Arbeitszeiten aussuchen können. Die meisten Berufsanfänger*innen haben es einfach satt, immer nur mit „Neuem" konfrontiert zu werden und versuchen, den Mechanismus aus Lernen, sich Weiterentwickeln und sich Verändern zu durchbrechen.

Jetzt, wo Sie in der Lage sind, den „Blick nicht mehr nur auf die Dinge zu richten", die gerade anstehen, gilt es, nahe liegende Fragen zu beantworten, die es Ihnen ermöglichen, „loszulassen und weiterzumachen":

Aus welchem Grund habe ich mich für die Pflege entschieden?

- Mangelndes Selbstvertrauen ist völlig normal. Dies ist immer noch eine Zeit des Lernens und Sie sind noch unsicher, was Sie, verglichen mit den Pflegefachpersonen in Ihrer Umgebung, dieser Disziplin geben können – doch denken Sie an die einzigartigen Fähigkeiten, die Sie in Ihre Arbeit einbringen, die außer Ihnen niemand hat, und seien Sie dankbar dafür.

*Werde ich irgendwann genau so kompetent sein wie meine erfahrenen Kolleg*innen und Mentor*innen?*

- Die scheinbar angeborenen und so „mühelosen" Leistungen und Fähigkeiten Ihrer erfahrenen Kolleg*innen werden zum Gradmesser Ihrer eigenen, noch nicht ausgereiften, unbeständigen und häufig unzulänglichen Leistungen und Fähigkeiten – dieser Vergleich kann Ihr Selbstvertrauen untergraben und ist zudem unrealistisch.
- Sie stellen einen Zusammenhang her zwischen Ihrem „Selbstvertrauen" und Ihrer „Kompetenz" und glauben, weil Sie kein Selbstvertrauen haben, sind Sie auch nicht kompetent. Doch es besteht nicht immer ein direkter Zusammenhang zwischen Selbstvertrauen und Kompetenz und es braucht Zeit, um beides zu entwickeln.
- Ein intensiver Austausch mit Ihrem/Ihrer Mentor*in, einer/einem erfahrenen Kolleg*in oder mit einer Person, der Sie vertrauen und die Ihre Erfahrungen nachvollziehen kann, ist von ausschlaggebender Bedeutung, wenn es darum geht, eine „realistische" Einschätzung der pflegerischen Arbeit zu entwickeln.

Werde ich auf beruflicher Ebene jemals die Anerkennung bekommen, die mir nach meinem Ermessen zusteht?

- Die Erarbeitung eines „rechtmäßigen Platzes“ auf dem professionellen Kontinuum des Gesundheitswesens ist ein fortlaufender Prozess, der besonders gut zu beobachten ist:
  - in Institutionen oder Kulturen innerhalb von Abteilungen, die eine hierarchische Struktur aufweisen,
  - wo Pflegefachpersonen mit unterschiedlicher Kompetenz sich nicht kollegial oder nicht kooperativ verhalten,
  - wenn die Zusammenarbeit zwischen Pflegefachpersonen und Ärzt*innen als professionelles Team nicht funktioniert,
  - wenn die Kenntnisse, praktischen Fähigkeiten und klinischen Einschätzungen von Pflegefachpersonen nicht gewürdigt werden.
- Jeder verdient es, von anderen für sein besonderes Wissen, seine Fähigkeiten und charakterlichen Eigenschaften, die er/sie in die Versorgung der Patient*innen/Klient*innen einbringt, respektiert zu werden; doch häufig kommt der Respekt, den wir so dringend wollen und brauchen, von uns selbst – darauf sollten Sie Ihr Augenmerk richten.

Wird mein Leben irgendwann wieder geregelt sein?

- Möglicherweise sind Sie in diesem Stadium außergewöhnlich müde und diese Erschöpfung kann Ihre Zweifel verstärken. Berücksichtigen Sie stets, dass die Fragen und Zweifel, die Sie in diesem Stadium haben, immer anders aussehen, wenn Sie eine Nacht (oder in Ihrem Fall auch einige Wochen) gut geschlafen haben.
- Sie werden auch wieder so ausgeglichen sein, wie Ihre erfahrenen Kolleg*innen es anscheinend sind, und eines Tages werden auch Sie an Ihrem Arbeitsplatz erscheinen und von Ihrem Wochenende erzählen, ohne an die Arbeit zu denken, die erledigt werden muss, bzw. dies erst dann zu tun, wenn es so weit ist.

Was für eine Pflegefachperson bin ich?

Es ist normal, sich mit anderen Pflegefachpersonen innerhalb und außerhalb Ihres Praxisbereichs zu vergleichen – als Berufsanfänger*innen vergleichen wir uns oft mit Berufskolleg*innen.

- In dieser Phase Ihrer Transition haben Sie genug Erfahrungen gesammelt, um zu wissen, wie Ihre Praxis aussehen soll und wie nicht. Sie sind dabei, Ihre eigene professionelle Identität zu entwickeln.
- Im zweiten Stadium interessieren Sie sich für die Arbeit einer Registered Nurse, Licensed/Registered Practical Nurse, Enrolled Nurse oder Registered Psychiatric Nurse[21] und welche Voraussetzungen Sie dafür brauchen.

4.3 Zweifeln

In der ersten Phase des zweiten Transitionsstadiums ist Ihr Selbstvertrauen oft fragil und das Bedürfnis, von erfahrenen Kolleg*innen, deren Kompetenz Sie wertschätzen und bewundern, anerkannt zu werden, ist völlig normal.

> Ich denke, das kommt noch, aber ich habe nicht das Gefühl, dass ich an meinem Arbeitsplatz irgendjemanden von irgendetwas überzeugt habe. Ich glaube, für sie bin ich immer noch die kleine frisch examinierte Pflegefachperson, die viele Fragen stellt und viel Hilfe braucht. Ich finde, dass ich gerade in den letzten Monaten eine Menge gelernt und mich sehr verändert habe, und ich habe viele Erkenntnisse gewonnen und meine auch, dass ich viel weniger Fragen stelle und viel weniger Hilfe brauche. Aber ich habe immer noch den Eindruck, dass die Personen – ich weiß nicht, wie ich es erklären soll und ich weiß auch nicht, wie ich es beweisen soll, aber ich glaube, dass sie mich als Pflegefachperson noch nicht ernst nehmen.

21 Jede Form der Weiterqualifikation nach dem Examen/Diplom (Anm. d. Hrsg.)

Meine Mentorin hat mich gefragt: „Warum machen Sie das so?", und ich sagte: „X hat mir gesagt, dass es hier so gemacht wird und ich bin der gleichen Meinung und finde, dass wir es genauso machen sollten", und sie war ziemlich, na ja es war Montag morgen, aber sie war kurz angebunden und ich glaube, der Grund war der, dass sie mir als Pflegefachperson nichts zutraut. Ich bin für sie die kleine dumme frisch examinierte Pflegefachperson, der sie nichts zutraut und sie glaubte, ich wusste nicht, wovon ich rede. Wäre ich eine erfahrene Pflegefachperson gewesen, hätte sie nichts gesagt. Ich habe mich gefühlt wie zurückgeworfen und dachte: „Oh, ich werde immer noch nicht als Pflegefachperson anerkannt. Ich muss sie noch überzeugen." (schmunzelt)

Im ersten Transitionsstadium haben Sie Ihre Kolleg*innen gefragt, was Sie in bestimmten klinischen Situationen „tun sollen", doch jetzt sind Sie in der Lage, eigene Ideen oder Strategien zu entwickeln, um die klinischen Situationen, mit denen Sie konfrontiert werden, zu meistern, wobei eher die Klärung, Bestätigung und Bewertung Ihrer Vorstellungen und Handlungen im Vordergrund steht.

Ich muss nicht mehr so intensiv über meine pflegerische Arbeit nachdenken. Ich kann an andere Dinge denken. Ich habe so oft mit Pflegefachpersonen gearbeitet, dass ich die Mentalität der einzelnen Pflegefachpersonen und ihre Arbeit kenne und ich frage sie: „Warum machen Sie das und die andere Pflegefachperson nicht?"

Ja, wenn ich früher Fragen gestellt habe, habe ich mir nichts dabei gedacht. Ich war der Meinung, „ich muss das wissen, denn ich will meine Patienten ja nicht verletzen." Das musste schnell passieren, weil ich so viel zu tun hatte. Heute habe ich etwas mehr Zeit. Anstatt zu jemandem zu rennen und zu sagen: „Ich brauche schnell eine Antwort", informiere ich mich und werde selbst aktiv. Ich denke, auf diese Art und Weise bekomme ich mehr Anerkennung.

Die Erfahrung, Entscheidungen treffen und pflegerische Maßnahmen implementieren zu können, die nicht nur ungefährlich und angemessen, sondern auch vernünftig und durchdacht sind, stärkt Ihr Selbstvertrauen. Dabei kann das Feedback von Kolleg*innen eine große Hilfe sein, also scheuen Sie sich nicht, danach zu fragen. Sie können beispielsweise Ihren/Ihre Praxisanleiter*in/Mentor*in fragen: „Was sagen Sie zu meiner Entscheidung in diesem Fall? Hätten Sie die gleiche Entscheidung getroffen?" oder: „Was halten Sie von meinem Umgang mit der Situation? Waren meine pflegerischen Maßnahmen in diesem Fall optimal oder hätten Sie etwas anderes gemacht? Können Sie mir die Gründe für Ihre Entscheidung in der Situation nennen?"

Ich glaube, ich bin viel gründlicher und viel fokussierter, wenn es um wichtige Dinge geht. Ich habe einen besseren Überblick – d.h. ich arbeite die Routine ab und dann weiß ich, was sonst noch so ansteht und das hilft mir bei der Vorbereitung. Ich überlege: „Ok, was wird in so einem Fall normalerweise angeordnet?" Doch das scheint nicht das Richtige zu sein und man fragt sich, ob man vielleicht doch lieber den Arzt anrufen sollte, um sich zu vergewissern, ob Antibiotika gegeben werden sollen oder Morphine oder irgendetwas anderes. Ich würde sagen, ich überlege mehr und denke gründlicher nach, d.h., ich priorisiere, anstatt einfach in Zimmer 1 anzufangen und mich dann bis Zimmer 10 vorzuarbeiten; ich frage mich: „Ok, wen muss ich mir zuerst anschauen? Wie organisiere ich den Morgen am besten? Wer bekommt um 8:00 Uhr seine Medikamente?", oder: „Dieser Patient hatte keine gute Nacht", oder: „Diese Patientin braucht vielleicht etwas gegen ihre Schmerzen, also gehe ich zuerst zu diesen Patienten." Ich glaube, ich kann meine Arbeit viel schneller erledigen, wie z.B. Anordnungen abarbeiten. Wir kümmern uns alle selbst um unsere Anordnungen und schauen im Computer nach. Während man früher gar nicht wusste, wo man nachschauen sollte, weiß ich heute, was ich schon eingegeben habe. Mir ist bewusst, dass ich ein bisschen schneller arbeiten könnte, und verglichen mit den meisten Pflegefachpersonen bin ich immer noch ziemlich langsam, aber immerhin bin ich schneller als früher. Es mag seltsam klingen, aber wenn man etwas zum ersten Mal macht, dann vergisst man all diese winzig kleinen Dinge, die man heute mit links macht. „Ok, legen wir los." Das ist angenehm (lacht).

In den ersten Monaten des zweiten Stadiums könnten Sie in Versuchung geraten, eine leitende Funktion zu übernehmen. Für Stationsleitungen oder Anleiter*innen ist die Tatsache, dass Sie in diesem Stadium mehr Sicherheit und Selbstvertrauen entwickeln, ein Zeichen, dass Sie „bereit" sind, Verantwortung für eine Abteilung, für die Studierenden oder die Orientierung neuer Mitarbeiter*innen zu übernehmen. All meine Untersuchungen haben jedoch ergeben, dass frisch Examinierte häufig mit klinischen Situationen konfrontiert werden, die ihre klinische Kompetenz und ihre kognitive oder erfahrungsbasierte Leistungsbereitschaft übersteigen, was sehr beunruhigend ist.

Ich habe Angst vor den gleichen Dingen, vor denen ich schon immer Angst hatte. Ich habe immer Angst, dass ich irgendetwas versäume oder dass irgendetwas passiert und ich es nicht merke. Oder dass mir etwas in den Sinn kommt und ich es nicht zur Kenntnis nehme.

Die meisten der Teilnehmer*innen an meinen Untersuchungen gaben an, dass sie, obwohl sie noch keine fünf Monate Erfahrung hatten, entweder aufgefordert wurden, in Wachstationen zu gehen oder sogar Schichten dort zugeteilt bekamen. Dies löste bei den Berufsanfänger*innen großes Unbehagen aus, doch 1) waren diese frisch examinierten Pflegefachpersonen der Meinung, sie seien noch zu „neu", um Forderungen in Bezug auf ihre Arbeit zu stellen, oder 2) sie wollten die Pflegedienstleitung, die/den Praxisanleiter*in oder die/den erfahrene*n Kolleg*in, die sie aufgefordert hatte, nicht enttäuschen oder 3) sie sahen in dieser Aufforderung ein Zeichen des Vertrauens in ihre Fähigkeiten. All dies machte es ihnen schwer, die Aufforderung abzulehnen.

Schon wieder bin ich in der Wachstation. Ich fühle mich dieser Aufgabe nicht gewachsen, weil ich diesbezüglich nicht instruiert wurde. Das ist das zweite Mal, dass sie mich hierhergeschickt haben, aber beim ersten Mal hat es ein großes Durcheinander gegeben und sie haben mich nach der Stationsübergabe woanders hingeschickt. Ich habe darauf hingewiesen, dass ich ein Training brauche, aber dies fand keine Gehör – Ich verstehe nicht, wie sie eine prekäre Situation mit der Aussage „Oh, Sie sind ja bloß die zweite Pflegefachperson und müssen keine Medikamente geben", bagatellisieren können. Hallo: die Patienten sind nicht auf der Wachstation wegen der Medikamente, die sie brauchen, sondern weil sie schwer krank sind. Aufgrund meiner mangelnden Erfahrung fühle ich mich für diese Aufgabe nicht ausreichend qualifiziert!

Es ist sicher schwierig, „nein" zu einem solchen Angebot zu sagen, das ja eine Anerkennung Ihrer Fähigkeiten beinhaltet. Dennoch sollten Sie eine sorgfältige Abwägung treffen zwischen dem Angebot und dem Risiko, das Sie und die von Ihnen betreuten Patient*innen eingehen, wenn Sie das Angebot annehmen. Zur Erinnerung – es braucht Berufserfahrung, um eine qualifizierte Pflegefachperson zu werden!

Ich habe den Eindruck, dass die Mitarbeiter*innen mich akzeptiert haben, was ich toll finde, aber gleichzeitig habe ich das Gefühl, sie vergessen, dass ich noch eine Berufsanfängerin bin. Es gibt so vieles, was ich noch nie gemacht habe und vieles, womit ich so gut wie keine Erfahrung habe.

Abgesehen davon, dass es in diesem Stadium einigermaßen früh für Sie ist, „auf Ihrem Weg" zu sein, hat diese Phase Ihrer professionellen Rollentransition auch Nachteile. Sie arbeiten in den ersten sechs Monaten immer an der gleichen Stelle, was sich sehr angenehm und vertraut anfühlt; dennoch ist es ratsam, nicht zu schnell vorzugehen. Um grundlegende professionelle Fähigkeiten zu entwickeln, brauchen Sie mindestens 12 Monate Praxiserfahrung und eine zu frühe Veränderung kann ein Rückschlag für Sie bedeuten.

Ich habe das Gefühl, wieder ganz am Anfang zu stehen. Ich habe einen Job aufgegeben, bei dem ich in der Regel wusste, was ich tat, was zu erwarten war, wie die Station funktioniert und jetzt bin ich wieder ganz am Anfang und das ist frustrierend. Ich habe das Gefühl, dass ich nicht weiß, was ich tue. Ich habe Erfahrungen mit Operationen und fühle mich nicht ganz so schlecht, außer was die Routinen auf dieser Station betrifft, und die Pflegefachpersonen achten sehr genau darauf, wie etwas gemacht wird und was gemacht wird. Wieder Anfängerin zu sein, ist ziemlich hart. Ich habe das Gefühl, wieder ganz am Anfang zu stehen, wieder eine Berufsanfängerin zu sein und das nach sechs Monaten. Das ist heftig. Und dann fühlt man sich inkompetent und erlebt all die damit verbundenen Gefühle.

Nach meiner Einschätzung ist die Erfahrung von Stabilität, Beständigkeit, Vertrautheit und Vorhersagbarkeit in diesem Stadium genauso wichtig wie in den Monaten vor Ihrer Transition – allerdings aus anderen Gründen. In den ersten Monaten Ihrer Transition stehen Sie noch unter dem Einfluss des Enthusiasmus über den Abschluss Ihrer Ausbildung; Sie können mit allem fertig werden! Dies kann sich nach einigen Monaten ändern, wenn Sie die neuen Rollen und Pflichten kennengelernt haben, mit veränderlichen, unvorhersagbaren und manchmal instabilen Situationen konfrontiert wurden und alles darangesetzt haben, die überaus wichtige, aber meist hart erarbeitete professionelle Glaubwürdigkeit zu erlangen. Ich vergleiche dieses Stadium Ihrer Transition mit der Situation nach einem Code, wenn das Adrenalin, das Ihnen durch diese Erfahrung (auch erstes Transitionsstadium genannt) hindurchgeholfen hat, immer noch durch Ihre Venen strömt und Ihnen eine erhöhte Wachsamkeit und mehr Energie verleiht. Irgendwann sinkt das Adrenalin wieder (auch zweites Transitionsstadium genannt) und Sie sind zittrig und ausgelaugt. Diese „Zittrigkeit" ist ein weiterer Grund, weshalb Sie beständige und vorhersagbare Aufgaben mit „angemessenen" Herausforderungen brauchen. Je nachdem wie gut Sie das erste Stadium und den Transitionsschock (Kap. 2) bewältigt haben, fühlen Sie sich jetzt mehr oder weniger erschöpft. Zur Erinnerung: Die einzige Empfehlung bei Erschöpfung lautet Regeneration – gönnen Sie sich eine Ruhepause!

Annehmlichkeiten, Selbstvertrauen, der Grad der Verantwortung und auch das persönliche und professionelle Wachstum, das man erfährt. Man erlebt viele Veränderungen. Alles verändert sich sehr. Der Lebensstil, den man während der Ausbildung geführt hat, ist definitiv vorbei. Man hat nicht mehr ständig Geldsorgen und kann sein Geld für dieses oder jenes ausgeben. Und man hat mehr Verantwortung. Es gibt definitiv Veränderungen. Es ist ein großer Unterschied, ob man einige Tage frei hat oder eine ganze Woche. Man kann viel mehr unternehmen. Und ich bin immer noch auf der Suche nach Möglichkeiten, meine Freizeit konstruktiv zu gestalten.

Die Phase vom vierten bis zum achten Monat nach der Orientierung ist eine kritische Zeit, in der Sie das, was „war“, festhalten wollen, weil es sicher und angenehm erscheint (vornehmlich, weil Sie es kennen); gleichzeitig ist Ihnen aber auch klar, dass Sie loslassen und dem Entwicklungsprozess vertrauen müssen, wenn Sie über die Person, die Sie sind, hinauswachsen und zu der Person werden wollen, die Sie sein könnten. Es ist eine Zeit, in der Sie die Bereitschaft haben müssen, Ihren Weg fortzusetzen, auch wenn Sie nicht wissen, was auf Sie zukommt.

Ich habe es geliebt. Jeden Tag bin ich gerne hingegangen. Auch wenn ich vier Nächte hintereinander arbeiten musste, es hat mir nichts ausgemacht, ich habe die Arbeit einfach gerne gemacht. Aber jetzt sieht es ganz anders aus. Ich weiß auch nicht. Zum Teil liegt es daran, dass es neu ist und ich weniger Selbstvertrauen habe. Doch die pflegerische Arbeit mache ich immer noch gerne, ich mag bloß meinen Job im Augenblick nicht.

Ich hatte Schwierigkeiten zuzugeben, dass ich mir wegen meiner Berufswahl nicht mehr so sicher bin. Es ist einfach blöd, eine so lange Ausbildung zu absolvieren, und wenn man dann fertig ist zu sagen: „Ich weiß nicht, ob das das Richtige für mich ist.“ Das hätte ich mir vor meiner Ausbildung überlegen sollen. – Ich weiß nicht so recht, was ich von der Pflege halten soll und wie es jetzt weitergeht und deshalb muss ich warten, bis ich mir sicher bin, bevor ich diesbezüglich Entscheidungen treffe.

Anders als in den ersten Monaten der Transition, in denen Ihnen die Anwesenheit und Aufsicht Ihrer erfahrenen Kolleg*innen Sicherheit vermittelt hat, geht es in diesem Stadium der Transition darum, Ihre Abhängigkeit von anderen in Selbstvertrauen zu verwandeln. Sie müssen die Erfahrung machen, dass Sie sich auf Ihr Können, Ihre Fähigkeiten, Ihr Urteilsvermögen und Ihre Kompetenz in der Praxis verlassen können. Daher werten Sie eine übermäßig strenge „Supervision“ Ihrer Praxis durch wohlmeinende Mentor*innen oder Supervisor*innen jetzt als Beweis für Zweifel an Ihren Fähigkeiten. Der Höhepunkt dieser Auseinandersetzung liegt gewöhnlich zwischen dem sechsten und achten Monat, wenn Ihr Selbstvertrauen in eine Krise gerät, die auf folgende Ursachen zurückzuführen ist: Ihre noch bestehende Unsicherheit in puncto Praxiskompetenz, Ihr Bedürfnis nach mehr Abhängigkeit und Ihre Befürchtung, die Patient*innen, Kolleg*innen und sich selbst zu enttäuschen, wenn Sie diese Erwartungen (Ihre eigenen und die der anderen) nicht erfüllen.

Es ist komisch. Ich arbeite drei Tage am Stück und was in diesen Tagen passiert ist, wirkt sich häufig auf meine freien Tage aus. Wenn die Arbeit gut läuft, ist meine Stimmung so gut, dass ich den Rest meines Lebens bewältigen kann. Ist die Arbeit nicht so gut gelaufen, hat dies Auswirkungen auf mein soziales Leben, meine Beziehungen zur Familie und zu Freunden. Zum einen gestalte ich meine freie Zeit produktiv und zum anderen lasse ich sie ungenutzt verstreichen, hänge auf der Couch ab und habe Angst vor der nächsten Arbeit am Stück. Das sollte mein Leben nicht so stark beeinflussen. Die Arbeit ist natürlich ein wichtiger Teil meines Lebens, aber die Betonung liegt auf „Teil“. Ich fühle mich wie am Anfang; unfähig, auf die Dinge in meiner Umgebung zu reagieren: Patienten, die mit ihrer Versorgung unzufrieden sind, Fragen von Familien, die ich nicht beantworten kann, Kolleg*innen, die den größten Teil der zusätzlichen Arbeit erledigen müssen und Ärzte, die mich verunsichern wie nie zuvor. Das soll nicht heißen, dass ich nie gerne gearbeitet habe. Es gab einige Monate, in denen ich mich in meiner Position wohl gefühlt habe, meinen Problemlösungsfähigkeiten vertraut habe, mich über meine neu erworbene Kompetenz in Sachen Zeitmanagement gefreut habe und stolz auf mein Urteilsvermögen und meine Detektivarbeit war, wenn Probleme auftauchten. Jetzt habe ich das Gefühl, wieder ganz am Anfang zu stehen und frage mich, wo die Monate mit Erfahrungen dieser Art geblieben sind und ob ich mir dieses angenehme Gefühl vielleicht nur eingebildet habe.

Ich weiß noch, dass ich emotional reagiert habe, weil die Pflege nicht so war, wie ich es mir gewünscht habe. Ich hatte diesen Traum, tolles Haus und viel Geld – darum ging es, Geld. Das hat mich immer interessiert, reisen, eine Familie haben und solche Sachen. Und dann gibt es in ersten sechs Monaten so viele andere Dinge zu tun und das erste, was man denkt, wenn man mit der Pflege beginnt, ist: „Da werde ich schnell wieder raus sein und bla, bla, bla“, aber das passiert nicht und anfangs war es auch mühsam, Zugang zu „dem Kollegenkreis“ am Arbeitsplatz zu bekommen, das war schwierig. Und weil ich neu war, kannte ich die Arbeitnehmerrechte nicht. Ich wollte nach sechs Monaten kündigen, weil ich mir sagte: „Das ist nicht das, was ich wollte.“ Aber meine Mutter hat dafür gesorgt, dass ich dabeigeblieben bin. Und ich bin froh darüber. Ich war bei einer Praxisanleiterin und die hat mir gesagt: „Bei mir waren es wie bei Ihnen auch die ersten sechs Monate und meine Mutter hat auch dafür gesorgt, dass ich dabeibleibe und ich bin ihr dankbar dafür. Trotzdem sage ich, wenn Sie eine Person kennen, die in die Pflege will, raten Sie ihr zu überlegen, ob dieser Beruf das Richtige für sie ist und ob sie Personen mit entsprechenden Erfahrungen kennt, bevor sie diesbezüglich eine Entscheidung trifft. Denn der Weg ist zu lang, um am Ende festzustellen, dass es nicht das Richtige ist.“

Dies ist eine problematische Zeit in Ihrer Entwicklung; manchmal ärgern Sie sich über Ihre Kolleg*innen, wenn Sie sich von ihnen zu sehr „kontrolliert“ fühlen, und manchmal fühlen Sie sich im Stich gelassen, wenn Sie mit Situationen allein gelassen werden, die Ihnen nicht vertraut, unvorhersehbar oder instabil sind. Es ist schwierig, eine praktikable Lösung für diese heikle Lage zu finden, denn dies ist eine von den Situationen, für die gilt, „egal, ob man es tut oder lässt, es ist in jedem Fall negativ“. Ich bin immer der Meinung gewesen, dass man mit respektvoller Aufrichtigkeit und behutsamer Transparenz am weitesten kommt; daher schlage ich vor, Sie setzen sich mit Ihrer/Ihrem Praxisanleiter*in/Mentor*in zusammen und berichten ihr/ihm genau, welches Thema oben diskutiert wurde. Danken Sie ihr/ihm für ihre/seine Umsichtigkeit und sagen Sie ihr/ihm, dass es nicht sie/ihn betrifft, sondern Sie selbst, und dass es für Ihre Weiterentwicklung wichtig ist, mehr freie Hand zu bekommen. Wenn Ihnen dies unangenehm ist, wenden Sie sich an Ihre/Ihren Praxisanleiter*in oder Mananger*in, damit sie/er Ihnen im Vertrauen sagt, wie Sie mit der Situation umgehen sollen. Wenn Ihre/Ihr Praxisanleiter*in/Mentor*in tatsächlich so umsichtig ist, beginnen Sie das Gespräch am besten so: „Mir ist aufgefallen, dass Sie meine Arbeit immer noch sehr genau beobachten, und ich frage mich, ob Sie mit meiner Arbeit oder meiner Arbeitsweise zufrieden sind. Ihre Unterstützung und Anleitung sind mit sehr wichtig und deshalb wollte ich Sie fragen, ob Sie mich für fähig halten, eigenständiger zu arbeiten.“

Heute hat eine erfahrene Pflegefachperson mir bei einigen Aufgaben geholfen; sie hat mir ständig über die Schulter geschaut und mich nervös gemacht. Ich weiß, dass ich mehr Zeit für meine Arbeit brauche – ein paar Minuten länger, um ein Medikament aufzuziehen, ein paar Minuten länger für die Dokumentation etc. Sie war mir immer einen Schritt voraus und hat mir gesagt, was ich zu tun habe, bevor ich überhaupt die Chance hatte, es selbst zu tun – mit dem Erfolg, dass ich noch mehr falsch gemacht habe!

4.4 Überprüfen

Irgendwann zwischen dem sechsten und achten Monat findet eine Veränderung statt und der Rest des Stadiums wird darauf verwendet, das, was Sie in der Ausbildung über die Pflege gelernt haben und Ihre aktuellen Erfahrungen als professionelle Pflegefachperson, die das erworbene Wissen in der Praxis anwendet, miteinander zu verknüpfen.

> Ich denke, es war eine bewusste Entscheidung, die mit dem Thema Angst zu tun hat. Man denkt sich: „Es reicht." Wissen Sie, was ich meine? Meistens ist es jetzt in Ordnung für mich, ich lasse es hinter mir oder erzähle [meinem Freund], „dies und das ist passiert und das hat mich ziemlich mitgenommen", aber das ist es dann auch und ich gehe schlafen. Es beschäftigt mich nicht weiter so und ich frage mich nicht: „Habe ich irgendwelche Fehler gemacht?" Meistens denke ich so etwas nicht mehr so oft, sondern sage mir eher: „Ok, ich habe an diesem Tag mein Bestes gegeben oder ich habe mich vergewissert, dass alles erledigt wurde oder was an dem Tag nicht so gut geklappt hat – Ich muss das einfach hinter mir lassen, denn jetzt kann ich sowieso nichts mehr daran ändern."

Die Gewöhnung an Ihre neue Identität als Pflegefachperson hängt von Ihrer Fähigkeit ab, Ihre bisherigen Erfahrungen einer kritischen, aber angemessenen Überprüfung zu unterziehen. Es kommt die Zeit (z.B. in diesem Stadium), da werden Ihnen die Unterschiede zwischen dem, was Sie als Pflegefachperson tatsächlich tun und dem, was Ihnen vermittelt wurde, allzu deutlich bewusst. Das ist heftig.

> Es ist definitiv nicht das, was ich mir vorgestellt habe. Bis zum Abschluss meiner Ausbildung habe ich gedacht, ich wüsste, was auf mich zukommt, aber seit ich angefangen habe, weiß ich nicht mehr, was ich mir unter der Pflege vorgestellt habe. – Ich erinnere mich, dass mir während der Ausbildung beigebracht wurde, wie man unter sterilen Bedingungen arbeitet. Jetzt stehe ich hier und schaue zu, wie eine erfahrene Pflegefachperson ohne Handschuhe einen Verband entfernt und einen anderen auf die Schnittwunde gelegt hat, ohne sie zu reinigen, und ich sage nichts dazu.

Sprechen Sie mit „erfahrenen" Kolleg*innen, die sich im Laufe ihres Berufslebens selbst mit Problemen wie diesen „herumgeschlagen" haben (wie jede/jeder). Wie bereits an früherer Stelle erwähnt, ist ein entscheidender Moment im Leben von Gesundheitsexpert*innen, wenn sie erkennen, dass es kein Nirwana gibt, dass die Realität nie ideal ist und wir alle aufgefordert sind, uns ihr anzunähern so gut es geht. Sie sind vielleicht verunsichert, „wie Sie reagieren sollen", wenn Kolleg*innen Dinge tun, die nicht dem Standard entsprechen. Wozu Sie sich auch entschließen, es ist im Rahmen der Entwicklung Ihrer professionellen Identität eine ernste Entscheidung. Also wägen Sie sorgfältig ab.

> Ich habe mir gesagt, dass es Ok ist, wenn ich nicht all diese Standards einhalte. Es gibt so viel zu lernen, dass es unmöglich ist – alles so gut zu machen, wie man es gerne möchte. Ich weiß nicht, ob das gut ist, aber so ist es eben. Man gerät in Versuchung, selbstgerecht zu werden, wenn man sagt: „Meine Arbeit ist Ok."

Gesundheitsfachpersonen, die mit Menschen am Ende ihres Lebens arbeiten, so wie es Pflegefachpersonen tun, lernen schnell, dass es „Grenzen" gibt, die wir nicht überschreiten dürfen, wenn die Dinge schwierig werden (und glauben Sie mir, die Dinge werden schwierig). Die Linien, die eine gute von einer schlechten Praxis unterscheiden, können nicht durch Fettdruck oder Kursivschrift hervorgehoben werden, wie in einem Buch! Das Wissen, das ich meine (die Anwendung von Theorien und Kenntnissen im realen Leben, die wir als intuitives Wissen bezeichnen), ist schwer fassbar und eher grau als schwarz und weiß. Vieles von dem, was wir als Pflegefachpersonen lernen, beruht auf aktionsbasiertem Denken (Schon, 1983) (auch bezeichnet als praxisbasiertes Denken), mit dem sich die Pflegefachpersonen nach der praktischen Arbeit kritisch auseinandersetzen.

Ja, ich denke ein bisschen mehr darüber nach [über das, was ich tue], wie z.B.: „Ich finde, das ist keine gute Art und Weise, einen intravenösen Zugang zu legen." Wenn man einmal gesehen hat, wie die richtig guten Pflegefachpersonen diese intravenösen Zugänge legen, denkt man: „Das unterscheidet sich doch deutlich von dem, wie es die andere macht", und das spricht sich herum, weil alle wegen intravenöser Zugänge immer zu ihr kommen. Es ist ein gutes Beispiel.

Alles, was wir als Pflegefachpersonen tun, kann wahrscheinlich besser gemacht werden, und jeder Tag ist ein neuer Tag mit Möglichkeiten, voranzukommen und sich weiterzuentwickeln. Berufsanfänger*innen sollten wissen, dass die perfekte Praxis nicht existiert und wir uns dennoch bemühen, unsere Pflege, unsere klinischen Entscheidungen und unsere Einschätzungen zu optimieren; dies erfordert ein gezieltes Zusammenspiel von denken und handeln.

Ich glaube, das Arbeitspensum ist schuld daran. Man ist erschöpft, selbst ich; ich wollte eigentlich nie damit anfangen, alles abzukürzen. Man ertappt sich selbst dabei, aber das ist keine Pflege. Man rennt den ganzen Tag herum, der Rücken tut weh und man ist erschöpft. Diese Patientin soll einmal am Tag aufgesetzt werden – eine gute Idee, sie mindestens einmal am Tag in den Sessel zu setzen, aber man tut es nicht. Das meine ich mit abkürzen.

Ich finde, ich habe mich wirklich weiterentwickelt, was meine Fähigkeiten, Kenntnisse und mein Selbstvertrauen als Pflegefachperson anbelangt, aber da ist immer noch so vieles, was man wissen und tun muss, um sich sicher zu fühlen, bis man eine kompetente Pflegefachperson wird. Es geschafft zu haben, dass ich nicht mehr so viel Angst habe, immer wenn ich auf die Station gehe, um eine neue Schicht anzutreten, hat dazu geführt, dass ich meine Arbeit gerne tue und Fragen stelle, wenn ich unsicher bin. Ich finde, das alte Sprichwort „Übung macht den Meister" trifft nicht auf den Beruf zu, den ich mir ausgesucht habe, weil es so viele Möglichkeiten gibt, seine Arbeit zu erledigen und so viele Praktiken, die sich im Laufe der Zeit verändern, dass man als Pflegefachperson Perfektion niemals erreicht. Ich habe dieses Ziel aufgegeben. Ich ziehe es vor zu sagen, „Übung macht effizienter."

Suchen Sie sich eine Person (oder mehr als eine, weil die einzelnen Mentor*innen für verschiedene Dinge zuständig sind), der Sie vertrauen können und die Sie durch das Minenfeld begleitet, d.h. die täglichen Probleme und klinischen Situationen, die uns pflegerische Einschätzungen und Entscheidungen abverlangen. Dieses Stadium ist geprägt von Selbstzweifeln, aber: „Man kann nachts und tagsüber seine Schicht antreten in dem Bewusstsein, dass ich mich auf die Pflegefachpersonen, mit denen ich zusammenarbeite, völlig verlassen und sie um Hilfe bitten kann."

Gedanken werden in Handeln umgesetzt, die lebensverändernde Konsequenzen für die von Ihnen betreuten Menschen haben können. Niemand ist in der Lage, getrennt von allen anderen gute pflegerische Arbeit zu leisten.

Ein bisschen Anerkennung wäre schön gewesen. Mir ist aufgefallen, dass wir darin nicht gut sind. Ich weiß nicht, ob das bei Pflegefachpersonen allgemein so ist, aber in unserer

Abteilung werden keine Komplimente gemacht. Man könnte doch beispielsweise sagen: „Sie haben sehr gute Arbeit geleistet." Das hat mir noch nie jemand gesagt. Aber sie schreiben auf, wenn jemand nicht gut arbeitet, und das halte ich für unnötig. Sie könnten doch zu einer frisch examinierten Pflegefachperson, die eine gute Entscheidung trifft, sagen: „Sie haben genau das Richtige gemacht", einfach weil man es braucht. Selbstgespräche können einen auf Dauer nicht aufbauen.

4.5 Realisieren

Jetzt, da Sie sich dem letzten Teil des zweiten Transitionsstadiums nähern, befähigt Sie die Konfrontation mit der Praxis während der vergangenen sechs bis acht Monate zu einer realistischeren Sicht auf Ihre professionellen Erfahrungen. Es gibt weniger Höhen und Tiefen, aber dafür mehr „normale" Tage. Waren Sie früher frustriert über Ihren wahrgenommenen Mangel an Fortschritten, erleben Sie jetzt eine entspanntere Phase, in der sich zu der latenten Angst, dass herauskommt, was Sie alles nicht wissen, wachsendes Vertrauen in Ihre Fähigkeiten gestellt. Sie beginnen, Selbstvertrauen zu entwickeln.

Ich glaube, dass „sich auf sich selbst verlassen" und" „sich selbst vertrauen" Hand in Hand gehen, denn wenn ich mir nicht vertraue, wenn ich meinem eigenen Urteil nicht vertraue, werde ich nie sagen können: „Das ist die richtige Entscheidung." Ich werde immer denken: „Ich frage lieber noch mal nach." Ich finde das sehr wichtig. Und ich denke, wenn ich weiterkommen will, muss ich mir vertrauen oder ich komme nie weiter. Auch wenn ich etwas vermassle, ist es Ok.

Auf Ihrem Weg durch dieses Stadium kann es passieren, dass der Kontakt zu Ihrer Umgebung (Freund*innen, Kolleg*innen oder auch Sie selbst) lockerer wird. Diese Reaktion ist völlig normal, weil Sie an den schon früher erwähnten Punkt gelangen, an dem Sie versuchen, theoretisches Wissen mit der Praxis in Einklang zu bringen.

Ich kann meine Arbeit priorisieren. Ich mache mir nicht mehr so viele Gedanken und tue, was ich tun muss und dann delegiere ich, was ich delegieren muss und die Arbeit ist getan. Dann ist am Ende des Tages hoffentlich alles erledigt und ich kann nach Hause gehen. Das ganze Leben drehte sich fast nur um die Arbeit und ich war in den ersten Monaten ziemlich deprimiert. [Mein Mann] hatte mich verlassen und ich fing mit diesem neuen Job an und ich hatte das Gefühl, ich beschäftige mich nur noch damit – zur Arbeit gehen und wieder nach Hause und wieder auf die Arbeit vorbereiten. Aber ich habe überreagiert, hatte Schlafstörungen, träumte von der Arbeit und alles drehte sich nur noch um die Arbeit. Aber das ist nicht mehr so. In der Nacht davor schlafe ich immer noch nicht gut, aber zwischen den Schichten kann ich schlafen und danach halten mich Gedanken wie: „Oh, habe ich etwas versäumt? Habe ich etwas falsch gemacht? Hätte ich etwas anders machen sollen?", nicht mehr vom Schlafen ab. Ich gehe aus, nehme am Leben teil und mache mir keine Sorgen wegen der Arbeit.

Um sich in der letzten Phase dieses Stadiums und während des Übergangs zum letzten Transitionsstadium zu erholen, ist es wichtig, dass Sie sich wieder persönlichen Zielen und Wünschen widmen, die Sie zugunsten Ihrer professionellen Entwicklung aufgegeben hatten. Es kostet Sie weniger kognitive, körperliche und emotionale Kraft, um Ihren inzwischen vertrauten Rollen und Verpflichtungen in der Pflege nachzukommen und der Umgang mit klinischen Situationen macht Ihnen weniger Angst. Der Austausch über Ihre Arbeit kostet Sie weniger Energie, Ihre Träume sind nicht mehr so obsessiv und Sie denken vor der Arbeit weniger darüber nach, was alles passieren könnte und grübeln nach der Arbeit nicht mehr über die Ereignisse des Tages nach. Dieses Mehr an Energie gewährt Ihnen zusätzliche Zeit, sich an die Veränderungen in Ihrem Privat- und Berufsleben anzupassen und sie zu akzeptieren; Sie können sich an Ihren freien Tagen sogar entspannen und Ihre neu gewonnene Freiheit genießen!

> An manchen Tagen fühle ich mich wie ein Einsiedler und ich weiß, dass es vielen [meiner Freunde], die ich von der Ausbildung her kenne und zu denen ich immer noch Kontakt habe, genauso geht. Ich habe keine Lust auszugehen, keine Lust auf all die Personen im Pub. Ich will einfach auf meiner Couch bleiben und meine Lieblingssendungen im Fernsehen anschauen.

Etwa acht Monate nach der Orientierung spüren Sie, dass ein frischer Geist sich in Ihnen regt, der Sie sogar motiviert, nach neuen Herausforderungen für Ihren Intellekt und in Ihrer Praxis nach komplexeren Situationen zu suchen. Hier zeigt sich, wer Sie als Pflegefachperson sind und diese Selbsterkenntnis befreit Sie von den ständigen Zweifeln und Ungewissheiten, die notwendig waren, um Sie dahin zu bringen, wo Sie jetzt sind.

> Ich glaube, ich komme jetzt in ein anderes Stadium. Ich habe nicht mehr das Gefühl, neu zu sein und sage nicht mehr so oft „das ist neu für mich". Es geht mir viel besser. Ich bin, was bestimmte Fähigkeiten anbelangt, viel sicherer geworden und habe weniger Angst davor als am Anfang. Ich habe gemerkt, dass ich sogar in puncto Einschätzungen deutlich besser geworden bin, und ich weiß, dass ich immer besser werde, denn je häufiger man etwas macht, desto besser kann man es.
> Ich bin glücklich da, wo ich jetzt bin und möchte, dass es so bleibt und mir keine Gedanken über die Zukunft machen. Wenn sie kommt, dann ist sie eben da.

Was Sie wissen müssen

In diesem Stadium geht es darum, die Balance zu finden – es ist eine Phase, in der Sie das, was in Ihrer Umgebung geschieht, sehr bewusst wahrnehmen und Sie versuchen, angesichts des mit Ihrer professionellen Integration einhergehenden Chaos Ihr Gleichgewicht zu finden, was jedoch nicht heißen soll, dass dieses Chaos unnatürlich, unnormal oder sogar negativ ist – es ist einfach da. Bildlich ausgedrückt, die Transition ist eine Phase der Unordnung und Verwirrung.

In der Zeit vom vierten bis zum achten Monat des ersten Jahres Ihrer Transition werden Sie:

- nach einem **Ausgleich** für ein Leben suchen, das außer Kontrolle geraten scheint! Diese Suche kann Sie ablenken von den Schwierigkeiten und Ihnen helfen, eine Perspektive zu entwickeln und sich vor weiterem Energieverslust zu „schützen". Sie starten eine berufliche und persönliche Bestandsaufnahme und überlegen, wovon Sie sich trennen und was Sie behalten wollen. Sie sind auf der Suche nach Sinn, eine Suche, die sich auf Ihre Transitionserfahrung, Ihre Arbeit und Ihr ganzes Leben bezieht (wie das Sprichwort sagt: „Es muss doch noch mehr geben als DAS"). Ein Großteil dessen, was Sie in Ihrem Privatleben zurückgestellt haben (Ihre Kinder, Ihren/Ihre Ehepartner*in oder Ihre Freund*innen) werden wieder interessant für Sie. Sie können sich wieder den Hobbys widmen, an denen Sie Spaß hatten, bevor die Ausbildung Ihr Leben völlig in Anspruch genommen hat.
- sich **fragen**, weshalb Sie in Ihrem Leben auf vieles verzichtet haben, um jahrelang zu studieren, nur um dann festzustellen, dass es bei der Pflege, wie bei jedem anderen Beruf auf der ganzen Welt, darum geht, „seinen Lebensunterhalt zu verdienen"! Die Pflege ist häufig zermürbend, die Seele berührend, herzerwärmend und lebensverändernd, aber sie ist auch Arbeit. Sie müssen den ganzen Tag zur Verfügung stehen, Sie müssen be-

stimmte Dinge tun und mit bestimmten Menschen arbeiten, die Sie sich nicht ausgesucht haben. Doch mal abgesehen von der Möglichkeit, den Job zu wechseln (wo Sie vermutlich mit den gleichen Herausforderungen konfrontiert werden) steht fest, dass die Pflege ein Job ist. Diesen wollen Sie gut machen und an den meisten Tagen auch Spaß daran haben, richtig? Jetzt kommen wir zum Punkt: Im Rahmen Ihrer Transition kann dies eine schwierige Phase sein, weil die Erschöpfung, die Ihr Verhalten steuert, die Ergebnisse oder Ihre Wahrnehmung davon manchmal verfälscht. Halten Sie inne, fragen Sie, wonach Sie fragen müssen und sagen Sie sich, dass alles so kommt wie es kommen soll.
- **zweifeln**, ob die Pflege der richtige Beruf oder ein bestimmter Arbeitsplatz der richtige für Sie ist, ist normal! Selbst Zweifel an Ihren Entscheidungen und Einschätzungen sind die Regel, denn Sie wollen ja Ihre „Abhängigkeit" aufgeben und „unabhängiger" werden. Wie bei den meisten Dingen bewegen wir uns von einem Extrem ins andere, bevor wir einen Mittelweg finden; das ultimative Ziel ist Interdependenz, aber diese kommt oft zuletzt. Interessant im Zusammenhang mit Zweifeln in diesem Stadium ist, dass Sie in den ersten Monaten alles (Ihr Denken und Ihr Handeln) angezweifelt haben, während Ihre Zweifel sich jetzt als Achtsamkeit in Bezug auf die Implementation manifestieren. Meistens gibt es noch eine Frage, die Sie mit Ihren Kolleg*innen abklären wollen, nachdem Sie selbst schon über Ihr Problem nachgedacht haben und Sie verfügen oft über Ideen und Strategien, die helfen, das Problem, das der Klärung, Validierung oder Bestätigung bedarf, zu lösen. Ihr Selbstvertrauen wächst, aber es braucht noch etwas Zeit!

Wenn Sie die Unterschiede zwischen dem Wissen, das Ihnen in der Ausbildung vermittelt wurde und der Realität in der professionellen Praxis überprüfen, kann dies sehr ernüchternd auf Sie wirken! Ich bin zu der Überzeugung gelangt, dass es nicht möglich, ja nicht einmal wünschenswert ist, Studierende darüber aufzuklären, was sie als voll rechenschaftspflichtige und verantwortliche professionelle Pflegefachpersonen erwartet. Ein Großteil dessen, was eine professionelle Rolle kennzeichnet, erschließt sich erst dann, wenn man damit konfrontiert wird! Dies bedeutet nicht, dass wir unsere Ausbildungsmethoden und unsere Strukturen am Arbeitsplatz für Pflegefachpersonen in der Transition nicht kontinuierlich überprüfen sollten. Doch unabhängig davon, wie viel Zeit, Kenntnisse oder Unterstützung jemand erhält, der Schritt von Studierenden zu Praktiker*innen ist ein bedeutsamer Prozess, der uns unser Bestes abverlangt. Die Aufgabe besteht darin, Ihnen die Möglichkeiten und Ressourcen zur Verfügung zu stellen, die gewährleisten, dass die Transition erfolgreich verläuft.

Auch wenn Sie realisieren, was Sie als frisch examinierte Pflegefachperson nicht wissen, sollten Sie sich deswegen weder inkompetent fühlen noch Angst vor disziplinarischen Maßnahmen haben. Es ist wichtig, dass wir unsere Grenzen kennen, aber auch unsere Stärken zu würdigen wissen, doch als Berufsanfänger*innen kann man den Eindruck gewinnen, dass dies etwas zu kurz kommt. Im zweiten Stadium, wenn Sie regelmäßiger und häufiger mit klinischen Situationen konfrontiert werden und Ihr Umgang mit solchen Situationen immer selbstverständlicher wird, zeigt sich, was Sie wissen. Dies stärkt Ihr Selbstvertrauen und lässt das, was Sie noch nicht wissen, weniger gravierend erscheinen. Das ist die gute Nachricht, doch während Sie Ihren Blick über die doch etwas beschränkte Sichtweise der ersten Monate Ihrer Transition hinaus erweitern, dann offenbart sich Ihnen das ganze Bild und Sie merken, dass das System, in dem Sie arbeiten, nicht immer funktioniert. Es ist nicht immer darauf ausgerichtet, die Belange der Patient*innen/Klient*innen/Familien zu berücksichtigen, die Möglichkeiten der professionellen Pflegepraxis zu unterstützen oder optimale gesundheitsbezogene Ergebnisse zu produzieren.

Worüber Sie nachdenken müssen

Was fällt Ihnen an Ihrem Arbeitsplatz an der Pflege und Gesundheitsversorgung auf?

- Nennen Sie drei Dinge aus Ihrer Praxis, die Sie gut können.
- Was gibt Ihnen ein gutes Gefühl, wenn Sie an Ihren Arbeitsplatz denken? Was frustriert Sie aktuell an der Ausübung der pflegerischen Arbeit?
- Stehen Sie in Kontakt mit Ihrer Pflegedienstleitung und Ihrer/Ihrem Praxisanleiter*in? Was benötigen Sie von ihnen und wie können Sie erreichen, dass Ihre Bedürfnisse Gehör finden?
- Was tun Sie an Ihren freien Tagen? Welche Hobbys hatten Sie, bevor die Ausbildung das Regiment über Ihr Leben übernommen hat und welche dieser Hobbys würden Sie gerne wieder aufnehmen?
- Welche Praktiken in Ihrer Umgebung haben für Sie eine Vorbildfunktion? Welche Praktiken würden Sie nicht übernehmen?
- Welche Personen an Ihrem Arbeitsplatz bewundern Sie am meisten? Was tun Sie, um mehr Zeit mit ihnen zu verbringen?
- Wie steht es mit der Work-Life-Balance, wenn Sie sich Ihren Dienstplan anschauen? Wie können Sie einen besseren Ausgleich zwischen beiden Seiten herstellen?
- Werden Ihnen führende Rollen und Aufgaben angeboten? Was empfinden Sie dabei? Sind Sie bereit, die Rolle einer/eines Stationsleiter*in oder Praxisanleiter*in zu übernehmen? Wie sehen Ihre Rechte an Ihrem Arbeitsplatz aus, wenn es darum geht, über solche Angebote zu verhandeln?[22]

22 Menschen, an deren Arbeitsplatz es einen/eine Gewerkschaftsvertreter*in gibt, könnten sich bei ihm/ihr erkundigen, ob sie das Recht haben, Arbeit abzulehnen, die weder ihrer Erfahrung, noch ihrem Praxisbereich oder ihrer beruflichen Kompetenz entspricht. Personen mit einem „regulären Arbeitsvertrag" sollten sich erkundigen, wer ihre Gewerkschaft vertritt und mit dieser Vertretung besprechen, wie sie als frisch examinierte Pflegefachperson mit dem Angebot einer anspruchsvolleren bzw. Führungsrolle in der Praxis umgehen sollen.

Was zu tun ist

1. Begrenzen Sie Ihre Überstunden – Sie müssen sich an Ihren freien Tagen ausruhen. Es ist immer verlockend, mehr Geld zu verdienen oder mehr Erfahrungen zu sammeln, aber diese zusätzliche Arbeit beschert Ihnen genau das, wovon Sie gerade in dieser Phase weniger brauchen: Arbeit und Stress. Und glauben Sie mir: Schuld ist unvermeidlich und langlebig.
2. Wenn Sie Führungsrollen übernehmen möchten (z. B. leitende Positionen, Beratung oder Projektentwicklung/Projektmanagement), achten Sie auf eine adäquate Orientierung. Die meisten Institutionen verfügen über Trainingsprogramme, die Sie auf die Übernahme anspruchsvoller Rollen in der Praxis vorbereiten. Lassen Sie sich nicht überreden, eine Aufgabe zu übernehmen, weil „sie gerade jemanden brauchen" und Sie zufällig da sind. Eine Führungsposition ist eine professionelle Entscheidung, bei der Sie das letzte Wort haben.
3. Werden Sie Mitglied in einem Club oder suchen Sie sich ein Hobby, das eine andere Seite von Ihnen zeigt. Sie haben in den letzten Monaten so viel Zeit und Energie in Ihre Arbeit investiert, dass Sie sich fühlen wie eine junge Mutter, die sich nach der Gesellschaft von Erwachsenen sehnt. Sie sind ein komplexes menschliches Wesen mit vielen Facetten, das sich inmitten unterschiedlichster Stimuli am wohlsten fühlt. Suchen Sie sich Herausforderungen auf anderen Gebieten als der Arbeit und dann wird es für Sie einfacher, Ihr Gleichgewicht wiederherzustellen. Manche Menschen müssen sich mächtig anstrengen, um sich von Dingen loszureißen, die zur Routine geworden sind (Arbeit, Arbeit und nochmals Arbeit), damit sie erkennen, wie diese ihr Leben beherrscht hat. Doch sobald Sie aufhören, die Arbeit in den Fokus zu stellen, setzen Sie einen Verjüngungsprozess in Gang, der es Ihnen ermöglicht, glücklicher und gestärkter an Ihren Arbeitsplatz zurückzukehren.

4. Verbringen Sie Zeit mit Freund*innen und Familienmitgliedern, die Sie nicht an Ihre Arbeit erinnern. In der Anfangsphase mag es Sie frustriert haben, Zeit mit Freund*innen und Familienmitgliedern zu verbringen, besonders mit solchen, die Ihren Weg durch die Transition nicht zu würdigen wussten. Doch zum jetzigen Zeitpunkt tut es gut, mit Menschen zusammenzusein, die über andere Themen als die Pflege reden. Es ist zu begrüßen, dass Situationen, die nicht zu Gedanken an die Arbeit verleiten, Ihrem rastlosen Geist eine Atempause verschaffen und von dem ständigen Austausch ablenken, der für den Transitionsprozess von Berufsanfänger*innen typisch sind. Wie heißt es doch gleich in dem Sprichwort: „Eine Veränderung ist genauso gut wie eine Ruhepause!"
5. Suchen Sie sich an Ihrem Arbeitsplatz oder aus dem Bereich der Pflege einen/eine Mentor*in aus, deren Arbeit oder Einstellung (möglichst beides) Sie bewundern und bitten Sie diese Person, Zeit mit ihr verbringen und über die Pflege reden zu dürfen. Diese Person kann ein/eine Praxisanleiter*in aus Ihrer Pflegeausbildung sein, zu der Sie einen besonders engen Kontakt hatten, oder eine, die Sie in den ersten Monaten Ihrer Transition kennengelernt haben. Beginnen Sie ein zwangloses Gespräch (etwa beim Lunch oder vielleicht sogar bei einem Abendessen im Restaurant) mit Ihrer/Ihrem Mentor*in, in dessen Verlauf Sie folgende Fragen stellen:
   - Was gefällt Ihnen an der Pflege am besten?
   - Was hat sich im Laufe der Jahre an Ihrer Arbeit verändert?
   - Waren Sie schon einmal frustriert über Dinge, die an Ihrem Arbeitsplatz passieren? Wenn ja, was hat Sie frustriert und wie sind Sie damit umgegangen?
   - Wie sind Sie zu dieser Stelle gekommen? Warum arbeiten Sie da, wo Sie arbeiten?
   - Wenn Sie „noch einmal entscheiden" könnten, was würden Sie an Ihrem Berufsleben verändern?
   - Wie gehen Sie an Ihrem Arbeitsplatz mit Menschen um, die eine negative Einstellung haben?
   - Mussten Sie schon einmal Kolleg*innen wegen Missachtung der Praxisstandards ansprechen? Können Sie sagen, wie Sie dabei vorgegangen sind?
   - Wie sieht Ihre Work-Life-Balance aus?
6. Suchen Sie sich eine Person, mit der Sie sich nach jeder Schicht austauschen können. Dies kann eine Person sein, mit der Sie zusammen zur Arbeit fahren und mit der Sie sich auf dem Heimweg austauschen können – wenn Sie zu Hause angekommen sind, sind Sie bereit, sich „privaten" Dingen zuzuwenden. Diese Möglichkeit funktioniert vielleicht nicht immer, denn sie ist Teil des Problems: Sie arbeiten nicht in den gleichen Schichten wie diese Person. Falls doch, umso besser! Hier noch eine andere Möglichkeit: Sie treffen sich nach einer Serie von Schichten mit einer/einem Kolleg*in, der/dem Sie vertrauen und besprechen mit ihr/ihm den Verlauf der Ereignisse des Tages. Achten Sie darauf, dass aus diesem Austausch nicht nur eine Lästerstunde wird – Lästern ist wichtig, weil Sie dabei den mit der Erfahrung einhergehenden Emotionen Ausdruck verleihen, doch danach müssen Sie von den Emotionen ablassen und sich den Fakten widmen. Besprechen Sie, was passiert ist, warum es passiert ist, was Sie anders machen könnten und was Sie aus der Situation lernen können. Es gibt keine Situation, die nur schlecht ist, sie ist schlicht das, was sie ist. Lernen Sie daraus alles, was Sie lernen können und dann machen Sie weiter.
7. Tun Sie sich mit anderen frisch Examinierten zusammen, die die gleichen Erfahrungen haben wie Sie. Besprechen Sie mit Ihrer Pflegedienstleitung oder Ihrer/Ihrem Praxisanleiter*in Ihr Vorhaben, sich mit solchen Kolleg*innen zusammenzutun; die Pflegedienstleitung oder der/die Praxisanleiter*in dürften in der Lage sein, ein Treffen und einen vertraulichen Erfahrungsaustausch mit

frisch Examinierten zu ermöglichen. Oder Sie kontaktieren Nursing The Future unter newgraduates@nursingthefuture.ca, wo es immer eine/einen Ansprechpartner*in gibt, mit dem/der Sie über Ihre Transition reden können![23]

8. Schreiben Sie Tagebuch oder einen Blog, in dem Sie Ihre Gedanken und Gefühle im Zusammenhang mit der Pflege schildern – schreiben Sie nach jeder Schicht eine positive Geschichte über eine Interaktion an Ihrem Arbeitsplatz auf. Tagebucheinträge oder Blogs müssen nicht schulischen Anforderungen entsprechen! Kaufen Sie sich ein preiswertes Ringbuch, in das Sie Bilder zeichnen, Gedichte und inspirierende Zitate oder einfach nur Gedanken schreiben, die Sie im Laufe des Tages hatten und die zum Ausdruck bringen, wie Sie sich fühlen. Datieren Sie Ihre Einträge und dann werden Sie in Ihren Gedanken und Gefühlen Muster erkennen, die Ihre Weiterentwicklung kennzeichnen oder in eine bestimmte Richtung weisen. Sie müssen Ihre Aufzeichnungen nicht jedem[24] zeigen und werden auch nicht benotet!

9. Bleiben Sie im ersten Jahr an Ihrem Arbeitsplatz, sofern es Ihnen möglich ist. Vorausgesetzt die Arbeitssituation ist nicht unerträglich, ist es ratsam, die ersten 12 Monate in der Praxis „durchzuhalten". Der Gedanke, Ihren Arbeitsplatz gegen einen einzutauschen, an dem man frisch examinierten Pflegefachpersonen offener begegnet oder die zu betreuende Population „interessanter" und komplexer ist oder der genau den Praxiskontext bietet, in dem Sie schon immer arbeiten wollten, ist verlockend. Erst recht verlockend ist er, wenn Sie der Meinung sind, die für Berufsanfänger*innen typischen Schwierigkeiten wären an einem anderen Arbeitsplatz geringer. Ich würde niemals raten, an einem Arbeitsplatz zu bleiben, der nicht sicher ist oder an dem es an Unterstützung mangelt, doch die Probleme, die frisch examinierte Pflegefachpersonen während der Transition erleben, gelten für alle Praxisbereiche und für alle Menschen (es gibt überall gute/nette/freundliche/hilfsbereite Menschen und solche, die weniger gut/gemein/unfreundlich/weniger hilfsbereit sind). Für den Fall, dass Sie „durchhalten", werden Sie Fähigkeiten entwickeln, die Sie in die Lage versetzen, Herausforderungen wie Konflikte, Veränderungen, Frustrationen, Enttäuschungen, klinische Entscheidungsfindungen und Beurteilungen sowie Zusammenarbeit am Arbeitsplatz zu meis-

23 Informieren Sie sich über mögliche Alumni-Vereinigungen Ihrer Berufsfachschule oder Hochschule. Viele Einrichtungen kennen die Vorteile einer Vernetzung von ehemaligen Auszubildenden/Studierenden mit neu examinierten Pflegefachkräften. Wenden Sie sich an eine der Berufsverbände der Pflege oder informieren Sie sich auf eine der Online-Plattformen. (Anm. der dt. Hrsg.)

24 Eine Anmerkung zu sozialen Medien: Seien Sie vorsichtig mit der Wahl des Mediums, wenn Sie über Ihre Transition oder allgemeinen Erfahrungen im Zusammenhang mit Ihrer Arbeit berichten. Twitter, Facebook und andere soziale Netzwerke sind großartig, wenn es um Unterstützung geht, denn Sie bieten Ihnen die Möglichkeit, sich mit Menschen in der gleichen Situation und Kolleg*innen über eine Vielzahl von Themen auszutauschen. Bedenken Sie jedoch, dass diese Kommunikation öffentlich (d.h. nicht vertraulich) ist. Wählen Sie die Themen sorgsam aus und achten Sie darauf, was Sie posten. Die Nutzung sozialer Medien ist an den meisten Arbeitsplätzen weltweit relativ umstritten! Sprechen Sie mit Ihrer Pflegedienstleitung und Ihrer/Ihrem Ausbilder*in über Richtlinien, die in der Institution/Region für die Nutzung sozialer Medien gelten und beachten Sie diese. Auch wenn Sie ein mobiles Gerät benutzen, um darin nach Informationen zu suchen, die die Gesundheitsfürsorge oder die Pflegepraxis betreffen, sagen Sie Ihren Kolleg*innen und Patient*innen/Klient*innen, was Sie gerade tun. Transparenz ist eine gute Möglichkeit, Bedenken zu zerstreuen, die darauf abzielen, wie Sie „Ihre Zeit verbringen". Das hat nichts mit Ihnen zu tun, sondern mit den Menschen aus verschiedenen Altersgruppen in Ihrer Umgebung. Wenn wir alle (Menschen, die Ihre Kommunikationsart respektieren!) auf den „anderen" Rücksicht nehmen und bereit sind, unsere Unterschiede zu thematisieren und sie zu verstehen versuchen, findet sich meistens eine Lösung!

tern. Herausforderungen dieser Art gibt es in jedem Land, jeder Stadt, an jedem Arbeitsplatz und in jedem Job! Wenn Sie nicht in dem Praxisbereich Ihrer Wahl arbeiten, konzentrieren Sie sich auf das, was Sie lernen oder was Sie lernen können anstatt auf Dinge, die Sie nicht lernen oder mit denen Sie nicht in Kontakt kommen. Irgendwann werden Sie in dem Bereich arbeiten, von dem Sie träumen.

Es gibt noch mehr Arbeitsplätze und Spezialbereiche, die Sie nie in Erwägung gezogen haben, weshalb Sie von den Praxisbereichen, in denen Sie arbeiten, möglichst viel lernen sollten! Vielleicht haben Sie Schwierigkeiten, einen Job zu finden, also nehmen Sie die Arbeit an, die Ihnen angeboten wird und lernen Sie von dieser etwas über die Pflege (doch, das können Sie – nennen Sie mir irgendeine Tätigkeit, bei der Sie nichts über die Pflege lernen können und ich kaufe Ihnen etwas richtig Teures). Ich kann Ihnen gar nicht sagen, wie oft ich schon Schwierigkeiten hatte, eine Arbeit zu finden und letztendlich in Bereichen oder Rollen gearbeitet habe, die ich mir nicht unbedingt ausgesucht hätte. Hier einige Beispiele:

Am Anfang meines Berufslebens habe ich in verschiedenen abgelegenen Gemeinden im Norden gearbeitet (ich war für diesen Praxisbereich nicht ausgebildet, aber sie brauchten dort dringend Unterstützung in der Pflege und ich die Arbeit). Ich habe bei einem Kind eine Untersuchung der Nase durchgeführt, um eine eingewachsene Erbse zu entfernen, die schon seit zwei Wochen dort steckte (der Geruch war geradezu überwältigend), einen Fischhaken aus der Hand eines Mannes entfernt (ich tastete mich einfach durch , weil ich alleine war und „Bereitschaft“ hatte), die Wunde am Kopf eines alkoholisierten Mannes genäht (der zum Glück nicht aggressiv war), bin auf der Suche nach dem Opfer eines Autounfalls in eine Schlucht am Straßenrand geklettert, habe Antibiotika für verschiedene Atemwegserkrankungen verschrieben, ein totgeborenes Kind entbunden (ich gab ihm die Sterbesakramente und half der Familie, es zu begraben) und Geschlechtskrankheiten behandelt (wozu auch gehörte, die ahnungslosen Ehepartner*innen über ihr Risiko aufzuklären).

Nachdem ich einige Jahre in den USA studiert und gearbeitet hatte, kehrte ich nach Kanada zurück, wo ich in meinem Spezialbereich jedoch keine Arbeit finden konnte (übrigens auch sonst nirgendwo – ich arbeitete in einer Umgebung mit einer aktiven Gewerkschaft und ich hatte kein höheres Dienstalter), aber ich brauchte Arbeit und Geld (ein bekanntes Muster). Zufällig machte ich die Bekanntschaft einer wunderbaren Frau, der ein privates Pflegeheim gehörte. In den Monaten, die darauffolgten, war ich zuständig für die persönliche Betreuung eines Sozialarbeiters mit Tetraplegie, der in seinem Haus einen Aufzug installiert hatte, um unabhängiger zu sein, unterstützte täglich die Mobilität eines 22-jährigen Mannes, der tapfer seine Multiple Sklerose ertrug. Sobald ich wieder in Kanada war, bewarb ich mich oft um Stellen in der Pflege, wurde aus den meisten jedoch „herausgekickt“. In der Umgebung, in der ich arbeitete, gab es eine Gewerkschaft und Stellen wurden Pflegefachpersonen mit höherem Dienstalter zuerst angeboten und danach denen mit weniger Dienstjahren. Diese dienstälteren Pflegefachpersonen „kickten“ dann die Personen in diesen Positionen aus ihrem Job (und diese kickten dann wieder andere aus ihrem Job usw.). Nachdem ich aus diversen Positionen herausgekickt worden war, übernahm ich schließlich die Rolle einer „Nutrition Nurse“ in einem großen städtischen Krankenhaus. Ich hatte die Aufgabe, Infektionen, die sich aufgrund der parenteralen, über einen Zentralzugang verabreichten Ernährung entwickelt hatten, zu verhindern und gegebenenfalls eine Behandlungsempfehlung zu geben. Und folgender Fall (einer, der mich zu der Frage veranlasst hat, ob ich für diese Rolle geeignet bin) ist mir noch in Erinnerung: Ich habe zwei Esslöffel Eiter aus dem Unterarm eines Mannes gequetscht, nachdem ich seinen infektiösen parenteralen Zugang entfernt hatte (übrigens war die Stelle laut Dokumentation „in Ordnung“: Was glauben Sie wohl habe ich aus dieser Situation gelernt?).

Ich wurde gebeten, das medizinische Team zu unterstützen, das den New York Marathon 1988 betreute und in dieser Zeit habe ich erlebt, was wahre Liebe, Ausdauer, Resilienz und Beharrlichkeit ist, und dies alles bei einer 72-jährigen Frau, die für ihren Mann „lief“, der im Jahr zuvor an Leukämie gestorben war. Es war ein wunderschöner Herbsttag im Central Park und ich trug einen Trainingsanzug, einen Pullover mit der Aufschrift „MICHIGAN“ und Legwarmer. Unsere Aufgabe an dieser Station war es, für die Läufer „alles zu tun“, was sie brauchten, um die Ziellinie zu erreichen oder ihnen zu raten, das Rennen abzubrechen. Als ich diese zierliche Frau, die sich abmühte, fragte, was ich für sie tun kann, sagte sie: „Laufen Sie neben mir her und reden Sie mit mir“. Ich MUSS die Ziellinie erreichen.“ Das tat ich auch. Ich lief neben ihr her und wir unterhielten uns. In einem Bereich von ca. 150 m konnte man die Menge hören und dann auch sehen – die Personen hatten sich auf der Zuschauertribüne, den letzten 40 Metern der Strecke, versammelt. Als wir uns der Ziellinie näherten, hörte ich nur noch „Los Michigan!“ Ja, und so nahe am Ziel eines Marathon-Laufs bin ich noch nie gewesen. Diese mutige Frau lief über die Ziellinie (eigentlich fiel sie eher darüber, weshalb wir sie zur medizinischen Behandlung in das dafür vorgesehene Zelt brachten) und ich lief weiter. Leider verlief ich mich und nach ca. einer Stunde ging die Sonne langsam unter und ich war allein im Central Park (wovor selbst New Yorker warnen). Ich überprüfte, welche der bewaldeten Bereiche genug Schutz für eine Übernachtung boten und auf einmal hörte ich eine bekannte Stimme: „Judy! Wo bist du denn geblieben? Wir haben überall nach dir gesucht und uns zu Tode geängstigt!“ Ich schloss mich meinem Team an und wir verließen den Park, gönnten uns ein fantastisches Abendessen und tauschten noch mehr Erinnerungen aus. Ich versuche erst gar nicht, Ihnen zu sagen, was ich an diesem Tag als Pflegefachperson gelernt habe.

Ich absolvierte ein weiteres Ausbildungsprogramm in einem Spezialgebiet der Pflege in einer Stadt, in der ich niemanden kannte, und ich brauchte, wie üblich, dringend Arbeit und Geld. Eines Tages stand eine beeindruckende, brillante und liebenswürdige Frau vor meiner Tür, die zufällig auch Mitglied bei den Zeugen Jehovas war. Sie inspizierte meinen Wohnbereich und ich bat sie herein, um über einige Fälle zu sprechen, mit denen ich im Zusammenhang mit den Zeugen Jehovas zu tun hatte. Es bereitete mir Probleme, dass manche religiösen Gebote Einfluss auf die Pflege einiger meiner Patient*innen nahmen und ich suchte nach Erklärungen dafür (Ich war jung und dachte, ich hätte etwas zu einem Thema zu sagen, über das ich kaum etwas wusste). Sie besuchte mich einige Male und klärte mich freundlicherweise über die Zeugen Jehovas auf und dabei freundeten wir uns an. Wie der Zufall es wollte, besaß sie auch ein privates Pflegeheim und bot mir an, so oft ich wollte als Aushilfe bei ihr zu arbeiten, also nahm ich sie beim Wort! Sie stellte auf die Stufe vor meiner Tür ein Paket mit Lebensmitteln, das Schinken, Konserven und jede Menge Kekse enthielt, weil sie wusste, dass ich als Studentin immer etwas brauchen konnte. An dem Tag, an dem ich diesen Spezialkurs über die Pflege von Menschen in kritischem Zustand abgeschlossen hatte, schickte sie mir Rosen und das kann passieren, wenn man seine Tür (und seinen Geist) einer fremdem Person öffnet.

Dies sind nur ein paar Beispiele für Opportunismus am Arbeitsplatz. Wenn Sie arbeiten wollen, akzeptieren Sie, was möglich und verfügbar ist, in dem Bewusstsein, dass das, was Sie wollen, irgendwann kommt.

Sprechen Sie mit Ihrer/Ihrem Praxisanleiter*in/Mentor*in/Koordinator*in über alle Belange, die die Praxissituationen betreffen, in denen Sie sich befinden, denn dies wird Ihnen helfen, sich weiterzuentwickeln. Erarbeiten Sie Strategien mit Menschen, denen Sie vertrauen (mehr zum Thema Karriereplanung finden Sie in Kapitel 5) und denken Sie nach Ihrem Transitionsjahr darüber nach, wie Sie Ihre Karriereziele realisieren können.

Literatur

Schon, D.A. (1983). *The reflective practitioner: How professionals think in action*. Cambridge, MA: Basic Books, Inc.

5

Stadium 3 – Professionelle Rollentransition: Wissen

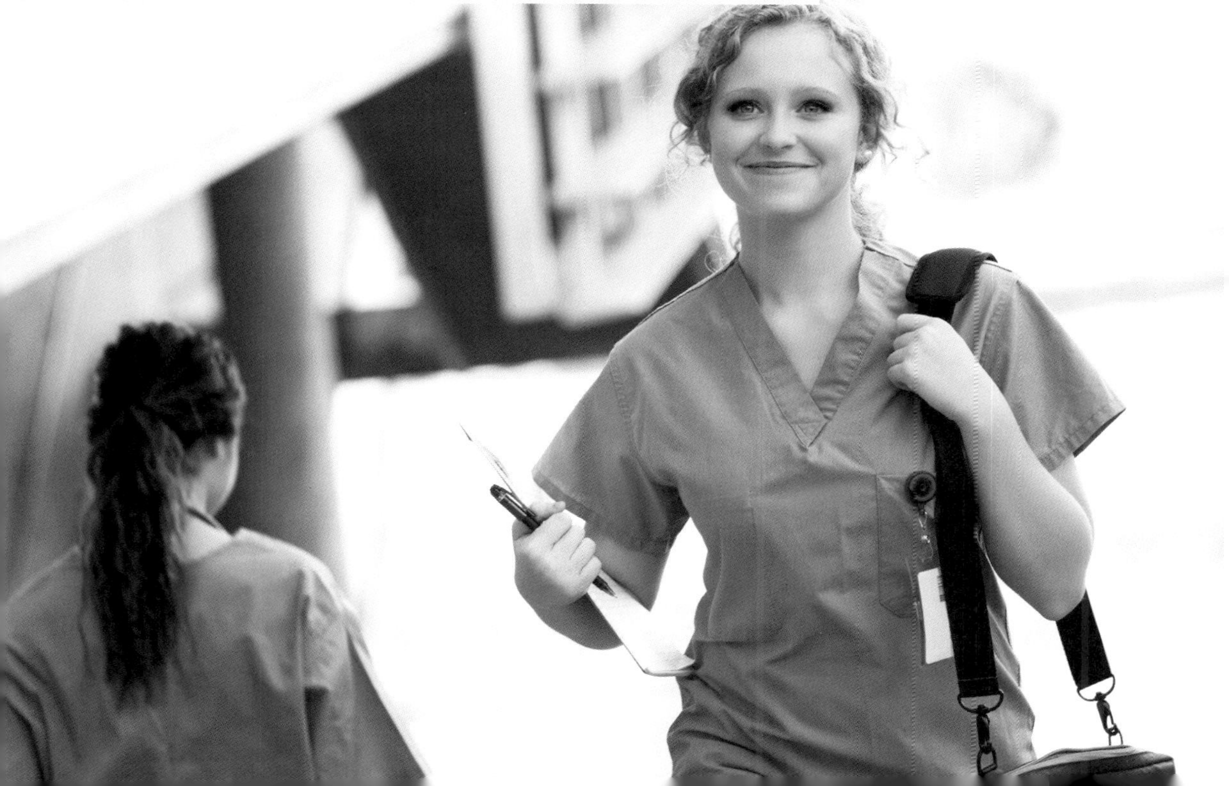

Nachdem Sie die körperlich, emotional, intellektuell und spirituell anspruchsvolle Phase der ersten Monate der Transition überlebt und während des folgenden „dazwischen liegenden“ Transitionsstadiums (zweites Stadium) Ihr stabiles Gleichgewicht hoffentlich wiedererlangt haben, stehen Sie nun vor der letzten Etappe Ihrer Reise durch die professionelle Rollentransition.

> Ich habe nicht mehr so viele Ängste oder Befürchtungen. Am Anfang hatte ich sehr viel Angst vor der Verantwortung, die mir auferlegt wurde, vor den Entscheidungen, die ich treffen musste, vor dem, was mich belastete. Urplötzlich muss man sich um alle Patienten kümmern und all diese Sachen, um Eltern, die Fragen stellen. Einfach um alles. Ich dachte: „Das halte ich nicht durch“, oder: „Ich werde etwas Wichtiges verpassen.“ Heute dagegen kann ich besser planen und vorausschauen und überlegen, was ich tun kann, um die Nachtschicht heute zu unterstützen.

> Es ist seltsam, so als hätte ich mich früher einfach so dahintreiben lassen und dann, ganz plötzlich, habe ich gemerkt, „Hey, das ist ja gar nicht mehr so schlimm“. Ich kann mich nicht mal erinnern, in welchem Monat das war. Ich habe das Gefühl, dass es schon seit geraumer Zeit besser geworden ist.

Wenn ich „letzte Etappe“ sage, dann tue ich das in dem Bewusstsein, dass die Integration in die professionelle Praxis Karriere genannt wird und sich über die ganze Lebenszeit erstreckt. Ich arbeite nun schon seit 32 Jahren in der Pflege und erlebe immer noch etwas Neues, meistens, weil ich offen dafür bin. Doch manchmal schleicht es sich ein wie ein dichter und merkwürdig riechender Nebel (wie aus einem Film von Stephen King) und kriecht trotz der Aufforderung STOPP unter meiner Tür durch.

> Es kommt immer noch und geht auch wieder, und wie ich schon sagte, wenn ich einen schlechten Tag habe, denke ich: „Ich habe überhaupt keine Forschritte gemacht.“ Wenn ich berichte und sie mir eine Frage stellen, denke ich: „Natürlich, warum habe ich daran nicht gedacht?“

Egal ob man unsere Disziplin aus einer anderen Perspektive betrachtet oder beobachtet, wie die Disziplin sich im Zuge der weltweiten Veränderungen entwickelt, ein/eine Expert*in zu sein ist eine Arbeit, die im Werden begriffen ist.

Ihre Rolle als Berufsanfänger*in besteht, was Ihre Fortschritte anbelangt, darin, sich besondere Fähigkeiten anzueignen, die Sie einerseits von den anderen etablierten Praktiker*innen in Ihrem Umfeld unterscheiden, Sie andererseits aber nicht daran hindern, in der Gemeindekrankenpflege oder in einem Expertenteam mit ihnen zusammenzuarbeiten. Befürchtungen, die Lernende-Rolle zu verlassen und sich in eine Rolle zu begeben, die in puncto Leistung und Fehlerquote mit höheren Erwartungen verknüpft ist, sind normal.

> Was für mich gute Tage bedeuten, hat sich verändert. Früher war der Tag gut, wenn ich bis zum Ende durchgehalten habe und das Gefühl hatte, alles erledigt zu haben. Ich wusste, welche Aufgaben ich erledigen musste und ich hatte die Liste im Kopf; auf diese Art und Weise konnte ich die einzelnen Aufgaben abhaken und verhindern, dass ich etwas nicht tue. Jetzt achte ich nicht einmal mehr auf die Zeit, solange ich erledigen kann, was ich erledigen muss, ist es Ok.

> In der ersten Zeit, also in den ersten drei Monaten, habe ich mich gefragt, ob dieser Beruf etwas für mich ist oder nicht. Ich zweifelte an mir; ich zweifelte an meinen Fähigkeiten und

ich zweifelte an allem, was ich in der Pflege gelernt hatte. Dann fing ich an, kleine Fortschritte zu machen, aber sofort kam wieder ein leichter Rückschlag ungefähr nach sechs Monaten, und der Stress und die überwältigenden Gefühle, einfach alles war wieder da und ich dachte, ich weiß gar nichts mehr. Doch jetzt würde ich sagen, seit dem letzten Monat habe ich ein gutes Gefühl. Es macht mir keine Angst mehr, zur Arbeit zu gehen und ich habe deswegen keine schlaflose Nacht mehr.

Eine Freundin hat mir ein Namensschild gekauft, auf dem steht *Jenn, RN*, und als ich mich in dieser Rolle einigermaßen sicher fühlte, habe ich angefangen, es zu tragen, aber das war erst vor einem Monat. Vielleicht bilde ich mir das ja bloß ein, aber seitdem ich dieses Namensschild trage, werde ich respektvoller behandelt und die Ärzte, die etwas von mir wollen, sind viel höflicher zu mir. Ich weiß nicht, ob es nur wegen der Bezeichnung RN hinter meinem Namen ist. Denn ich weiß, dass sie vor meinem anderen Namensschild immer gefragt haben: „Wer ist hier die RN?" Jetzt schauen sie auf mein Namensschild und einige von ihnen nennen mich sogar beim Vornamen und, ja, das ist schon ein großer Unterschied.

Im letzten Stadium der Transition in die professionelle Praxis wird sich der im zweiten Stadium begonnene Erholungsprozess fortsetzen, doch dieses Mal wird es um zukunftsorientierte Prioritäten gehen.

Wie ich schon zu Anfang sagte, es ist jetzt sehr viel besser. Ich weiß, ich werde niemals vergessen, wie schwierig es war, weil ich immer wieder darüber rede, und einige der Mädchen, mit denen ich heute befreundet bin, haben mir das am Anfang übelgenommen. Aber ich nerve sie damit immer noch, weil ich nicht will, dass sie es vergessen. Ich möchte, dass sie wissen, dass sie Studierende und frisch examinierte Pflegefachpersonen akzeptieren müssen und dass Mitarbeiter*innen, die neu in der Abteilung sind, willkommen geheißen und akzeptiert werden müssen.

In diesem Stadium geht es darum, besser zu verstehen, was die Pflege ist und wer Sie als Praktiker*in innerhalb der Disziplin sind. Diese Zeit ist gekennzeichnet durch 1) überprüfen, 2) trennen, 3) kritisieren, 4) sich erholen und akzeptieren im Vordergrund stehen.

5.1 Sondieren

Der Rückzug von der Arbeit (und manchmal auch von dem Leben in der Umgebung), der im letzten Teil des zweiten Stadiums eingesetzt hat, setzt sich auch in den ersten Monaten des dritten Stadiums fort. Sie wollen „aufstehen, zur Arbeit gehen und nach Hause in mein Leben zurückkehren, Augen und Ohren auf, Mund geschlossen".

Ich habe gedacht, es wäre die Karriere schlechthin. Meine Kinder würden sagen: „Meine Mama ist eine Pflegefachperson." Aber das tun sie nicht, weil die Personen einen nicht so sehen. Für sie bin ich [Vorname]. Vor einiger Zeit habe ich meiner Mutter einen Brief geschrieben, weil ich frustriert war – seit einigen Wochen war die Pflege nur noch ein Job für mich und ich glaube, das lag in erster Linie an den Personen, mit denen ich zusammengearbeitet habe, denn für sie ist es manchmal ein Job und man gerät in Versuchung, sich ihrem Verhalten anzupassen. Ich war frustriert und meine Mutter sagte: „Du musst durchhalten. Du musst einfach durchhalten und dir sagen, dass du das nicht für den Rest deines Lebens machen wirst und das ist auch Ok, weil die Pflege so vielseitig ist." Ich weiß, ich werde nicht für immer hier [Bereich des Arbeitsplatzes] bleiben, weil ich gerne hier bin, aber ich bin nicht motiviert, zur Arbeit zu gehen. Ich bin nicht allzu begeistert. Ich wünsche mir einen Job oder einen Beruf, in dem ich die Rennerei übernehmen kann, aber ich wäre auch gern Mitglied in einer Kommission, deren Ziel es ist, die Abteilung zu verbessern.

Wie aus diesem Zitat hervorgeht, verwenden Sie jetzt mehr Zeit darauf, Ihre neue professionelle Umgebung zu überprüfen, zu kritisieren und sich mit den negativen Aspekten Ihrer sozioprofessionellen, kulturellen und politischen Arbeitsumgebung auseinanderzusetzen.

Ich denke, es ist ein bisschen von allem und ich brauche eine Pause. Dringend. Einfach gehen können, ohne mir Sorgen deswegen zu machen und ohne die Befürchtung, vier Mal am Tag wegen Überstunden angerufen zu werden. Wie gesagt, ich habe meinen Job immer als mein erweitertes Ich angesehen und jetzt ist es nur noch eine Tätigkeit, in der ich kompetent bin. Mir ist bewusst, dass ich aus diesem Grund wahrscheinlich nicht so fürsorglich bin, wie ich gerne wäre, aber dass ist meine Art und Weise mit der Tatsache umzugehen, dass ich dort nicht gerne bin. Im Moment sehe ich nicht viele Möglichkeiten für mich. Ich habe immer gedacht, dass – eigentlich hatte ich vor, mal eine Weile dieses zu tun und dann etwas anderes zu versuchen und so weiter und jetzt, ich habe keine Ahnung. Man hat mir gesagt, dass es in einem anderen Krankenhaus vielleicht besser wäre, weil ich mir vorstellen kann, dass die Dinge im [Name des Krankenhauses] anders gehandhabt werden und dass viel von dem Mist, der in [diesem Krankenhaus] passiert, dort nicht passiert und das ist vielleicht einen Versuch wert. Ich weiß es nicht. Ich sage mir, es sind erst acht Monate vergangen und ich sitze zwischen Baum und Borke – was soll man da machen?

Ihr Stresslevel in diesem Stadium kann beträchtlich schwanken, aber die Faktoren, die den Stress verursachen, beruhen nicht mehr auf Ihrer persönlichen Fähigkeit, neue Rollen und Verpflichtungen zu meistern, sondern werden ausgelöst durch Gefühle der Frustration im Umgang mit dem System insgesamt (d.h. der Arbeitsplatz, die Einrichtung oder das Gesundheitssystem als solches). Die allermeisten Probanden, die in den vergangenen 12 Jahren an meinen Untersuchungen teilgenommen haben, beschäftigte in diesem Stadium die Frage, wie viel Einfluss und Autorität sie im Vergleich zu anderen haben und viele verorteten die Pflegefachpersonen „auf der untersten Stufe". Einige hat diese Einschätzung begreiflicherweise irritiert.

Ich wünschte, ich könnte sagen, dass die Arbeit fantastisch läuft. Ich wünschte, ich könnte sagen, dass die Pflege genauso ist, wie ich sie mir vorgestellt habe und noch besser. Doch das kann ich nicht. Manchmal braucht es jede Menge Mut, damit ich aus meinem herrlich bequemen Bett aufstehe und mich an diesen stressigen Ort begebe. Ich habe das Gefühl, wieder ganz am Anfang zu stehen und frage mich, wo diese neun Monate Erfahrung geblieben sind. Vor ein paar Monaten habe ich mich noch so gut gefühlt und jetzt kann ich mich an dieses Gefühl nicht einmal mehr erinnern. Ich frage mich: „Kann es sein, dass ich ein Burn-out habe?"

Wachsender Unmut über professionelle Geringschätzung kann Ihren Elan noch weiter dämpfen. Im Rahmen meiner Untersuchungen war für die Teilnehmer*innen, die ihre Transition in einem Krankenhaus absolvierten, der Gipfel (der Gipfel anhaltender Unzufriedenheit) erreicht, und sie nahmen dies zum Anlass, ihre berufliche Zufriedenheit außerhalb der

Rolle einer Pflegefachperson in der Akutversorgung zu suchen.

An diesem Punkt Ihrer professionellen Reise gibt es auch eine Veränderung, was Ihre wichtigste Unterstützung anbelangt. Vor Abschluss Ihrer Ausbildung wurden Sie von Freund*innen außerhalb der Pflege, von anderen Studierenden und Familienangehörigen unterstützt. Jetzt sind Ihre Unterstützer*innen die Mitarbeiter*innen und erfahrene Kolleg*innen aus der Pflege. Generell hat jede Veränderung Vor- und Nachteile. Sie müssen gewillt sein, „Altes" loszulassen, um Platz für „Neues" zu schaffen.

Etwas, was mir wirklich geholfen hat, war, dass meine Kollegen mir immer wieder versichert haben: „Das ist normal." Und dass ich mich mit allen Mitarbeitern gut verstehe, mit ihnen ausgehe und guten Kontakt zu allen habe; wir sind wie eine Familie. Wir kommen gut miteinander aus und versuchen, einander zu helfen, als Team zusammenzuarbeiten und uns gegenseitig zu unterstützen. Ich habe einige von ihnen auch näher kennengelernt und weiß, dass ihre Kollegen ihnen wirklich am Herzen liegen. Einige von uns sind auch außerhalb der Arbeit befreundet und das ist auch gut so.

Dies bedeutet nicht, dass alle früheren Beziehungen nun ausgedient haben, sondern, dass sich Form und Zweck Ihrer Beziehungen verändern und Ihr neues multidimensionales Leben (privat und beruflich) in Bereiche eingeteilt ist (z.B. „professionelle Pflege", „kreative Fotografie", „Familie" und „soziale Kontakte"); einige Beziehungen überleben diese Veränderung, andere nicht. Viele frisch examinierte Pflegefachpersonen, besonders die jüngeren, treffen in diesem Stadium wichtige Entscheidungen in Sachen Partnerschaft; sie verloben sich, heiraten oder ziehen zusammen, wenn sie das nicht schon zu einem früheren Zeitpunkt ihres Transitionsprozesses getan haben. Frisch Examinierten oder solchen, die eine eigene Familie haben, bietet dieses Stadium mehr Möglichkeiten (Zeit und Energie), sich wieder familiären Beziehungen zu widmen oder alte Traditionen neu zu beleben, sich um die Karriere des Partners/der Partnerin oder um die Aktivitäten der Kinder zu kümmern oder darüber nachzudenken, in welche Richtung sich ihr Leben privat und beruflich entwickelt oder was die Zukunft für sie „bereithält".

Ich finde es manchmal sehr stressig und es gibt eine Menge Dinge, die mich stören, z.B. dass es mir nicht gelingt, meine Arbeit vollständig zu erledigen und dass ich nicht ständig mit meinem Beruf zufrieden bin. Aber ich glaube nicht, dass ich jemals etwas anderes machen werde und falls doch, dann nur vorübergehend. Vielleicht nehme ich mir irgendwann eine Auszeit, um Kinder zu bekommen, aber ich würde immer wieder in den Beruf zurückkehren. Auch wenn ich für kurze Zeit einen anderen Beruf hätte, würde ich immer wieder in die Pflege zurückkehren.

Ich habe das gute Gefühl, dass es besser wird. Und ich weiß, wie ich in anderen Jobs, die ich hatte, und auf alles, was ich in meinem Leben gemacht habe, reagiere. Ich hinke den anderen immer hinterher. Ich brauche anscheinend immer etwas länger, bis ich etwas kapiere, aber wenn ich es dann kapiert habe, bin ich richtig gut darin. Ja, ich weiß, dass ich eine Pflegeexpertin werden kann, und das werde ich eines Tages auch sein, aber jetzt muss ich erst einmal fokussiert sein und dabeibleiben, und dann wird es geschehen. Da bin ich mir sicher.

5.2 Analysieren

Ich kann Ihnen versprechen, dass die meisten von Ihnen, was Rollen, Pflichten, Kenntnisse und professionelle Beziehungen anbelangt, nach 12 Monaten einen Zustand erreichen, in dem Sie sich wohl fühlen und selbstsicher sind[25].

> Ich weiß nicht, wie meine Zukunft aussieht. Ich bin so glücklich da, wo ich jetzt bin, dass ich hierbleiben möchte. Einige meiner Freunde gehen für drei Monate nach Kalifornien, um dort zu arbeiten. Sie haben mich gefragt, ob ich mitkomme. Ich weiß, dass ich die Arbeit dort machen könnte, aber ich bin noch nicht bereit, von hier wegzugehen. Ich weiß, es wäre nur vorübergehend, aber ich muss auch an mich denken und ich meine, dass meine Fähigkeiten und mein Selbstvertrauen noch verbesserungsbedürftig sind. Ich zwinge mich nicht, an die Zukunft zu denken, weil ich glücklich bin, da wo ich jetzt bin. Manchmal stelle ich mir vor, dass ich mein Leben lang [in dieser Abteilung] bleiben werde, aber das weiß ich noch nicht.

> Was die Neutralität gegenüber der Disziplin betrifft, sehe ich zu diesem Zeitpunkt nichts Schlechtes darin oder dass es überhaupt etwas zu bedeuten hat. Es dauert eben seine Zeit, bis man den Punkt erreicht, an dem man sich mit dem Ganzen identifiziert. Es hat weniger mit mir und meiner Angst und meinen Gefühlen zu tun, sondern mit den Patienten und deren Familien, weniger mit den kleinen Dingen, den unbedeutenden Dinge, die keine Rolle spielen, aber es braucht eine Weile, um herauszufinden, was wichtig ist.

In diesem Stadium ist es völlig normal, dass Sie Ihre praktischen Fähigkeiten und Ihre kognitiven Leistungen mit denen der frisch Examinierten, die neu in Ihrer klinischen Umgebung sind, oder mit denen der Studierenden, die Sie begleiten, vergleichen.

> Irgendwann bekamen wir Studierende und ich hatte wieder viel Arbeit, was die Dinge verändert hat. Aus Gesprächen mit meinen Freunden weiß ich, dass sie das Gleiche erlebt haben. Es war wirklich hart und sie hatten schreckliche Angst und sie haben sich durchgekämpft und ich glaube, dass die Personen sich im Großen und Ganzen wohl fühlen. Ich erinnere mich noch an das Gespräch mit ihnen und sie sagten alle das gleiche: „Meine Güte!“ Neulich hatten wir wieder Studierende und erst als ich merkte, was sie alles nicht wussten, wurde mir klar, wie viel ich gelernt habe.

> Es war verrückt. Es war, als ob man rennt und rennt und dann immer langsamer wird. Das hängt wohl damit zusammen, dass wir eine Gruppe von Studierenden im vierten Studienjahr und frisch Examinierte hatten. Ich habe versuchte, mich in ihre Lage zu versetzen und merkwürdigerweise sahen sie ganz verängstigt aus. Sie stellen immer jede Menge Fragen, was ich auch getan habe. Man ist verunsichert und gibt sein Bestes, aber das Beste reicht nicht. Und dann ist da noch die

---

25 Ich halte es für wichtig, die Erfahrungen frisch examinierter Pflegefachpersonen nach 12 Monaten anhand der Merkmale Stabilität, Beständigkeit, Vertrautheit und Vorhersagbarkeit und deren Bedeutung für die Weiterentwicklung dieser Pflegefachpersonen noch einmal zusammenzufassen. Frisch examinierte Pflegefachpersonen haben die besten Erfahrungen mit der Transition, wenn:
1) Ihr Privat- und Berufsleben durch stabile und unterstützende Beziehungen gekennzeichnet ist,
2) Sie an Ihrem Arbeitsplatz konsequent unterstützt werden und konstruktives Feedback bekommen
3) Sie in der Lage sind, die pflegerische Betreuung sicher durchzuführen und die in ihrem Praxisbereich geforderten Fähigkeiten anzuwenden,
4) Sie die Möglichkeit haben, bei zunehmend komplexen klinischen Entscheidungen und Einschätzungen mit erfahrenen Pflegefachpersonen zu kommunizieren und zusammenzuarbeiten,
5) es Ihnen immer häufiger gelingt, korrekt und angemessen auf Praxisszenarien zu reagieren;
6) Sie ermutigt und bestärkt werden wegen der Fortschritte, die Sie im Laufe der Zeit gemacht haben und die sich in Wissenszuwachs und positiven pflegerischen Ergebnissen manifestieren,
7) Sie an Ihrem Arbeitsplatz bestärkt werden, Pflege von hoher Qualität anzubieten und auf die Einhaltung von Pflege- und Praxisstandards zu achten.

Schichtarbeit. Man hat nicht viel Zeit für sich, weil man ständig an die Arbeit denkt oder gestresst ist oder sich fragt, was in der nächsten Schicht passieren wird. Es ist, als ob eine neue Ära beginnt; man kennt die Personen nicht, und es ist immer schwierig, Personen kennenzulernen, herauszufinden, wer die Ärzte sind, wer die anderen sind, mit denen man zusammenarbeitet, z.B. in den Bereichen Sozialarbeit, Physiotherapie, Ergotherapie, häusliche Pflege usw. Man kennt die Gesichter nicht und weiß nicht, mit wem man sprechen oder an wen man sich wenden soll. Ich weiß nicht. Man fragt sich: „Was ist, wenn ich vieles versäumt habe, als ich das alles noch nicht wusste?" Ich stelle mir vor, dass ich jemanden verletzt habe, gar nicht wusste, was ich tue, mir jeden Tag dumm vorgekommen bin und keine Antworten geben konnte. Es war eine Überforderung und eine große Verantwortung, auf die ich mich nicht vorbereitet fühlte. Man ist ganz plötzlich eine professionelle Pflegefachperson – was heißt das überhaupt? Ich weiß es nicht. Plötzlich kommen alle zu einem, du bist diejenige, die die Antworten kennt, aber wenn nicht, hört der Spaß auf.

Für Sie geht es jetzt darum, eine „neue", über den Status Pflegestudent/Pflegestudentin und frisch examinierte Pflegefachperson hinausgehende Identität zu entwickeln.

Vielleicht ist mir der Unterschied überhaupt aufgefallen, weil ich mit einer frisch examinierten Pflegefachperson gesprochen habe. Und an unseren unterschiedlichen Reaktionen habe ich gemerkt, dass ich mich verändert habe. Ich sah, wie ihre Augen während unseres Gesprächs immer größer wurden. Sie war der Panik schon nahe, als ich noch gar nicht fertig war und sagte, sie fühle sich überfordert. Ich kann gut nachempfinden, wie sie sich gefühlt hat, aber ich war überrascht (und erleichtert), dass ich diese Gefühle im Zusammenhang mit meiner Arbeit überwunden hatte.

Als ich zu Hause ankam, empfand ich große Dankbarkeit für mein Leben. Das hängt mit der Pflege zusammen, sie verhindert, dass ich den Boden unter den Füßen verliere, also dass ich die Dinge nicht als selbstverständlich betrachte, und sie führt mir ständig vor Augen, dass in dem Bett auch ich oder ein Familienmitglied oder irgendeine andere Person liegen könnte und dass man dankbar sein sollte für das, was man hat. Familien? Ich habe sie als stressig empfunden. Ich schiebe sie nicht mehr beiseite, vielmehr setze ich mich hin und rede mit ihnen, weil es manchmal sehr schlimme Situationen gibt. Familien haben es wirklich schwer, wenn es um die Themen Tod und Loslassen geht. Sie wollen alles für ihre Mutter tun, während die Mutter mir sagt, dass sie sterben möchte. Die beiden Töchter kamen zu mir. Die eine war sehr vernünftig und fand sich damit ab, dass es wahrscheinlich die letzten Wochen/Monate im Leben ihrer Mutter waren und dass es ihr nicht gut ging. Die andere Tochter kam völlig panisch zu mir und sagte: „Ihre Beine sind drei Mal so dick wie gestern. Was können wir da machen?", und: „Was können wir gegen ihre geschwollenen Beine tun? Das muss behandelt werden. Das ist doch typisch für Herzinsuffizienz. Meine Mutter stirbt doch an Herzinsuffizienz, oder?" Ich musste mich hinsetzen und zuhören und versuchen, ruhig zu bleiben. Zum Glück sagte ihre Schwester: „Ja, sie wird sterben, das ist so." Anstatt an die Arbeit zu denken und herumzurennen und dafür zu sorgen, dass alles erledigt wird, überlege ich, was ich tun kann, um ihnen zu helfen, mit ihrer Angst vor dem Verlust ihrer Mutter umzugehen.

Wenn Sie in der Lage sind, Fragen zu beantworten, anstatt sie zu stellen und die Zeit und Energie haben, andere bei ihrer Arbeit zu unterstützen und nicht mit Ihrer überfordert sind, spricht dies dafür, dass Sie Fortschritte gemacht haben.

Diese Veränderungen verdanken Sie Ihrer Fähigkeit, zu organisieren und zu priorisieren,

Ihrer Erfahrung im Umgang mit zunehmend komplexen klinischen und interpersonellen Situationen und Ihres gewachsenen Selbstvertrauens im Hinblick auf die Durchführung pflegerischer Maßnahmen und Erfordernisse. Da dieser Wachstumsprozess sehr langsam vonstatten geht, fragen Sie sich im Nachhinein: „Wie bin ich bloß von da nach hier gekommen", weil alles allmählich geschieht und ohne dass Sie es bewusst wahrnehmen. Einige frisch Examinierte haben gesagt „die Szenarien sind die gleichen, aber meine Fähigkeit, damit umzugehen, hat sich verändert.

Ich weiß noch, dass wir im ersten Jahr unserer Ausbildung die Aufgabe hatten, uns „selbst zu analysieren". Wir „sollten uns öffnen". Ich habe den Kurs gehasst, regelrecht gehasst, weil ich mich lieber mit konkreten Dingen auseinandersetze. Bei mir gab es nur schwarz oder weiß. Doch jetzt nehme ich auch die Grautöne an mir wahr und ich habe eine Menge gelernt, nicht nur über die Pflege, sondern auch über mich, dass ich irgendwann so gut werde (schmunzelt). Ich habe das Gefühl, auf dem Weg der Besserung zu sein, wenn es darum geht herauszufinden, wer ich bin, wohin ich muss und wo mein Platz in dieser Welt ist. Im Großen und Ganzen hat sich mein Selbstvertrauen deutlich verändert, seit ich im Mai angefangen habe und so nervös war, dass ich nicht schlafen konnte, und jetzt ist es bloß ein neuer Tag.

Sie sind auf der Suche nach Möglichkeiten, unabhängiger zu arbeiten und mehr Verantwortung zu übernehmen. Dies kann bedeuten: mehr klinische Komplexität in der von Ihnen betreuten Patient*innen/Klient*innen-Population, Vorbereitung auf und Übernahme von Aufgaben, die die Stationsleitung betreffen (falls diese im Bereich Ihrer pflegerischen Rolle liegen), Beratung neuer Mitarbeiter*innen oder Studierender oder die Weiterentwicklung der Programme zur Verbesserung der Klient*innenbetreuung.

Ich weiß nicht, was in den vergangenen Monaten passiert ist, aber ich liebe meine Arbeit wirklich! Die Zweifel, die ich in der Vergangenheit hatte, habe ich nicht mehr. Ich bin auf der Suche nach Herausforderungen, vor denen ich früher Angst hatte und ich gehe anders mit instabilen Patienten oder sich schnell verändernden Situationen um. Ein Patient auf unserer Station war plötzlich nicht mehr ansprechbar und wir mussten schnell einen Patienten von der Wachstation verlegen und auf den sich verändernden medizinischen Zustand dieses Patienten reagieren. Ich habe es geschafft, ruhig zu bleiben und zu überlegen, was zu tun ist. Das bedeutet nicht, dass es Momente der Angst oder Unsicherheit nicht mehr gibt, wenn ich zum ersten Mal mit Situationen konfrontiert werde. Aber ich gehe anders damit um. Es gelingt mir jetzt besser, eine Situation ganzheitlich zu betrachten und sowohl die Familie als auch den Patienten einzubeziehen. Außerdem gliedere ich die Situation in einzelne Schritte und arbeite sie nacheinander ab, was den Umgang damit erleichtert. Ich brauche viel weniger Bestätigung und ich löse Herausforderungen oder Probleme häufig allein, ohne andere zu fragen, für mich ein Beweis, dass mein Selbstvertrauen gewachsen ist. Ich habe gute Arbeitsbeziehungen zu den Mitarbeitern entwickelt und meine eigene Routine etabliert, die gut funktioniert. Ich greife auf meine eigenen Erfahrungen zurück, anstatt mich auf andere zu verlassen. Ich stelle immer noch Fragen und nutze jede Gelegenheit zu lernen. Früher habe ich bereut, mich für die Pflege entschieden zu haben, aber inzwischen denke ich anders. Ich könnte nicht glücklicher über meine Berufswahl sein.

Um den anspruchsvolleren Rollen und Pflichten gerecht zu werden, sind Sie im Rahmen Ihrer professionellen Beziehungen auf mehr Geben und Nehmen, Austausch und Zusammenarbeit angewiesen. Der Versuch, Ihren Rollen und Pflichten mehr Tiefe und Umfang zu verleihen, kann eine Distanz zu Ihren erfahrenen Kolleg*innen in der Pflege aufbauen.

> Das ist ganz natürlich! Wenn Sie können, erklären Sie Ihren Kolleg*innen, wie Sie sich fühlen und dass Ihre Bedürfnisse sich verändert haben. Schlagen Sie ihnen eine andere Form des Umgangs miteinander vor und bitten Sie sie, Ihnen mehr Freiraum zu lassen, je unabhängiger Sie werden, weiter für Sie da zu sein, aber Sie nicht mehr so intensiv zu überprüfen.

5.3 Kritisieren

Um Ihre frühere Sicht der Pflege zu aktualisieren und auszuloten, wie diese Sicht zu der Person passt, die Sie heute sind, bedienen Sie sich der Kritik.

> Ich würde sagen, das ist wohl eines der Dinge in diesem Beruf, die am meisten frustrieren. Dinge, die mit dem System zu tun haben. Neulich musste ich zum Beispiel zwei Patienten an die Seite schieben, um eine andere Patientin aufzusetzen, und es war nicht einmal Sauerstoff da. Sie war nicht schwer krank und brauchte auch keinen, aber wir mussten immer noch all diese Dinge machen, um sie aufzusetzen. So ist es vorgeschrieben. Wenn beispielsweise eine Abteilung einen Patienten nicht will, bekommen wir ihn – das ist teuer und eine Verschwendung von Zeit, die für die Pflege gebraucht wird. Und dann diese Anordnungen, die in den Computer eingegeben werden – ich glaube, Pflegefachpersonen werden nicht dazu ausgebildet, um Daten einzugeben. Das ist eine Verschwendung von Zeit, die für die Pflege gebraucht wird und in der wir andere Dinge tun könnten als wie verrückt durch die Gegend zu hetzen.

Kritik ist nicht zu verwechseln mit Tadel; wenn Sie die Menschen, mit denen Sie interagieren oder die Situationen, in denen Sie sich befinden, kritisch betrachten, bedeutet das nicht, dass Sie diese Menschen oder die Situationen (Praxis-Settings oder Institutionen) tadeln. Dennoch kann es passieren, dass Menschen Ihre kritische Betrachtung „persönlich" nehmen. Es gilt also, in solchen Situationen sehr achtsam zu sein.

Sagen Sie so oft wie möglich „Ich" oder beginnen Sie das Gespräch mit „Das hat nichts mit Ihnen persönlich zu tun", oder „Ich kritisiere nicht Sie persönlich oder Ihre Vorgehensweise, aber...", oder „Ich möchte Ihnen nicht zu nahetreten, aber ich wundere mich darüber...".

Sie müssen die Dinge in Ihrer professionellen Welt dekonstruieren und rekonstruieren, um Ihre Erfahrungen, Ihre Entwicklung als Pflegefachperson und Ihre Erwartungen und Bestrebungen miteinander in Einklang zu bringen. Dieser Prozess ist möglicherweise leichter für Sie als für die Menschen in Ihrer Umgebung und es kann sein, dass Sie ihnen helfen müssen zu verstehen, warum Sie bestimmte Dinge kritisch betrachten, und ihnen sagen, wie sie Ihnen helfen können, Ihre Bedenken, Fragen oder Probleme mit der Praxis vorzutragen. Eine Methode, die Ihnen dabei helfen könnte, nenne ich die ‚sokratische' Methode (Gross, 2022). Die Methode von Sokrates besteht darin, Aussagen in Fragen umzuwandeln, um die Art und Weise, wie jemand über ein Thema denkt, zu hinterfragen, zu klären oder auch zu verändern. Diese Methode soll zu einer evidenzbasierten Diskussion animieren, die allen Beteiligten hilft, die ‚Höhlen' (Gross, 2022) (die unhinterfragten Überzeugungen) in ihrem Denken zu entdecken. Hinweis: *Aussagen* beenden das Gespräch, *Fragen* eröffnen das Gespräch. Zu Beginn des sokratischen Prozesses wird das, worum es geht, dekonstruiert, um die Beweggründe dahinter zu erkennen. Danach wird es rekonstruiert, damit klarer wird, worum es eigentlich geht.

Die erfahreneren Kolleg*innen, mit denen Sie arbeiten, verfügen oft über wertvolle Erfahrungen oder Informationen zum Thema „Herbeiführung von Veränderungen", die Ihnen nützen können, besonders in dem Bereich, in dem Sie alle arbeiten, denn sie kennen die „Player". Also seien Sie offen für ihre Ideen! Viele Köpfe wissen mehr als einer!

5.4 Wieder zu sich selbst finden

Sie fragen sich, was in aller Welt in den letzten acht Monaten mit Ihnen geschehen ist und brauchen Zeit, um sich von dem strapaziösen Weg der Transition in die professionelle Praxis zu erholen. Dieser Prozess hat insofern mit Analysieren zu tun, als Sie Ihr Privatleben und Ihre Arbeit auseinanderdividieren müssen, weil Sie Ihre Identität während und außerhalb der Arbeit entwickeln. Die Dimensionen Ihres Lebens treten nun deutlich zu Tage und es braucht Zeit, um herauszufinden, wie man mit ihnen umgeht.

> Ich fühle mich definitiv wohler da, wo ich jetzt bin. Ich mag meine Arbeit, ich bin gerne da, wo ich bin. Es ist schön, dass sie einem zutrauen, frisch Examinierte anzuleiten und ein größeres Arbeitspensum zu bewältigen, weil irgendwer der Meinung ist, dass du deine Arbeit kompetent durchführst und lange genug dabei bist, um die Routinen zu kennen. Trotzdem hatte ich das Gefühl, dass es letzten Monat ein kleines Plateau bei der Arbeit gab. Ich bin nicht mehr so begeistert wie ich früher einmal war. Im ganzen letzten Jahr ging es immer nur um die Arbeit, und ich habe immer nur daran gedacht. Es war stressig am Anfang und an meinen freien Tagen habe ich nicht viel unternommen. Ich fühle mich nicht ausgebrannt, ich bin nur nicht mehr so begeistert von meiner Arbeit.

Sie wollen mehr Zeit mit Ihrer Familie und Ihren Freund*innen verbringen, unter anderem auch deshalb, weil Sie meinen, sie in den vergangenen Monaten, in denen Sie mit der Transition beschäftigt waren, vernachlässigt zu haben. Sie haben das Bedürfnis, sich mit persönlichen Dingen zu beschäftigen (z.B. mit Ihren Hobbys) oder einfach nur Zeit außerhalb Ihrer Arbeitsumgebung zu verbringen. Sie sollten sich unbedingt Aktivitäten außerhalb der Pflege suchen (und in Ihrer Freizeit nicht für Überstunden zur Verfügung stehen!), die Ihnen ein Gefühl von Entwicklung, Erfolg und Leistung vermitteln.

> Ich habe bei der Arbeit und zu Hause definitiv mehr Energie. Ich denke ich war an einem Punkt angelangt, an dem ich entweder etwas tun oder aufhören musste, d.h., meinen Job aufgeben, weil ich so gestresst war und es mir nicht so gut ging. Also habe ich einen Gang runtergeschaltet, Urlaub genommen und als ich zurückkam, habe ich mich besser gefühlt. Im Moment bin ich der Pflege nicht so zugetan, was nicht bedeutet, dass ich nicht gerne Pflegefachperson bin, meine Einstellung ist lediglich neutral. Es ist in Ordnung, ich werde einfach weiter meine Arbeit tun und ich glaube, das ist im Moment genau das, was ich brauche.

In dieser Zeit loten Sie aus, welchen Platz die Pflege in Ihrem Leben einnimmt und welche Bedeutung die Transition für Ihre Pläne als Pflegefachperson hat. Grad und Dauer Ihrer Erholung richten sich danach, wie gut es Ihnen gelungen ist, sich anzupassen (das ist individuell verschieden).

> Ich kann mir nicht vorstellen, etwas anderes zu tun und wie ich schon sagte, die Pflege hat theoretische und praxisbezogene Anteile und man hat von beidem alles. Man kann Einfluss auf das Leben der Menschen nehmen, ihre Laborwerte anschauen, sich dann ihre Medikamente schnappen und all die Dinge tun, die Spaß machen – das Theoretische nutzen und ihnen den Rücken tätscheln. Das ist doch toll.

> Manchmal habe ich das Gefühl, dass die Pflege bzw. meine Arbeit mir nicht reicht, dass ich noch eine Ausbildung oder etwas anderes machen müsste, deshalb kann ich nicht sagen, dass es mir reicht. Ich denke, das hat mehr mit mir und meiner Persönlichkeit zu tun als mit der Pflege. Es hat nichts mit der Pflege zu tun; es ist nicht die Disziplin an sich, es liegt an mir und meiner Person. Ich brauche mehr als das, was ich momentan tue. Mir sind die Erwartungen nicht hoch genug. Ich weiß viel mehr, als ich anwenden kann, aber

ich habe noch keine Idee – das ist das Problem. Ich weiß nicht, wohin ich gehen oder was ich tun soll.

5.5 Akzeptieren

Akzeptieren bedeutet, sich im Zuge der kritischen Auseinandersetzung bewusst zu machen, womit Sie „leben können" und womit nicht; dies betrifft sowohl die Praxis als auch die beruflichen Beziehungen. Dies bedeutet, dass Sie Ihre Erwartungen an etwas oder jemanden neu konfigurieren müssen (d.h., im Rahmen Ihrer täglichen Arbeit versuchen, Ihre Patient*innen/ Klient*innen einzuschätzen und gleichzeitig zu instruieren), oder dass Sie etwas verändern müssen (d.h., mit Ihrer Stationsleitung Dinge besprechen, die die Praxis betreffen, darum bitten, angestrebte klinische Erfahrungen zu benennen oder mit jemandem in Ihrem Arbeitsbereich ein bestimmtes Problem/einen Konflikt erörtern). Die Erfahrungen eines Mentors/einer Mentorin, was die Bewältigung ihrer/seiner Anpassung an die Praxis und die Integration ihrer/ seiner Pflegestandards in den aktuellen Kontext der Pflege anbelangt, können Ihnen helfen, eigene kreative Möglichkeiten für den Umgang mit Ihrer sich entwickelnden Praxis zu finden. Der/die Mentor*in kann eine frisch examinierte Pflegefachperson sein, die ein paar Jahre länger als Sie dabei ist. Ausschlaggebend sind die Erfahrung und die Bereitschaft, Sie zu unterstützen, nicht das Alter.

Ich habe das Gefühl, ich werde akzeptiert und ich bin gerne hier. Ich denke, ich brauche mir deswegen keine Sorgen mehr zu machen. Wenn man mit großartigen Personen arbeitet, dann will man ihnen helfen und seinen Job gut machen und das ist etwas Positives. Es ist etwas, was sich weiter fortsetzt, sobald es einmal angefangen hat. Ein Beispiel: Immer, wenn etwas Wichtiges gut klappt, fühlt man sich mehr angenommen, was bewirkt, dass man sich in dem Bereich wohler fühlt; das wiederum stärkt das Selbstvertrauen und dieses die Bereitschaft, auf andere zuzugehen, was positive Auswirkungen auf die „Teamfähigkeit" hat; eins zieht das andere nach sich. Wenn man sich wohl fühlt und die Arbeit nicht als Stress empfindet, dann hat dies auch positive Auswirkungen auf das Privatleben.

Der Prozess des Akzeptierens oder Nicht-Akzeptierens dessen, was Sie in der realen Welt vorfinden, kann Ihnen unliebsame Konflikte bescheren. Es ist wichtig, dass sowohl Sie als auch Ihre/Ihr Mentor*in, Stationsleitung der Pflegeabteilung, Praxisanleiter*in oder Ihre erfahrenen Kolleg*innen versuchen, Dinge, die in der Praxis oder im Zusammenhang mit der Arbeit nicht funktionieren, nicht als Versagen anzusehen. Falls es Defizite gibt, müssen Sie, nach Rücksprache mit dem Team, das Sie unterstützt, entscheiden, welche Schritte unternommen werden können und müssen, um die Situation zu klären und nach Möglichkeit zu lösen (z.B. können Sie sich mit Ihrer Stationsleitung, Praxisanleiter*in, Mentor*in oder besser noch mit allen treffen, um eine Strategie für die Vorgehensweise zu entwickeln).

Die Lösung kann auch in der Erkenntnis bestehen, dass die Situationen nicht entsprechend Ihren Wünschen verändert werden kann und Sie die Art und Weise, wie Sie eine Person oder Situation wahrnehmen, ändern müssen. Oder dass dies nicht der richtige Arbeitsplatz für Sie ist. Auch hier gilt: Seien Sie offen für alle Möglichkeiten!

Vorsicht: Ich möchte nicht, dass Sie eine unrealistisch optimistische oder unnötig pessimistische Vorstellungen davon entwickeln, wie Ihre Ankunft an der 12-Monate-Marke der professionellen Pflegepraxis aussehen könnte.

Aber: Es besteht immer die Möglichkeit, dass Ihre bisherigen Erfahrungen weder beständig noch stabil waren und dass diese Erfahrungen Ihnen nicht das Gefühl vermittelt haben, dass die Praxis vertraut oder vorhersagbar ist, ein Gefühl, das Sie brauchen, um als Berufsanfänger*in erfolgreich zu sein. Es kann auch sein, dass Ihre Transition in die professionelle Praxis Sie mit übermäßig vielen Herausforderungen konfrontiert hat und Sie so entmutigt oder enttäuscht sind, dass Sie Schwierigkeiten haben, darüber hinwegzukommen. Ich habe Fälle dieser Art schon erlebt und mein Herz tut mir weh bei dem Gedanken, dass wieder jemand der Pflege verloren geht.

Wenn dies auf Sie zutrifft, kontaktieren Sie bitte sofort Ihre für den Gesundheitsschutz am Arbeitsplatz zuständige Pflegefachperson in Ihrer Region/Institution oder die Personalabteilung an Ihrem Arbeitsplatz. Kontakte dieser Art sollen streng vertraulich sein, damit Sie Ihre Gefühle und Erfahrungen offen ansprechen können. Wenn Sie in dieser Situation Angst um Ihre Sicherheit haben, weisen Sie gleich zu Anfang darauf hin, dass die Sitzungen vertraulich sein müssen – dies zu klären ist wichtig, damit Sie offen über Ihre Erfahrungen berichten können.

Entscheiden Sie sich zu bleiben! Ich weiß aufgrund meiner eigenen, äußerst abwechslungsreichen Karriere, dass es auf der ganzen Welt keine andere Disziplin gibt, die so viele Möglichkeiten für unterschiedliche Interessen, spezielle Ansätze oder Arbeitspräferenzen bietet. Die Pflege ist eine Disziplin der Tiefe und Breite, die Platz für uns alle hat!

Einigen von ihrem Beruf enttäuschten Pflegefachpersonen ist es gelungen, wieder in die Pflege zurückzukehren. Sie können Ihnen helfen, die Herausforderungen, mit denen Sie konfrontiert werden, zu meistern. Zudem gibt es Psycholog*innen, Praxisanleiter*innen und Sozialarbeiter*innen, die Gesundheitsfachpersonen bei der Verarbeitung ihrer Traumata unterstützen, unabhängig davon, ob es sich bei den Auslösern um Patient*innen, Familien, Kolleg*innen oder das eigene Leben in schwierigen Zeiten wie diesen handelt.

Was Sie wissen müssen

Dieses Stadium ist geprägt von Umstrukturierung. Es ist eine Phase, in der Sie eine genauere Vorstellung davon entwickeln, was die Pflege ist und wer Sie als Praktiker*in innerhalb dieser Disziplin sind.

In der Zeit vom achten bis zum 12. Monat in Ihrem ersten Transitionsjahr geht es für Sie darum:

- zu **sondieren**, welche Richtung Sie im Rahmen Ihrer Karriere „einschlagen“ und inwiefern die von Ihnen in den zurückliegenden 12 Monaten erworbenen Kenntnisse und Fähigkeiten zur Verbesserung Ihrer Praxiskompetenz beigetragen haben. Sie setzen sich auch intensiver mit Widersprüchen im Gesundheitssystem und in der Pflege auseinander, die Sie in der Vergangenheit wahrgenommen haben. Dieses Sondieren kann zu Ernüchterung und Desillusionierung führen und sollte von Ihnen und Ihrem Unterstützungsnetzwerk sorgfältig beobachtet werden.
- zu **analysieren**, worin Sie als Fachpersonen sich von den anderen Praktiker*innen in Ihrer Umgebung unterscheiden. In dieser Zeit „ordnen“ Sie die Gedanken und Maßnahmen, die Sie bei anderen in Ihrer Umgebung, eventuell über Monate, wahrgenommen haben, und prüfen, inwieweit deren Relevanz und Angemessenheit mit der von Ihnen entwickelten Praxis vereinbar ist. Die Grenzen Ihrer Standards und ethischen Prinzipien werden klarer und Sie entscheiden, welche Verhaltensweisen, Aktionen und Vorstellungen im Zusammenhang mit der Pflege Sie akzeptieren und welche nicht. In diesem Stadium Ihrer Entwicklung sind Sie auf der Suche nach anspruchsvolleren Praxiserfahrungen wie etwa komplexere klinische Szenarien oder Sie ziehen einen Wechsel des Praxis-Settings in Erwägung. Zur Erinnerung: es ist die Reise, die das Leben prägt, nicht das Ziel.
- **kritisch zu überprüfen**, ob Ihr Arbeitsplatz mit Ihren professionellen Werten, Bestrebungen und Erwartungen vereinbar ist. Dies kann bedeuten, dass Sie Arbeitsweisen, die Sie bei Ihren Kolleg*innen beobachten, analysieren, um zu verstehen, warum sie so arbeiten, wie sie es tun. Es geht Ihnen nicht da-

rum, bei den Menschen in Ihrem Umfeld Fehler zu entdecken, dennoch kann es passieren, dass Sie bei Ihren Kolleg*innen, in Ihrer Abteilung oder Institution Ungereimtheiten entdecken. Sollten Sie auf eine Missachtung von Praxisstandards oder ethischen Grundsätzen stoßen, sprechen Sie zuerst mit der Person/den Personen, die es angeht, damit sie die Möglichkeit haben, ihren Standpunkt darzulegen, zu begründen oder zu rechtfertigen. Dies ist immer die beste Art und Weise (prozessorientiert und respektvoll) mit Problemen jeglicher Art umzugehen. Wenn Sie Bedenken haben, die betreffende Person direkt anzusprechen, wenden Sie sich an eine/einen Kolleg*in, der/dem Sie vertrauen und sprechen Sie mit ihr/ihm vertraulich über Ihre nächsten Schritte. Die Einbeziehung einer neutralen Person zielt darauf ab, weitere Informationen und Erkenntnisse zu gewinnen; dabei ist nach Maßgabe der rechtlichen und ethischen Standards, an die Sie gebunden sind, auf größtmögliche Integrität zu achten. Schließlich sind Sie verpflichtet, jede Maßnahme zu melden, die entweder für die Patient*innen oder die Praktiker*innen ein Risiko darstellt. Dies kann unangenehm sein, aber es ist möglich, auf eine Art und Weise vorzugehen, die die Würde der Person achtet und Schaden verhütet. Ein change agent in der Pflege zu sein, ist nicht einfach; wie viele andere „altehrwürdige" Berufe haben wir Traditionen, die alt, aber nicht unbedingt klug sind. Es gibt Möglichkeiten, Veränderungen herbeizuführen, aber sie erfordern Taktgefühl, Diplomatie, Beratung und Dialog.

- Die frühere Energie, Motivation und Leidenschaft für Ihr Leben und Ihren Beruf zurückerobern. Manchmal bekommt das Leben den besseren Teil von uns und wir fühlen uns, als ob wir „ohne Schirm im Regen stehen". Dann gilt es, so schnell wie möglich die nasse Kleidung auszuziehen, sich etwas Warmes anzuziehen, sich ein heißes Getränk zu holen (in meinem Fall wäre das Glühwein) oder/und sich bei einem Fernsehprogramm zu entspannen. Es fällt schwer zu reden oder einen klaren Gedanken zu fassen, wenn wegen der erlebten Situation die Zähne vor Kälte klappern und wir treffen meistens auch keine guten Entscheidungen, wenn unser Gehirn nicht richtig funktioniert. Ich rate Ihnen, im ersten Jahr Ihrer Praxis nach Möglichkeit an Ihrem regulären Arbeitsplatz zu bleiben. Bedenken Sie, dass anspruchsvolle, aufregende und Kräfte zehrende 12 Monate vor Ihnen liegen, die Sie mental, körperlich und geistig fordern. Sie werden den Weg zu dem von Ihnen bevorzugten Platz finden. Doch warum diese Hast? Sie haben ein langes Berufsleben vor sich![26]
- zu **akzeptieren,** dass diese Erfahrung im Rahmen Ihrer professionellen Sozialisation und Entwicklung ein normaler Prozess ist. Indem Sie die Transition als etwas Normales betrachten, akzeptieren Sie auch die Tatsache, dass Praxisstandards ein Kontinuum darstellen. Es gibt keine perfekte Praxis, wenngleich es Situationen und sogar längere Phasen gibt, von denen wir sagen können, dass unsere Praxis exzellent ist. Meistens erlebt man ein paar exzellente Tage, seltener einen richtig schlechten Tag und in der übrigen Zeit befindet man sich irgend-

26 Wie bereits mehrfach erwähnt, Sie müssen sich nicht beeilen! Vor Ihnen liegt ein langes Berufsleben, sodass Sie jede Menge Zeit haben, Ihre Träume und Ziele zu verwirklichen. Eine qualitativ hochwertige pflegerische Betreuung ist genau das – qualitativ hochwertig! Damit unsere Praxis Tiefe und Breite bekommt, brauchen wir eine gute und starke Wissensgrundlage; ohne diese wäre es so, als würden wir auf eine adäquate oder umfassende Einschätzung verzichten und sofort eine Diagnose stellen und mit der Behandlung beginnen. Gönnen Sie sich in diesem Stadium etwas Muße – Entscheidungen, die Ihren beruflichen Aufstieg betreffen, können mindestens bis zum zweiten Jahr warten. Warum klappen Sie das Buch nicht einfach zu, gehen mit einer/einem guten Freund*in ins Kino und trinken ein Glas guten Rotwein auf mich (das bedeutet nicht, dass ich den Konsum von Alkohol als Bewältigungsstrategie empfehle).

wo dazwischen. Wenn Sie sicher und kompetent arbeiten, jeden Tag etwas dazulernen, das Ihre Praxis verbessert und versuchen, jeder Person so lange wie möglich Ihr Bestes zu geben, dann ist dies das Äußerste, was man von Ihnen verlangen kann.

Worüber Sie nachdenken müssen

Reflexion

Sind Sie glücklich?

- Was macht Sie glücklich in Ihrem Privatleben? In Ihrem Berufsleben?
- Wann haben Sie zuletzt gelacht?
- Wann haben Sie zuletzt „gespielt"?
- Was oder wer bringt Freude in Ihr Leben? Verbringen Sie Zeit mit dieser „Sache" oder dieser „Person"?
- Gibt es etwas in Ihrem Leben, das Sie daran hindert, glücklich oder zufrieden zu sein? Was ist es? Wie können Sie das ändern?

Was für eine Pflegefachperson wollen Sie sein (Eigenschaften oder professionelle Merkmale)?

Welcher Praxisbereich interessiert Sie am meisten?

Was, glauben Sie, werden Sie als Pflegefachperson in fünf Jahren tun? In zehn Jahren?

Was müssen Sie tun (Weiterbildung, Aneignung von Fähigkeiten, Praxiserfahrung und Wissenserwerb), um dahin zu gelangen, wo Sie sein möchten? Wer kann Ihnen dabei helfen?

Wie sieht Ihr Karriereplan aus? (was, wie, wann, wer, wo)?

Werden Sie aufgefordert, Rollen und Pflichten auf der Ebene einer führenden Rolle zu übernehmen? Wie fühlt sich das für Sie an? Sie Sie bereit, eine Station zu leiten oder andere zu beraten?

Welche Art von Ausbildungsprogramm bietet man Ihnen zur Vorbereitung auf diese anspruchsvolle Rolle an? Haben Sie an Ihrem Arbeitsplatz das Recht, über Aufforderungen dieser Art zu verhandeln?

Mit wem können Sie sich offen und ehrlich über den Bereich der professionellen Pflege kritisch auseinandersetzen?

Wie können Ihre erfahreneren Kolleg*innen Ihnen helfen, Licht in Ihre Fragen im Zusammenhang mit der Pflege zu bringen?

Was bedeutet für Sie der Begriff „Interdependenz" in Bezug auf die Praxis? Wie lässt sich diese erreichen?

Wie haben sich Ihre Bedürfnisse in den vergangenen Monaten verändert und was brauchen Sie jetzt, wenn es darum geht zu lernen und sich weiterzuentwickeln?

Welche Schwierigkeiten oder Belastungen haben Sie in dieser Zeit erlebt und wie gehen Sie damit um?

Welche Unterstützung brauchen Sie, um Ihren persönlichen Stil in der Pflege zu finden?

Was verstehen Sie unter einem ausgeglichenen Leben? Wie können Sie „dieses erreichen"?

Wie sieht die Work-Life-Balance der Pflegefachpersonen aus, mit denen Sie arbeiten?

Was zu tun ist

1. Gehen Sie zu den monatlichen Gesprächssitzungen einer/eines erfahrenen Mentor*in. Er oder sie kann Ihnen helfen, Probleme im Zusammenhang mit der Praxis aufzuarbeiten.
2. Kontaktieren Sie eine Person (Karriereberater*in oder interessierte Stationsleitung / Praxisanleiter*in), die/der Ihnen hilft, einen Karriereplan zu erarbeiten, der Ihre Weiterentwicklung fördert und Sie in die von Ihnen gewünschte professionelle Richtung führt.
3. Wenn Sie bereit sind für die Vorbereitung auf eine anspruchsvolle Rolle in der Praxis (Praxisanleiter*in, Mentor*in oder kompetente klinische Pflegefachperson), nutzen Sie Weiterbildungsmöglichkeiten, die Ihr Kompetenzrepertoire erweitern (z. B. *Fachkundige Kardioreanimation* oder Erwerb eines Zertifikats als *Stillberaterin*).
4. Versuchen Sie, mit jemandem über Ihre aktuellen Erfahrungen zu sprechen, (treffen Sie

sich nach jeder Schicht regelmäßig mit einer/einem guten Freund*in, einer anderen frisch examinierten Pflegefachperson, einer/einem Mentor*in, der/dem Sie vertrauen, schreiben Sie Tagebuch, machen Sie Fotos oder zeichnen Sie sie auf Band auf).

5. Verbringen Sie viel Zeit draußen (gehen Sie spazieren auf einem Weg in der Nähe oder besuchen Sie ein all-inclusive Resort) weit weg von Ihrem Arbeitsplatz; holen Sie neue Menschen in Ihr Leben (auch solche, die keine Pflegefachpersonen sind!), damit es Farbe und neue Impulse bekommt.
6. Wenn Sie an Führungsrollen interessiert sind (z. B. Stationsleitung, Beratung oder Projektentwicklung/Projektmanagement), dann wäre dies im Rahmen Ihrer professionellen Transition genau die richtige Zeit). Die meisten Einrichtungen haben Programme, die Sie auf anspruchsvolle Rollen in der Praxis vorbereiten; also lassen Sie sich nicht zur Übernahme einer Rolle verleiten, bloß weil „sie gerade jemanden brauchen" und Sie zufällig zur Verfügung stehen. Wie bereits erwähnt, die Entscheidung für eine offizielle Führungsposition prägt die Karriere, also trefen Sie sie mit Bedacht.
7. Arbeiten Sie auf freiwilliger Basis in einem professionellen Ausschuss mit, entweder an Ihrem Arbeitsplatz, in Ihrer Gemeinde oder in Ihrem Staat/Ihrer Provinz. Die professionelle Pflege und die Organisationen im Bereich Gesundheitsversorgung sind immer auf der Suche nach neuen Impulsen und haben Ihnen sicher auch eine Menge Ideen aus der Pflege, der Gesundheitsfürsorge und dem Bereich der Politik anzubieten. Fragen Sie Ihre Stationsleitung oder Mentor*in, wie Sie eine lokale oder regionale Pflegeorganisation oder kommunale Organisation finden und gehen Sie zu einem Meeting. Sie müssen sich nicht festlegen, bevor Sie bereit dazu sind, also gehen Sie auf die Suche nach einer Organisation mit einem Mandat und einer Vision, die Ihren Werten und professionellen Zielen entspricht.
8. Suchen Sie sich ein Hobby, für das Sie sich schon immer interessiert haben oder das Sie schon einmal hatten und das Ihnen Spaß gemacht hat!
9. Stellen Sie Ihrer/Ihrem Mentor*in folgende Fragen:

- Warum haben Sie sich für diesen Beruf entschieden? Welche Erfahrungen haben Sie gemacht?
- Was sind nach Ihrer Ansicht meine Stärken?
- Wo können meine Stärken Ihrer Meinung nach am besten genutzt werden?
- Wie gehen Sie als professionelle Pflegefachperson mit Frustrationen und Enttäuschungen um?
- Hatten Sie schon einmal ein Burn-out? Wie hat sich das geäußert? Hat es Warnzeichen gegeben? Wie sind Sie damit umgegangen?

Literatur

Gross, R. (2022). *Socrates' way: Seven master keys to using your mind to the utmost.* New York: Penguin Putnam Inc.

6
Anhänge

Anhang 1. Schock der Transition (Zusammenfassung)
Anhang 2. Die Stadien der Transition frisch examinierter Pflegefachpersonen
  Stadium 1: Handeln
  Stadium 2: Verhalten
  Stadium 3: Wissen
Anhang 3. Hinweise zum Berufeinstieg für frisch examinierte Pflegefachpersonen
Anhang 4. Konzept zur Unterstützung frisch examinierter Pflegefachpersonen beim Wechsel in die Praxis
Anhang 5. Wie Sie den richtigen Job für sich finden
Anhang 6: Die Arbeit im Team
Anhang 7: Der Umgang mit Schichtarbeit
Anhang 8: Im Fokus: Emotionale Gesundheit
Anhang 9: Arbeitspensum aufteilen und delegieren
Anhang 10: Unabhängig werden
Anhang 11: Konfliktmanagement am Arbeitsplatz

Anhang 1: Schock der Transition (Zusammenfassung)

Aufgaben
Ziele

- Erste eigenständige Kontaktaufnahme zu anderen Disziplinen zwecks Zusammenarbeit
- Integration in eine etablierte Kultur der Gesundheitsversorgung, deren Hierarchie Sie nicht kennen
- Übernahme zusätzlicher Aufgaben, wie z. B. delegieren, gemeinsam pflegerische Maßnahmen planen, Anweisungen geben sowie Entscheidungen und klinische Beurteilungen treffen
- Umgang mit permanenten persönlichen Verpflichtungen gegenüber Familie, Freund*innen oder Partner*innen

Strategien
Realisieren, dass es Zeit braucht, sich als Expert*innen für die Planung und Organisation der Patientenpflege zu etablieren. Auch wenn Sie schon häufiger wichtige pflegerische Maßnahmen planen, organisieren und evaluieren mussten, waren Sie bislang noch nicht allein für die Ergebnisse verantwortlich, sondern wurden bei der Entwicklung, Organisation und Evaluation von erfahrenen Lehrenden oder Kolleg*innen aus der Praxis angeleitet. Darüber hinaus wird von vielen Berufsanfänger*innen verlangt, mit wenig oder ganz ohne ständigen Kontakt zu erfahrenen Praxisanleiter*innen oder Mentor*innen in Abteilungen mit relativ Schwerkranken allein zu arbeiten. Beobachten Sie und hören Sie zu – begleiten Sie eine erfahrene Pflegefachperson, die genau die Führungsqualitäten hat, die Sie schätzen (organisiert, höflich, kooperativ, etc.) Bitten Sie darum, eine verantwortliche Pflegefachperson begleiten zu dürfen, um zu erfahren, wie diese ihre Führungsqualitäten in die Praxis umsetzt.

Delegieren an andere Praktiker*innen: Es kann sein, dass Sie Rollen und Aufgaben an ältere und erfahrenere Kolleg*innen delegieren müssen, was großen Stress auslösen kann. Dieser Stress kann Sie verleiten, Aufgaben selbst zu erledigen, die Sie normalerweise delegieren würden, um sich eine unangenehme Pflicht zu ersparen. Es gibt Anleitung und Beispiele für den Umgang mit Personen, an die Sie delegieren müssen, von denen Sie aber auch Informationen über Ihre Patient*innen oder erfahrungsbasiertes Wissen brauchen. Fragen Sie Ihre Pflegedienstleitung oder Ihren/Ihre Praxisanleiter*in danach. Der Unterschied zwischen Arbeitsteilung und Delegieren:

- *Delegieren*: Es liegt in Ihrer Verantwortung, wen Sie bitten, „für Sie" etwas zu erledigen (für das Sie einen Teil der Verantwortung tragen)
- *Arbeitsteilung*: „Examinierte" Fachexpert*innen (Registered Nurses, Registered/Licensed Practical Nurses, Enrolled Nurses, Ärzt*innen, Ernährungsberater*innen, Sozialarbeiter*innen, Ergo- und Physiotherapeut*innen etc.) entscheiden gemeinsam, wer am besten für welche Patient*innen/Communities/Situationen geeignet ist und wie man optimal zusammenarbeiten kann, um die Arbeit zu bewältigen.

Ohne fremde Hilfe Entscheidungen treffen und klinische Beurteilung abgeben. Ihnen fehlen die Vorbereitung und die Erfahrung, komplexe pflegerische Entscheidungen zu treffen in klinischen/pflegerischen Situationen, mit denen Sie wenig bis gar nicht vertraut sind. Die Zusammenarbeit mit einer/einem Mentor*in hilft, diese Aufgabe zu bewältigen und das Lernen ist eine Frage der Zeit. Seien Sie vorsichtig bei Entscheidungen, die von anderen (allen Teammitgliedern) getroffen wurden und informieren Sie sich, was und wie sie entschieden haben, mit wem sie zusammenarbeiten und wann Sie andere um Unterstützung bitten. Es ist immer gut, Fragen zu stellen und eine andere Person um ihre Meinung zu Ihrer Entscheidung zu bitten – mit der Zeit werden Sie immer sicherer, wenn Sie etwas allein entscheiden müssen. Fachliches Können zu entwickeln, braucht Zeit.

Der Umgang mit diversen Pflichten. Während Ihrer Transition in die professionelle Praxis müssen Sie vieles bewältigen. Je nach Arbeitsbereich übernehmen die Pflegefachpersonen verschiedene Rollen und es kommen Entscheidungen und Beurteilungen unterschiedlichster Art auf sie zu. Eine langsame und schrittweise Einführung in Ihre Aufgaben und Pflichten verspricht den größten Erfolg. Sprechen Sie mit Ihre Stationsleitung und mit Ihrer/Ihrem Praxisanleiter*in darüber. Wenn Sie die Möglichkeit haben, andere Gesundheitsfachpersonen, mit denen Sie zusammenarbeiten (andere Pflegefachpersonen, Pflegehelfer*innen, andere professionelle Praktiker*innen) zu begleiten, lernen Sie deren Arbeit kennen und wissen, wie sich diese von Ihrer unterscheidet; dann haben Sie die Chance, nur solche Pflichten zu übernehmen, mit denen Sie sich auskennen! Es gibt für alle genug zu tun.

Sich mit Praxiskontexten vertraut machen. Die Einführung in eine Rolle der professionellen Praxis ist oft beängstigend, weil Sie in vollem Umfang verantwortlich sind für die Ergebnisse von Entscheidungen, die Sie noch nie zuvor getroffen haben. Der Kontakt zu einer/einem Kolleg*in, der/die die gleichen Probleme erlebt hat wie Sie, kann Ihnen zeigen, wie es gelingt, all die Rollen und Pflichten zu bewältigen. Wenn Sie in einer ländlichen oder abgelegenen Region arbeiten oder die einzige Pflegefachperson in der Einrichtung sind, sorgen Sie dafür, dass Sie eine erfahrene Pflegefachperson jederzeit telefonisch kontaktieren können! Versuchen Sie auch, in einen Praxisbereich zu wechseln, dessen Umgebung Ihnen vertraut ist (beteiligen Sie sich an Job-Rotationen in dem Bereich, in dem Sie arbeiten wollen) und bleiben Sie nach Ihrer Ausbildung ein Jahr in dem Bereich, in dem Sie nach Ihrer Transition arbeiten. „Zu gehen“ könnte verlockend sein, besonders wenn Sie an Ihrem Arbeitsplatz Schwierigkeiten haben, aber, wie erwähnt, machen Sie sich auf Schwierigkeiten gefasst – Schwierigkeiten sind vorprogrammiert – dies ist eine tiefgreifende Veränderung in Ihrem Leben, die von Schwierigkeiten begleitet sein wird. Ein Arbeitsplatzwechsel (der ist gerechtfertigt, wenn Sie gemobbt werden und der misslichen Situation nicht anders entgehen können) hat lediglich zur Folge, dass Sie das Ganze noch einmal durchmachen müssen. Das Problem mit bemühtem Wachstum ist: Wenn die eine Situation uns nicht weiterbringt, wird das „Leben“ uns immer wieder damit konfrontieren, bis wir die Lektion, die wir lernen sollen, lernen. Es liegt noch ein Leben voller Arbeit vor Ihnen – hetzen Sie nicht durch Ihre Erfahrungen!

Rollen

Themen

- Anpassung an zusätzliche Rollen mit erstmaliger Übernahme der Verantwortung für Behandlungspläne/multidisziplinäre Führungsrollen/Zusammenarbeit bei und Implementation von entsprechenden Bitten (d.h. „Anordnungen“) der Ärzt*innen
- Umgang mit rollenbedingtem Stress, der auftritt, wenn Rollen, was Erfahrung, Wissen und Können anbelangt, zu diffus, unklar oder ungeeignet sind
- Erlernen „neuer“ Rollen im Zusammenhang mit Erwartungen am Arbeitsplatz, Routinen und Beziehungen; dies kann erschwert werden durch ein übermäßiges Verantwortungsgefühl für die eigenen Handlungen
- Vertrauen und eine Beziehung zu den neuen Kolleg*innen aufbauen
- In der Vergangenheit etablierte Rollen und Beziehungen „ausprobieren“ oder verändern

Strategien

- **Unterschiedliche Formen von Stress.** Der rollenbedingte Stress ist besonders hoch im ersten Stadium. Wie sich dieser Stress auf Ihre Entwicklung auswirkt, hängt von folgenden Dingen ab: Wie sehr er Sie belastet; wie viel Unterstützung und Ressourcen Sie in dieser Zeit haben (z.B. durch erreichbare

Kolleg*innen und andere frisch Examinierte sowie bekannte und empfohlene Bewältigungsstrategien); ob Sie in Ihrer neuen Rolle am Arbeitsplatz Erfolg, Beständigkeit und Vorhersagbarkeit erfahren und wie viel Zeit und Gelegenheiten Sie haben, die von Ihnen erwarteten Rollen, Fähigkeiten, Routinen, Aufgaben und Praktiken zu erlernen.

- **Schrittweise Einführung in die Rolle einer Pflegefachperson.** Pflegefachpersonen arbeiten in wechselnden, aber anstrengenden und dynamischen Kontexten, die hohe Anforderungen stellen. Berufsanfänger*innen sollten wegen ihrer begrenzten Erfahrungen in verschiedenen Praxis-Settings keine wichtigen klinischen Entscheidungen oder Beurteilungen treffen, es sei denn, sie arbeiten mit erfahrenen Kolleg*innen zusammen. Ein Großteil Ihrer Energie wird allein für die Anpassung an Ihre neue Realität im privaten und beruflichen Bereich verbraucht. Die Erwartung von Leistungen ohne adäquate Unterstützung kann zu gefährlichen Praxissituationen führen, die die Kolleg*innen nicht unbedingt bemerken. Das Bedürfnis von Berufsanfänger*innen, dazuzugehören und angenommen zu werden, ist in den ersten Monaten der Transition am größten. Als frisch examinierte Pflegefachperson sind Sie in den ersten 12 Monaten in der Praxis damit beschäftigt, eine neue professionelle Identität zu entwickeln. Was Sie über sich und andere in den ersten Stadien Ihrer Transition lernen, wird Ihre Erfahrungen für die restliche Zeit Ihrer Transition prägen und Ihre Einstellung gegenüber der Disziplin als solche stabilisieren. Suchen Sie sich eine praxiserfahrene Pflegefachperson, die Sie akzeptiert und die wohlwollend und kompetent ist. Dies kann bedeuten, dass Sie eine/einen Expert*in finden müssen, die/der Ihnen die geforderten Fähigkeiten vermittelt, und eine andere Person, die Sie ermutigt, sich Ihre Probleme, Schwierigkeiten und Ängste anhört, Ihre Vorstellungen unterstützt und gemeinsam mit Ihnen Strategien zur Realisierung der von Ihnen angestrebten Karriere entwickelt.
- **Klärung von Rollen und Aufgaben.** Unklarheiten und Überschneidungen von Rollen (was tut der/die Sozialarbeiter*in und was tue ich in dieser familiären Krisensituation?) sind umso häufiger, wenn Sie die Rollen und Funktionen Ihrer Kolleg*innen (aus anderen Bereichen wie Büroangestellte, Pförtner, Mitarbeiter*innen innerhalb der Disziplin) nicht kennen.
- **Beobachten** Sie eine Zeit lang alle Kolleg*-innen, mit denen Sie zusammenarbeiten werden (Labor- und Apothekenmitarbeiter*innen, Ihren/Ihre Pflegekolleg*in mit gleicher Qualifikation, Pflegepraktiker*innen, Ärzt*innen, Rezeptionist*innen, Büroangestellte der Abteilung, Pförtner, Fachpersonen aus verwandten Bereichen und Zentren/Organisationen, mit denen Sie zusammenarbeiten), damit Sie wissen, was diese wann tun und wie Sie sie kontaktieren können, wenn Sie Unterstützung in Ihrer Community oder Institution brauchen.
- **Lernen, sich selbst und anderen zu vertrauen.** Wenn Sie die „Kultur" Ihres neuen Arbeitsplatzes bereits von Ihrer Ausbildung her kennen, werden Sie mit den Machtverhältnissen und den etablierten Autoritätshierarchien vertraut sein. Ungeachtet dessen werden Sie nach Ihrer Einstellung wahrscheinlich feststellen, dass die Arbeitsbeziehungen sich verändern (d.h., die gleichen Personen, mit denen Sie als Studierende zusammengearbeitet haben, könnten sich Ihnen gegenüber anders verhalten, wenn Sie ein/eine voll verantwortliche*r und rechenschaftspflichtige"r Kolleg*in sind. Dies ist zum einen auf die Anpassung an eine neue Rolle zurückzuführen, und zum anderen darauf, dass Ihre Kolleg*innen andere Erwartungen an Sie haben und meinen, dass Sie sich erst einmal „beweisen" oder ihnen zumindest zeigen müssen, dass sie Ihnen, was den klinischen Bereich betrifft, vertrauen können. Vertrauensvolle Beziehungen zu

neuen Kolleg*innen aufzubauen, braucht Zeit. Lassen Sie sich und Ihren Kolleg*innen Zeit, sich an die neuen Beziehungen zu gewöhnen. Jeder, der neu in seinem Job ist, spürt diesen Druck, der von den Erwartungen der anderen ausgeht. Wichtig ist, sich auf sich selbst zu fokussieren – von jedem in Ihrer Umgebung etwas zu lernen und offen zu sein für neue Möglichkeiten, Ihr Wissen anzuwenden, Ihre Rollen und Pflichten durchzuführen und mit anderen am Arbeitplatz umzugehen. Stellen Sie jede Menge Fragen und bedenken Sie, dass das, was die Menschen sagen, weniger mit Ihnen als mit den Menschen selbst zu tun hat, ergründen Sie, was hinter dem Verhalten steckt oder was die Motivation für das Verhalten (Ihres und das der anderen) sein könnte.

- **Veränderte Erwartungen.** Es wird erwartet, dass Sie Anweisungen geben und das Management der Ihnen zugeteilten Patient*innen übernehmen (schließlich sind Sie ja eine examinierte Pflegefachperson!). Doch Berufsanfänger*innen verfügen oft noch nicht über die klinische Erfahrung, die sie brauchen, um ihre Arbeit mit der erforderlichen Selbstsicherheit durchzuführen. Dies zeigt sich vor allem in klinischen oder beziehungsrelevanten Situationen, die fremd, unvorhersagbar oder instabil sind. Der schnelle Wechsel von einer Abteilung in die nächste (innerhalb von drei Monaten) ohne ausreichend Zeit zu haben, sich an alles zu gewöhnen, Fachkenntnisse zu erwerben, ein gutes Verhältnis zu Ihren Kolleg*innen aufzubauen oder etwas über die Unterstützungssysteme in Ihrem neuen Arbeitsbereich zu erfahren, kann den Weg durch die Transitionsstadien verzögern. In Situationen wie diesen fehlen oft die Merkmale, die wichtig für den Erfolg sind (Beständigkeit, Vertrautheit, Stabilität und Vorhersagbarkeit). Bleiben Sie dort, wo Sie sind, mindestens drei Monate und lernen Sie die Personen kennen, mit denen Sie zusammenarbeiten, die Rollen und Aufgaben, die Sie übernehmen sollen, die Art von Patient*innen, die Sie zu betreuen haben sowie die bevorzugten Arbeitsroutinen! Wenn Sie oft „wechseln" müssen (in verschiedenen Praxisbereichen arbeiten, um für Pflegefachpersonen einzuspringen, die krank oder im Urlaub sind) oder wenn Sie zwei Jobs haben, müssen Sie sich auf viele verschiedene Erwartungen, Kolleg*innen, Routinen und Kulturen einstellen. Zwei Jobs oder Arbeitsplätze zu haben ist zwar nicht verboten, aber ich bin strikt gegen schnelle Rotationen zwischen drei oder noch mehr Praxisbereichen innerhalb des ersten Jahres. Wenn Sie drei Monate in einem beständigen Praxisbereich/Arbeitsplatz bleiben, haben Sie wenigstens „ein gewisses Maß an" Beständigkeit, Vertrautheit und Vorhersagbarkeit.

Respektvolle und kollegiale Arbeitsbeziehungen aufbauen

- **Delegieren** (die Durchführung einer Leistung, für die Sie die Verantwortung tragen, auf Personal ohne Qualifikation oder eine Fachkraft übertragen, die keine Fachkenntnisse hat oder für die ihr übertragene Rolle, Tätigkeit oder Aufgabe nicht ausgebildet wurde) ist eine anspruchsvolle Tätigkeit, die näher erläutert werden muss. Als frisch examinierte Pflegefachperson sind Sie verunsichert aufgrund Ihres begrenzten Wissens über die diversen professionellen und verwandten Rollen und bitten ungern andere, etwas „für" Sie zu tun. Diese Neigung, alles „selbst zu erledigen" wird verstärkt durch die Befürchtung, als unfähig oder inkompetent zu gelten, nicht mit den sozialen und politischen Grundlagen der Abteilungskultur vertraut zu sein und das Bedürfnis, sich selbst und anderen (z.B. Autoritätspersonen/klugen Kolleg*innen) zu „beweisen", dass Sie der Rolle einer professionellen Pflegefachperson durchaus „gewachsen sind". Sie denken, dass Ihre Kolleg*innen Sie für kompetent halten, wenn Sie gut funktionieren/Ihre Aufgaben erledigen und dass Sie durch eine perfekte Leistung deren Respekt und Glaubwürdigkeit gewinnen können. Sie halten die „rechtzeitige" Erledigung Ihrer Arbeit (um nicht unangenehm aufzufallen) für eine wesentliche Voraussetzung, um akzeptiert zu werden. Es ist immer bequemer, sich als „clevere Person" zu präsentieren, aber es ist auch gefährlich, zugunsten von Schnelligkeit auf Genauigkeit zu verzichten! Sprechen Sie mit Ihrer/Ihrem Praxisanleiter*in oder Stationsleitung über eine schrittweise Einführung/Steigerung der Aufgaben (es ist besser, weniger Patient*innen/Fälle oder Gemeindeprojekte zu haben und die Rolle in ihrer Gesamtheit auszuüben als nur Teile dessen, was Sie letztendlich als ganzes tun sollen). Sobald Sie das veränderte Arbeitspensum erfolgreich meistern, steigern Sie das Arbeitspensum oder die Komplexität allmählich.

- **Lernen, mit anderen im „Team" zusammenzuarbeiten.** Wie bereits erwähnt, machen frisch Examinierte lieber „alles selbst" anstatt die unangenehme Aufgabe zu übernehmen, jemanden um Hilfe zu bitten oder eine Aufgabe an eine(n) Kolleg*in zu delegieren. Dies kann unabsichtlich zu einer Vermischung Ihrer Rollen und Pflichten mit der Arbeit ihrer Kolleg*innen und deren geistigem/praktischem Territorium führen (d.h., Sie treten ihnen auf die Hühneraugen). Dies kann, ohne dass Sie es wollen, zur Folge haben, dass Ihre Kolleg*innen Ihnen weniger vertrauen oder dass Sie arrogant auf sie wirken, was negative Reaktionen bei ihnen auslöst. Außerdem kann Ihnen Ihr Verzicht auf eine berechtigte Bitte um Hilfe sehr viel zusätzliche Arbeit bescheren. Dies sind unerwünschte Ergebnisse einer soziokulturellen Naivität, die Sie körperlich und emotional überfordern und Ihrer bereits strapazierten professionellen Identität weiteren Schaden zufügen. Zur Erinnerung: Sie sind nicht allein und es ist allemal besser, einen/eine Kolleg*in zu fragen: „Soll ich das hier selbst machen?" oder: „Soll ich diese Arbeit mit jemandem zusammen erledigen?" Zur Erinnerung: Die Beobachtung aller Mitarbeiter*innen, mit denen Sie zusammenarbeiten werden, kann Missverständnisse dieser Art verhindern!
- **Sein Leben zurückerobern**! In Ihrem Privatleben kann es zu einschneidenden Veränderungen kommen. Es kann sein, dass Sie eine intime Beziehung beenden bzw. vertiefen oder versuchen, Ihr wichtigstes Unterstützungsnetzwerk, die Familie und Schulfreund*innen, auf die noch unbekannten Kolleg*innen zu verlagern. Das Wissen um die Auswirkungen generationsbedingter Unterschiede auf Ihre ethischen Prinzipien und Werte kann sich negativ auf die Integration in Ihr neues Arbeitssystem auswirken. Menschen aus unterschiedlichen Altersgruppen haben einen jeweils anderen sozialen, ökonomischen oder politischen Hintergrund und infolgedessen häufig auch eine andere „Arbeitsmoral": WIE gearbeitet wird (wann Pausen gemacht werden, ob man alleine oder im Team arbeitet), WANN gearbeitet wird (wer Überstunden macht und an Feiertagen arbeitet, wer bevorzugt wird, welche Erwartungen in puncto Schichtarbeit bestehen und wie Arbeitsrotationen ausgehandelt werden), WIE die Arbeit konkret aussieht (Arbeitskleidung, Trennung von „privater" und „professioneller" Arbeit, Beziehungen zu Patient*innen/Klient*innen/Gemeinden, professionelle Werte, körperliche Arbeit vs intellektuelle Fähigkeiten) und Engagement am Arbeitsplatz (wer wann arbeitet, wer welche Arbeit erledigt – Hierarchien der Aufgabendurchführung). Informieren Sie sich über das Thema Generationsunterschiede und bedenken Sie, dass wir alle Gründe haben, die Welt so zu sehen, wie wir sie sehen – jeder von uns hat genauso viel „Recht" oder „Unrecht" wie der andere! Gespräche mit Ihren Kolleg*innen und Supervisor*innen fördern eine Arbeitskultur, die von wechselseitigem Austausch und Zusammenarbeit geprägt ist.

Kenntnisse
Themen

- Kenntnis der Fähigkeiten, Aufgaben, Routinen, Richtlinien und Vorgehensweisen im Zusammenhang mit der Durchführung der Direktpflege, wie Anordnungen umsetzen, mit anderen Disziplinen kommunizieren, den Unterschied zwischen LPN/RPN/Enrolled Nurse/RN/Reg Psychiatric Nurse roles kennen.
- Die Kultur der Disziplin und der Abteilung eines Arbeitsplatzes kennenzulernen, erfordert viel Zeit.
- Das Wissen über die professionelle Rollentransition ist oft begrenzt.

Strategien

Wissen über Fähigkeiten und Rollen vermitteln. Wenn Sie nach der Transition den Arbeitsplatz, die Patient*innen/Klient*innen-Population nicht bereits kennen, dann sind Sie nicht vertraut mit den Rollen, Pflichten, Beziehungen oder Besonderheiten, die wichtig sind, um optimal an Ihrem neuen Arbeitsplatz zu funktionieren (z.B.wissen Sie nicht, wie Anordnungen umgesetzt werden, welche Möglichkeiten Sie haben, Familien im Rahmen von Beratungssitzungen zu instruieren, wie verantwortliche Personen in den verschiedenen Gemeinden mit ihrer früheren Gemeindekrankenschwester zusammengearbeitet haben, wie die verschiedenen Disziplinen in dieser Institution die Grenzen ihrer Arbeit ausloten oder wie die Pflegefachpersonen ihre Rollen und Aufgaben voneinander abgrenzen, wenn sie im Team arbeiten). Als frisch examinierte Pflegefachperson ist es Ihnen am Anfang Ihrer Transition wichtig, die Ihnen zugeteilten Aufgaben durchzuführen – das ist verständlich, da Ihre „Kompetenz" und die Akzeptanz durch Ihre Kolleg*innen davon abhängen, wie weit diese Ihnen „vertrauen". Und sie vertrauen Ihnen, wenn das, was Sie „tun", für sie sichtbar wird, also genau das, was Sie auch wollen, nämlich die Maßnahmen und Aufgaben in Ihrem Praxisbereich kompetent „durchführen". Im zweiten und dritten Stadium Ihrer Transition wird der Fokus an Ihrem Arbeitsplatz dann stärker auf der Funktion insgesamt liegen. Zu Anfang wird Ihr Wissen daran gemessen, was Sie sagen und tun.

- **Vorbereitung auf die Rollentransition.** Viele Berufsanfänger*innen sind auf die professionelle Rollentransition nicht vorbereitet und wissen daher nicht, dass Ihre Gefühle und Reaktionen auf die wahrgenommenen Veränderungen normal sind. Bildungseinrichtungen und Gesundheitsbereiche können dieses Wissen vermitteln und Berufsanfänger*innen die Möglichkeit bieten, Transitionsszenarien oder -situationen einzuüben. Es ist ratsam, mithilfe erfahrener Pflegefachpersonen aus der Praxis Reaktionen auf Situationen zu erarbeiten, in denen es um ethische Belange oder um die Praxis geht und in denen die „Realität" vom „Ideal" abweicht. So können Sie den von Ihnen favorisierten Praxisstandard beibehalten und gleichzeitig den Anforderungen eines arbeitsintensiven, dynamischen und temporeichen Arbeitsplatzes gerecht werden. Bitten Sie Ihre Praxisanleiter*innen, das Thema Transition zu behandeln! Informieren Sie sich über die Transitionsstadien und die Phasen, in denen Sie Unterstützung brauchen, damit die Integration in Ihren neuen Arbeitsplatz für Sie leichter wird und damit Sie die Bedürfnisse der von Ihnen betreuten Patient*innen/Familien/Gemeinden erfüllen können, sich sicher und unterstützt fühlen und Ihre Kolleg*innen wissen, was sie erwarten und wie sie Ihnen den Weg durch die Stadien erleichtern können. Dieses Wissen hilft Ihren Stationsleitungen und Praxisanleiter*innen, Ihr Wissen, Ihre Fähigkeiten und Ihre Praxiskompetenz angemessen einzusetzen, zu integrieren und zu erweitern. Allein die Information von Pflegestudent*innen der höheren Semester und frisch examinierten Pflegefachpersonen über die Stadien der Transition und sowie häufiges Feedback (z.B. mit Ihnen außerhalb des Praxisbereichs über Ihre Fortschritte sprechen und Ihnen konstruktives und wohlwollendes Feedback geben) kann Sie animieren, Ihre Gefühle zu äußern und leichter durch die Stadien zu kommen.

- **Sich Wissen über die Kultur aneignen.** Es ist eine völlig andere Erfahrung, als berufstätige Pflegefachperson in die Kultur der professionellen Praxis eingebettet zu sein, als die Dinge aus der Sicht eines Studierenden zu betrachten. Die Feinheiten der Pflegekultur zu erfassen (z. B. wie Pflegefachpersonen miteinander und mit anderen Teammitgliedern umgehen) kann aufschlussreich und etwas verstörend sein. Wenn Sie in der Vergangenheit noch nie in einer professionellen Rolle tätig waren, fehlt Ihnen das nötige Selbstvertrauen, sich für Ihre Belange und die Ihrer Patient*innen einzusetzen. Dies kann im sozialen Umgang mit Ihren Kolleg*innen zu Missverständnissen führen und zur Folge haben, dass Sie sich unangemessen verhalten, andere unabsichtlich verletzen oder innerhalb der Institution soziopolitische Grenzen überschreiten, ohne es zu merken! Der Kontakt zu einer/einem Mentor*in, die/der ein anerkanntes Mitglied der Gemeinschaft ist, in die Sie nach der Transition wechseln, kann Ihre Akzeptanz deutlich steigern – gemäß dem Motto „wer sich mit meiner frisch Examinierten anlegt, bekommt es mit mir zu tun“. Diejenigen in der Abteilung, die mobben, werden nicht am meisten respektiert, sind aber oft diejenigen, die weithin sichtbar und hörbar sind. Halten Sie Ausschau nach Personen, die „Ruhe und Sicherheit“ ausstrahlen – sie sind oft diejenigen, die insgeheim das Sagen haben und können Ihnen sehr viel über die Tücken und Besonderheiten der Arbeitsplatzkultur erzählen. Über die Atmosphäre der Arbeitsplatzkultur erfährt man am meisten, wenn man sich mit den Menschen unterhält, mit denen man zusammenarbeitet – Stellen Sie persönliche Fragen, wie z. B.: „Wie lange arbeiten Sie schon hier?“, oder: „Wie war Ihr Wochenende?“ oder: „Ich war neulich in einer Situation, da habe ich mich gefragt, ob Sie mir wohl einen Rat geben könnten.“ Die meisten Menschen sprechen gerne über sich oder schätzen es, wenn Ihr Wissen gefragt ist.
  Anmerkung: Wenn ein/eine Kolleg*in Ihnen etwas erzählt, fragen Sie nach: „Na, wie war die Geburtstagsparty Ihrer Tochter?“ Auch wenn es manchmal schwerfällt, nehmen Sie an allen geselligen Zusammenkünften teil – die Geschäfte, die beim Golf spielen gemacht werden, sind legendär und dies gilt auch für gesellige Zusammenkünfte und Pflegefachpersonen. Bringen Sie etwas Essbares mit zur Arbeit. Gehen Sie zu einem sozialen Event, das Ihre Abteilung plant oder werden Sie Mitglied in einem Ausschuss Ihrer Abteilung.
- **Erfahrungsbasiertes Wissen entwickeln.** Als frisch examinierte Pflegefachperson lernen Sie neue Praxismethoden kennen und probieren neue Verhaltensweisen aus, weil Sie in Situationen praktizieren, die Sie mit klinischen, beziehungsspezifischen, strukturellen und organisationsspezifischen Belangen konfrontieren, die Ihre Vorstellungen von der Pflege und Gesundheitsversorgung, die Sie in Ihrer Ausbildung hatten, erweitern, präzisieren, verifizieren oder verändern. Diese Arbeit in der Praxis ermöglicht es Ihnen, intuitives (erfahrungsbasiertes) Wissen zu erwerben und weiterzuentwickeln. Es ist immens wichtig für Sie, in einer Umgebung zu „arbeiten“, in der Sie mit Feedback, Unterstützung, Bestätigung und Anerkennung rechnen können. Werden diese Bedürfnisse nicht erfüllt, wenden Sie sich an Ihrem Arbeitsplatz oder privat an eine Person Ihres Vertrauens und versuchen Sie, Mittel und Wege zu finden, diese Bedürfnisse erfüllt zu bekommen!
- **Häufiges und kontinuierliches Feedback.** Feedback zu bekommen (manchmal müssen Sie darum bitten), was Erwartungen und Rollenausübung anbelangt, ist schwierig. Da die meisten Studierenden an häufiges und detailliertes Feedback gewöhnt sind, kann es

sich anfühlen, als würden Sie ohne Sicherheitsnetz an einem Seil schwingen, wenn Sie während der ersten Transitionserfahrung kein Feedback bekommen. Um zu gewährleisten, dass Ihr Wissen und Selbstvertrauen ausreichen, um weiterhin Fortschritte zu machen und sich zu entwickeln, sollten Sie Ihre Stationsleitung, Praxisanleiter*in und Ihre Kolleg*innen während der ersten Monate um Feedback bitten. Ebenso wichtig ist die Selbsteinschätzung, doch dafür brauchen Sie Zeit und Übung; fangen Sie damit an, nachdem Sie sich vergewissert haben, wie es um Ihre Leistung als Pflegefachperson aus der Praxis steht. Als Sie Ihre Ausbildung beendet haben, wussten Sie genau über Ihren Kenntnisstand Bescheid, doch jetzt fühlt es sich oft so an, als würde Ihre Kompetenz nach einem völlig neuen Maßstab bewertet und daher ist das Bedürfnis nach Bestätigung und konstruktiver Kritik völlig normal. Wenn Sie genau hinhören, was andere über Ihre Leistungen sagen und zu bestimmten Zeiten, die allmählich immer mehr ausgedehnt werden, um spezielles Feedback bitten, wird Ihnen weniger wichtig, wie andere Ihre Arbeit beurteilen, sondern Sie legen mehr Wert darauf, wie Sie diese einschätzen.

Reflexion

Beispiel für Feedback im ersten Transitionsstadium

Die **1. und 2. Woche**, in der Sie „alleine arbeiten" (nach der Orientierung): Feedback-Sitzung am Ende eines jeden Arbeitstages

- Was ist Ihnen heute gut gelungen?
- Was haben Sie heute versäumt oder „beinahe" versäumt?
- Haben Sie „Fehler" gemacht – falls ja, welche und warum?
- Was wäre nötig gewesen, um den Fehler zu vermeiden?
- Welche Stärken konnten Sie an Ihrem Arbeitsplatz heute einsetzen?

Wie sieht Ihre Arbeit morgen aus?

Die **3. und 4. Woche**, in der Sie „alleine arbeiten" (nach der Orientierung): Feedback-Sitzung nach jeder Arbeitswoche/Schichtenserie:

- Was ist Ihnen in dieser Woche gut gelungen?
- Was haben Sie in dieser Woche vergessen oder welchen Fehler haben Sie in Ihrer Praxis „beinahe" gemacht?
- Haben Sie „Fehler" gemacht – falls ja, welche und warum?
- Was wäre nötig gewesen, um den Fehler zu vermeiden?
- Welche Stärken konnten Sie an Ihrem Arbeitsplatz heute einsetzen?
- Wie sieht Ihre Arbeit nächste Woche aus?

2. bis 4. Monat, in dem Sie „alleine arbeiten" (nach der Orientierung): Feedback-Sitzung nach jeder zweiten Arbeitswoche

- Werden Sie bei Ihrer Arbeit ausreichend unterstützt?
- Wen fragen Sie um Rat bei Entscheidungen und Einschätzungen, die Ihre Arbeit betreffen?
- Beschreiben Sie eine Situation aus Ihrer Praxis, bei der Sie ein gutes Gefühl hatten und nennen Sie den Grund.
- Beschreiben Sie eine Situation aus Ihrer Praxis, bei der Sie ein schlechtes Gefühl hatten und nennen Sie den Grund.
- Welches ist derzeit Ihre größte Herausforderung, was Ihre Arbeit betrifft?
- Welche Unterstützung brauchen Sie, um diese Herausforderung zu bewältigen?
- Wann werden Sie sich wieder treffen und was wollen Sie in der Zwischenzeit tun?

Anhang 2: Die Stadien der Transition frisch examinierter Pflegefachpersonen

Stadium 1: Handeln
Lernen
In diesem Stadium fühlen Sie sich in der Rolle der Lernenden am wohlsten und Sie scheuen davor zurück, erworbenes Wissen anzuwenden. Sie sind verunsichert, was Ihre Kenntnisse anbelangt, weil die Situationen anders „aussehen" als zur Zeit Ihrer Ausbildung. Theoretisches Wissen ist Ihnen lieber – Sie haben den Eindruck, dass Sie unter Stress Ihr theoretisches Wissen vergessen, weil es ungefährlich und normal ist. Es kommt weniger darauf an, was Sie sagen oder wissen, sondern darauf, wie Sie das Wissen, auf das Ihre Gesprächspartner*innen reagieren, äußern oder darstellen. Benutzen Sie Äußerungen wie die folgenden, wenn Sie mit Ihren Kolleg*innen kommunizieren:

- Das ist ein sehr interessanter Punkt. Können Sie mir zeigen, was Sie meinen?
- Vielen Dank für diese Erläuterung. Ich habe noch nicht so viel Erfahrung damit.
- Könnten Sie mir erklären, warum Sie das so machen?
- Ich hoffe, dass meine Antwort nicht wichtigtuerisch/pedantisch/überheblich oder besserwisserisch klingt – das meiste, was ich weiß und im Moment für meine Praxis nutze, ist das theoretische Wissen, das ich in der Ausbildung gelernt habe. Ich weiß, dass dieses theoretische Wissen ein Teil davon ist, aber mir fehlt noch die Erfahrung, dieses Wissen in die Praxis umzusetzen. Können Sie mir helfen zu verstehen, weshalb die Situation in diesem Fall von meinem theoretischen Wissen abweicht?

In Ihrer neuen professionellen Umgebung gibt es viel für Sie zu lernen (wer ist wer, wie lauten die Richtlinien und Anweisungen Ihrer Institution, welche beruflichen Pflichten haben Sie etc.). Für normale *„erwachsene Lernende"* wie Sie, ist es am besten, die Ihnen vermittelten Fähigkeiten oder Kenntnisse sofort anzuwenden. Fragen Sie Ihren/Ihre Praxisanleiter*in, ob die Möglichkeit besteht, dass Sie während der Orientierung zwischen theoretischem Unterricht und klinischem Setting pendeln, damit Sie das Erlernte sofort anwenden können. Ihre Lernkurve ist in diesem Stadium Ihrer Transition sehr steil und es dauert länger, das was Sie tun, zu verarbeiten; also gönnen Sie sich diese Zeit. Setzen Sie bei Ihrer Arbeit nicht auf Schnelligkeit, sondern auf Perfektion und holen Sie sich Unterstützung.

Reflexion

Sich Unterstützung holen
Wie gelingt es Ihnen, sich an Ihre neuen Rollen und Aufgaben zu gewöhnen?
Wie gelingt es Ihnen, zu „lernen" und das Erlernte „anzuwenden" (d. h. die Zeit zu bekommen, die Sie brauchen, um regelmäßig zu üben und sich mit dem, was von Ihnen erwartet wird, vertraut zu machen?
Wissen die Kolleg*innen in Ihrer Umgebung über Ihr Transitionsstadium Bescheid? Wissen sie, dass Sie für die meisten Aufgaben mehr Zeit brauchen?
Welches sind die fünf (am häufigsten durchgeführten) Fähigkeiten, die Sie brauchen, um an Ihrem Arbeitsplatz erfolgreich zu sein?
Wie gelingt es Ihnen, diese so lange zu praktizieren bis Sie sie sicher beherrschen?
Mit welcher Methode lernen Sie am besten (zuschauen, lesen und anwenden oder nachahmen?)
Wie können Sie diese Lernmethode für Ihre Transition nutzen?
Wie können Sie die Kolleg*innen, mit denen Sie oft zusammenarbeiten (inklusive die aus verwandten Gesundheitsbereichen und Pflegehelfer*innen) besser kennenlernen?
Wie gelingt es Ihnen, eine schrittweise und allmähliche Einführung in Ihre Rollen und Pflichten durchzusetzen?

Anwenden

In diesem Stadium geht es vor allem darum, die Ihnen zugeteilten Aufgaben und Fähigkeiten *„durchzuführen"*. Ihnen ist bewusst, dass Sie *„beobachtet"* und danach *„beurteilt"* werden, wie gut Sie Ihre Arbeit bewältigen – Ihre Selbstakzeptanz hängt oft davon ab, in welchem Umfang Ihre Kolleg*innen und Ihr*e Mentor*in Sie akzeptieren. Ihr sich entwickelndes Selbstkonzept als professionelle Pflegefachperson hängt davon ab, wie gut Sie bei Ihren neuen Rollen und Aufgaben gefördert werden. Man erwartet von Ihnen als professionelle Pflegefachperson, dass Sie bestimmte Rollen übernehmen oder Leistungen erbringen, auf die Sie während Ihrer Ausbildung nicht vorbereitet wurden oder für die Sie nicht in vollem Umfang verantwortlich waren (es ist praktisch unmöglich, Ihnen während Ihrer Ausbildung die Möglichkeiten zu bieten, jede Fähigkeit und jede Aufgabe einer professionellen Pflegefachperson durchzuführen). Berufsanfänger*innen, die die Erlaubnis haben und ermutigt werden, ihre Fähigkeiten und Ideen unter den wachsamen Augen und Ohren einer/eines erfahrenen Praktikerin/Praktikers zu „üben", schneiden insgesamt besser ab. In diesem Transitionsstadium ist es sehr wichtig für Sie, um Feedback zu bitten. Treffen Sie sich regelmäßig mit Ihrer Stationsleitung/Praxisanleiter*in oder der Person, die Sie im klinischen Bereich unterstützt.

Reflexion

Sich Unterstützung holen

Was können Ihre Kolleg*innen/Mentor*innen/Praxisanleiter*innen tun, um Ihre wachsenden Fähigkeiten und Ihr Selbstvertrauen zu fördern?

Wie können Sie die Fähigkeiten, die Sie an Ihrem Arbeitsplatz beherrschen sollen, während Ihrer Ausbildung üben (d.h. besteht die Möglichkeit, diese Fähigkeiten vor Anwendung in einem klinischen Setting irgendwo zu üben)?

Wie gelingt es Ihnen, in den fünf Fähigkeiten, die im Rahmen Ihrer Arbeit am häufigsten durchgeführt werden, kompetent zu werden (d.h., wenn Sie in der Akutversorgung arbeiten, könnten Sie während einer 12-Stunden-Schicht alle i.v.-Zugänge in Ihrer Abteilung legen; wenn Sie als Gemeindekrankenschwester arbeiten, könnten Sie sich einen Monat lang nur mit Immunisierung beschäftigen)?

Werden an Ihrem Arbeitsplatz Feedback-Sitzungen gefördert? Falls nicht, wie können Sie diese einfordern?

Kaschieren/verbergen

In diesem Stadium werden Sie sich fragen, wer Sie als Pflegefachperson sind, welche Kenntnisse Sie haben oder was Sie leisten können. Je nachdem wie alt Sie sind und wie viel Lebenserfahrung und Selbstvertrauen Sie haben, werden Sie versuchen, vor den erfahrenen Kolleg*innen in Ihrer Umgebung zu verbergen, wie unzulänglich oder inkompetent Sie sich fühlen. Einfühlsame Gespräche, die Mut machen, können Ihnen helfen, Ihre Gefühle und Bedenken *„zu äußern"*. Suchen Sie Kontakt zu Pflegefachpersonen, die Ihre Fragen zu schätzen wissen, an Ihrem Fortkommen interessiert sind und nachempfinden können, was es bedeutet, „neu" zu sein. Wenn Sie mit Ihren Kolleg*innen sprechen und sich nach persönlichen Dingen erkundigen, finden Sie schnell heraus, wer an einem Kontakt mit Ihnen interessiert ist und wer nicht.

Reflexion

Sich Unterstützung holen

1. Was brauchen Sie, um sich im Kreise Ihrer erfahrenen Kolleg*innen/Ihrer/Ihres Mentor*in wohler zu fühlen?
2. Wie können Ihre Kolleg*innen einen Ort schaffen, an dem Sie sich sicher fühlen und neu sein dürfen und gleichzeitig Teil Ihrer Gemeinschaft sein können?
3. Welche Art von Unterstützung brauchen Sie, um sich an Ihrem Arbeitsplatz sicher zu fühlen? Wer muss das wissen?

Anpassen

Sie müssen sich an viele neue Rollen, Beziehungen und unterschiedlich komplexe Aufgaben gewöhnen. Sie müssen sich gegebenenfalls an Veränderungen in Ihrem Privat- und Berufsleben anpassen. Da Sie während der ersten sechs Monate in der Praxis wegen der Veränderungen in Ihrem Privat- und Berufsleben sehr viel Energie verbrauchen, sollten Sie Überstunden tunlichst vermeiden, auch wenn es verlockend ist, alle Schulden begleichen zu können. Ihre Auszeit ist in dieser Phase, in der Sie viel Neues lernen müssen, ganz besonders wichtig.

Reflexion

Sich Unterstützung holen

1. Mit welchen Veränderungen in Ihrem Privatleben rechnen Sie nach Ihrer Ausbildung (Beziehungen, Regelung finanzieller Angelegenheiten, Kauf des ersten eigenen Hauses)?
2. Welche Pläne haben Sie, um Zeit für sich selbst zu gewinnen? An wen wenden Sie sich, wenn Sie Unterstützung brauchen?
3. Wenn Sie ein Elternteil sind, wie werden Sie sich schrittweise wieder in das Familienleben integrieren? Wie gelingt es Ihnen, eine Integrationsstrategie zu entwickeln, die den Bedürfnissen der Familienmitglieder gerecht wird und Ihnen die Möglichkeit bietet, die professionelle Rollentransition zu bewältigen?
4. Inwieweit wirkt sich die Transition auf den Umgang mit Freund*innen, Familienmitgliedern oder anderen Bezugspersonen aus?
5. Welche Unterschiede sehen Sie zwischen der Pflege, die an Ihrem Arbeitsplatz praktiziert wird und den Vorstellungen, die Sie von der Pflege hatten? Wie gelingt es Ihnen, diese mit einer/einem Mentor*in, Ihrer/Ihrem Praxisanleiter*in, Stationsleitung oder einer/einem anderen Berufsanfängerin zu diskutieren?
6. Was würde Ihnen helfen, den Unterschied zwischen dem Ist-Zustand der Pflege und Ihren Vorstellungen zu überbrücken?
7. Wie gehen Ihre Kolleg*innen mit diesem Unterschied um?
8. Was sollten Ihre Freund*innen, Ihre Familie und andere Bezugspersonen tun, um Ihnen bei der Anpassung an Ihr neues Leben zu helfen?
9. Was brauchen Ihre Familienmitglieder und Freund*innen von Ihnen? Wie können Sie Ihnen begreiflich machen, was Sie gerade erleben?

Abwägen

Frisch examinierte Pflegefachpersonen fühlen sich oft wie in einer Zwickmühle. Sie haben vieles, was sie sehen und tun, noch nie zuvor erlebt. In diesem Stadium Ihrer Entwicklung gilt es herauszufinden, was Sie „akzeptieren“ müssen und was Sie entsprechend Ihrer eigenen Vorstellungen (die auf einer Theorie basieren können, die Sie kennengelernt haben) oder Ihrer persönlichen Praxisstandards „verändern“ können (und sollten). Es ist normal und ratsam, nach Beispielen dafür zu suchen, wie man sich in dieser neuen Welt verhält. Es ist normal, eine Begründung zu verlangen und zu fragen, weshalb die Dinge so sind wie sie sind, damit Sie entscheiden können, ob es sich um Dinge handelt, die Sie sich merken sollten oder um solche, die mit Ihrer Anschauung, Ihren ethischen Prinzipien oder Praxisstandards unvereinbar sind. Dies sind keine einfachen Entscheidungen, denn Sie wollen ja von genau den Kolleg*innen, deren Praxis Sie kritisch sehen, akzeptiert werden. Auf die Suche nach Identität zu gehen und sich gleichzeitig um Zugehörigkeit zu bemühen, ist eine professionelle Anpassung, die Ihnen sehr viel abverlangt.

Reflexion

Sich Unterstützung holen

1. Machen Sie sich Sorgen um die Qualität der Praxis an Ihrem Arbeitsplatz?
2. Mit wem können Sie über Ihre Sorgen sprechen?
3. Welche Möglichkeiten haben Sie, die pflegerische Praxis an Ihrem Arbeitsplatz zu verändern?

4. Wie gelingt es Ihnen, Ihre praktische Arbeit als Pflegefachperson zu entwickeln, ohne den wertvollen Input von anderen zu diskreditieren?

Stadium 2: Verhalten (Being)
Suchen

Kennen Sie den Ausspruch „*Jung genug, um es zu tun, aber alt genug, um es besser zu wissen*"? In diesem Stadium haben Sie sich einiges an Wissen über die pflegerische Praxis angeeignet und wollen es praktisch anwenden. Sie sind nun schon eine Zeit lang „dabei" (auch wenn es insgesamt betrachtet und im Vergleich zu Ihren „erfahrenen" Kolleg*innen in Wirklichkeit nur eine kurze Zeit ist) und wissen, was von Ihnen erwartet wird. Langsam, aber sicher wird Ihnen klar, was „eine Pflegefachperson" tut und ist, und ein Teil davon erscheint Ihnen erstrebenswert, wertvoll und lohnend. Doch keine Arbeit ist perfekt und inzwischen sind Sie etwas irritiert oder frustriert über bestimmte Aspekte Ihrer Rolle als Pflegefachperson in der realen Welt, die weder Ihren Wünschen noch Ihren Erwartungen bezüglich Ihrer Arbeit entspricht. Sie beginnen in dieser Zeit nach dem Sinn Ihrer Arbeit zu fragen. Es ist normal, verstehen zu wollen, warum die Dinge so sind wie sie sind, anstatt sich anzuhören, dass sie eben nun mal so sind! Es reicht Ihnen nicht, ohne Begründung Dinge „tun" zu müssen, die von Ihnen verlangt werden, oder etablierte Praktiken zu übernehmen, weil wir das hier „immer so machen". Dies ist eine wichtige Phase in Ihrer Entwicklung und während Sie sich umschauen, werden Sie nach Erklärungen suchen, die Antworten auf die Millionen-Dollar-Frage „Warum" geben können. Die Suche nach Erklärungen für akzeptierte und etablierte Praktiken ist wichtig für die Entwicklung Ihres kritischen Denkvermögens. Doch Achtung – diese „Wissbegier" einer frisch examinierten Pflegefachperson, die so gut wie nie bzw. niemals als direkter Angriff oder direkte Kritik an der Arbeitsweise ihrer erfahrenen Kolleg*innen gemeint ist, wird von Fall zu Fall genauso verstanden. Weil andere sich gezwungen sehen, die theoretischen Grundlagen ihrer eigenen Praxis zu überprüfen oder zu begründen, warum sie bestimmte Entscheidungen treffen oder sich an geltende Richtlinien und Arbeitsanleitungen halten, wird diese Phase der Kritik von den erfahrenen Pflegefachpersonen, die Seite an Seite mit Ihnen arbeiten, unterschiedlich wahrgenommen. Achten Sie in dieser Zeit darauf, wie Sie auf andere zugehen und versuchen Sie, auch deren Wissbegier anzufachen.

Reflexion

Sich Unterstützung holen

1. Was können Ihre Kolleg*innen tun, um Ihrem Bedürfnis, die theoretischen Grundlagen ihrer Arbeit zu verstehen, nachzukommen?
2. Mit wem können Sie sich nach jeder Schicht austauschen? Wann und wo (z. B. mit der Fahrgemeinschaft auf dem Weg nach Hause)?
3. Wie erreichen Sie die Phase, in der Sie Ihren Arbeitsplatz mit mehr Gelassenheit betrachten?

Fragen

Ihr Denken macht Fortschritte in dem Maße wie Ihre Sicherheit im Umgang mit den Routinen, Aufgaben und Erwartungen an Ihrem Arbeitsplatz wächst. Sie beobachten Ihre Umgebung und fragen sich, warum die Dinge so sind wie sie sind. Diese Fragen sind zum einen darauf zurückzuführen, dass Sie frustriert darüber sind, dass die Dinge so sind wie sie sind und zum anderen darauf, dass Sie den Grund für die existierenden Verhaltensweisen nicht kennen. Sie hinterfragen die Rolle der Pflegefachpersonen innerhalb des Gesundheitssystems oder die Funktion bestimmter Aspekte an Ihrem Arbeitsplatz, in Ihrer Einrichtung/in Ihrem Gesundheitszentrum oder im Gesundheitssystem insgesamt. All Ihre Fragen sind wichtig – in diesem Stadium geht es für Sie darum, sich an die Umgebung, die Sie sich ausgesucht haben, anzupassen und sie zu verstehen. Die Verknüpfung zwischen „der Person, die Sie sind“ und „dem Ort, an dem Sie arbeiten“ ist wichtig für die Vorstellung, die Sie von der Arbeit und der Disziplin der Pflege entwickeln. Möglicherweise haben Sie Probleme mit Aspekten, die Sie selbst oder das System betreffen und die Sie als Auslöser dieser „mangelnden Verknüpfung“ ansehen; Sie müssen in der Lage sein, sich mit Ihren Gedanken und Gefühlen, die diese Kluft betreffen, auseinanderzusetzen. Fragen stellen ist eine Möglichkeit, die Informationen zu bekommen, die Sie brauchen, um Ihre Welt zu verstehen.

Reflexion

Sich Unterstützung holen

1. Wie gelingt es Ihnen, Ihre Fragen so zu formulieren, dass sich eine Diskussion daraus entwickelt?
2. Welche Strategien helfen Ihnen, über die Diskrepanz zwischen Ihren Bedürfnissen und professionellen Wertvorstellung und denen an Ihrem Arbeitsplatz nachzudenken, um die Auslöser Ihrer Probleme und entsprechende Lösungen identifizieren zu können.
3. Welche Rolle spielen Ihre erfahrenen Kolleg*innen, Ihr/Ihre Supervisor*in/Stationsleitung und Praxisanleiter*in in diesem Prozess? Wie gelingt es, sie in diesen Prozess einzubinden?

Zweifeln

In diesem Stadium haben Sie Zweifel an vielen Dingen:

Sie fragen sich, warum Sie sich überhaupt für die Pflege entschieden haben (vor allem deshalb, weil Sie immer noch nicht genau wissen, was Sie der Disziplin anzubieten haben).

Sie fragen sich, ob Sie jemals genauso kompetent sein werden wie Ihre erfahreneren Kolleg*innen oder Mentor*innen.

Sie bezweifeln, dass Ihnen als Pflegefachperson jemals der Respekt entgegengebracht wird, der Ihnen zusteht. (Dieses Phänomen existiert vor allen in hierarchisch strukturierten Kulturen von Institutionen oder Abteilungen, in denen Pflegefachpersonen mit unterschiedlichen Positionen sich nicht kollegial verhalten, Pflegefachpersonen und Ärzt*innen nicht zusammenarbeiten oder die Kenntnisse, Fähigkeiten, klinischen Einschätzungen und Entscheidungen der Pflegefachpersonen nicht angemessen anerkannt werden.).

Sie bezweifeln, dass Ihr Leben jemals wieder ausgeglichen sein wird (Sie werden in diesem Stadium ungewöhnlich erschöpft sein und diese Erschöpfung verstärkt Ihren Zweifel) oder dass Ihr Leben so ausgeglichen sein wird wie das Ihrer erfahrenen Kolleg*innen. Diese Zweifel haben mit der Person zu tun, die Sie sind – als Gesundheitsexpert*in und als Mann/Frau, der/die Fortschritte macht in einer Welt, die „neu“ für ihn/sie ist. Dieses Stadium kann bei Ihnen auch *Trauer* auslösen, denn trotz aller Fortschritte, die Sie diesem Entwicklungsprozess verdanken, verzichten Sie auch auf Verhaltens- und Denkweisen, die Ihr Leben bislang geprägt haben.

Reflexion

Sich Unterstützung holen

1. Was können Ihre Unterstützer*innen tun, um Ihr sich entwickelndes professionelles Selbstwertgefühl zu stärken? Was brauchen Sie, damit Sie einen besseren Eindruck von sich als professionelle Pflegefachperson haben?
2. Haben Sie schon einmal überlegt, sich regelmäßig mit einer Gruppe von anderen frisch examinierten Pflegefachpersonen zu treffen und sich mit Ihnen über Ihren Weg durch die Transition auszutauschen?
3. Was kann das Pflegeteam, mit dem Sie zusammenarbeiten, tun, um sicherzustellen, dass Ihre Zweifel ernst genommen werden und dass Sie die Möglichkeit haben, mit einer Person, die „das Gleiche erlebt hat“, darüber zu sprechen?

4. Wie können Sie davon überzeugt werden, dass Ihre Gefühle mit ganz normalen „Anfangsschwierigkeiten“ zu tun haben, die Sie mithilfe von Zeit, Erfahrung und Unterstützung überwinden werden?
5. Welche Unterstützung brauchen Sie momentan von Ihren Kolleg*innen und Freund*innen?
6. Kennen Sie Links zu Webseiten der Pflege?[27]

Überprüfen

Frisch examinierte Pflegefachpersonen nehmen in diesem Stadium den Unterschied zwischen ihrer aktuellen Arbeit und dem ihnen vermittelten Wissen sogar noch besser wahr. Da die „praktische Seite“ der Pflege Ihnen nicht mehr so viel abverlangt wie im ersten Stadium, müssen Sie sich nicht mehr so intensiv auf die Aufgaben und Routinen konzentrieren und können anfangen, die Dinge so zu überprüfen, wie sie sind. Ihre zunehmende professionelle Identität ist Ihrer Fähigkeit zu verdanken, Ihre bisherige Praxis einer kritisch reflektiven Überprüfung zu unterziehen. Sie brauchen dazu eine(n) Mentor*in, die/der Sie berät und weiß, dass die reale Praxis niemals ideal ist, dass es aber „Grenzen“ gibt, die niemand von uns überschreiten darf, wenn es brenzlig wird. Sie müssen herausfinden, wo diese Grenzen sind und wie Sie das Minenfeld meistern, d. h. die täglichen Herausforderungen und klinischen Situationen, die Beurteilungs- und Entscheidungsgrundlage für die von Ihnen betreuten Menschen sind.

Reflexion

Sich Unterstützung holen

1. Welche Unterstützung brauchen Sie, um zu überprüfen, was Sie tun und warum Sie es tun?
2. Wer ist die geeignete Person dafür und wann können Sie sie treffen und mit ihr über Dinge wie diese diskutieren?

Sich umschauen

Sie haben jetzt mehr Zeit und Energie (die Zeit und Energie, die Sie aufwenden mussten, um die Routinen zu lernen, Ihre Rollen kompetent auszuüben und herauszufinden, wie Sie mit den Kolleg*innen, mit denen Sie zusammenarbeiten, umgehen müssen, ist deutlich weniger geworden, da Sie diese Aspekte Ihrer Arbeit jetzt besser kennen). Dies bedeutet, dass Sie die Unterschiede zwischen Ihren Vorstellungen von der Pflege bzw. von Ihrer Arbeit und der Situation in der „realen“ Welt klarer erkennen. Ein Großteil dessen, mit dem Sie in Ihrer Ausbildung nicht konfrontiert wurden (bzw. was Sie nicht kennengelernt haben) wird Ihnen jetzt präsentiert. Manchmal halten wir Dinge (und Menschen) für großartiger als sie in Wirklichkeit sind. So ist die „Realität“ und es gibt in der Realität Dinge, die, einmal wahrgenommen, schlicht akzeptiert werden müssen. Dies ist eine schwierige Zeit für Sie und für die Beziehung zu Ihren Kolleg*innen und zu sich selbst – Sie halten Ausschau nach Expert*innen, die Sie um Rat fragen können, wie Sie die „Realität“ mit Ihren Träumen und Zielen in Einklang bringen. Scheuen Sie sich nicht zu fragen: „Wie realisieren Sie die Gratwanderung zwischen dem, was machbar ist und Ihrer Arbeit im Ist-Zustand?“ Es gibt viele Pflegefachpersonen in Ihrer Umgebung, die genau das mit Erfolg tun. Schauen Sie sich um und Sie werden sie sehen. Nehmen Sie Kontakt zu ihnen auf und lernen Sie von ihnen.

Reflexion

Sich Unterstützung holen

1. Wo finden Sie Hilfe, wenn Sie verstehen wollen, was die Pflege ist, warum sie so ist wie sie ist, was sie sein könnte und was Sie tun können, um sie dahin zu bringen, wo Sie sie gerne hätten?

27 https://www.pflegen-online.de/; https://www.bibliomed-pflege.de/; oder auch über die Webseiten der Berufsverbände der jeweiligen Länder (Anm. der dt. Hrsg.)

2. Mit wem in ihrer Abteilung oder Institution können Sie sich zusammentun (Praxisanleiter*in, erfahrene*r Kolleg*in, eine andere frisch examinierte Pflegefachperson), damit Sie die Ziele realisieren können, die Ihre Karriere bzw. die Disziplin betreffen?
3. Gibt es in Ihrer Abteilung einen/eine Kolleg*in, deren/dessen Arbeit in der Praxis Sie bewundern? Wenn ja, bitten Sie sie/ihn bitte, Ihre/Ihr Mentor*in zu sein.

Stadium 3: Wissen (Knowing)
Sondieren

Sobald Sie wieder genug Energie haben, werden Sie über Ihre Zukunft nachdenken. Das Sondieren der Karriere ist wichtig, ganz besonders für die neueste Generation von Pflegefachpersonen, die mit einer Kultur konfrontiert wurde, die ständig *„in Bewegung“* ist. Wir alle leben in einer modernen Gesellschaft und haben gelernt, uns daran anzupassen, doch die neueste Kohorte hat eine Kultur kennengelernt, die Transportfähigkeit, Mobilität und Flexibilität schätzt und Kenntnisse oder Fähigkeiten als Erfolgsgaranten betrachtet. Ohne immer genau zu verstehen warum, haben Berufsanfänger*innen häufig das Bedürfnis, *„in Bewegung zu sein“*; dies kann bedeuten, dass sie ihre Fähigkeiten, Kenntnisse oder ihre Denkweise verbessern wollen oder aber sich um ihre Angelegenheiten kümmern und ihre Rollen, Abteilungen, Institutionen oder sogar ihren Wohnort wechseln möchten. Sprechen Sie mit Ihren Stationsleitungen und Praxisanleiter*innen über Ihre Vorstellungen und Ziele – der Ort, an dem Sie derzeit arbeiten, wird sich für Ihre Pläne interessieren! Dieses Stadium ist eine gute Gelegenheit für Ihre Kolleg*innen und Mentor*innen, Sie bei Ihrer Karriereplanung zu unterstützen.

Reflexion

Sich Unterstützung holen

1. Was für eine Pflegefachperson möchten Sie sein (Eigenschaften oder professionelle Kriterien)?
2. In welchem Praxisbereich würden Sie in den nächsten zwei Jahren gerne arbeiten?
3. Wo sehen Sie sich als Pflegefachperson in fünf Jahren? In zehn Jahren?
4. Was brauchen Sie (Fortbildung, Aneignung von Fähigkeiten, Praxiserfahrung und Kenntnisse), um dorthin zu gelangen, wo Sie sein möchten? Wer kann Ihnen dabei helfen?
5. Wie sieht Ihr Karriereweg/Ihre Karriereplanung aus? (Was, wie, wann, wer, wo)? Wir wollen Bilder oder Diagramme sehen.

Sich abgrenzen

In diesem Stadium brauchen Sie etwas Abstand. Die ersten Stadien Ihrer professionellen Rollentransition zu *„überleben“*, „ohne jemanden zu gefährden“ hat Sie erschöpft. Hinzu kommen die intensiven Emotionen und die Energien, die Sie aufwenden mussten, um sich an die Veränderungen in Ihrem Leben anzupassen. All dies weckt in Ihnen das Bedürfnis, sich während des dritten Stadiums aus dem Leben und von Ihrer Umgebung etwas zurückzuziehen. Diese Abgrenzung kann Ihnen helfen, wieder eine Perspektive zu entwickeln. In diesem Stadium Ihrer Entwicklung versuchen Sie, sich als professionelle Pflegefachperson von Ihren Kolleg*innen abzugrenzen und sich mit ihnen zu vergleichen; Sie wollen eine anspruchsvollere und eigenständigere Arbeitsweise entwickeln und wünschen sich eine veränderte Beziehung zu Ihrer/Ihrem Mentor*in und Ihren Kolleg*innen. Sie wollen mit Ihren Kolleg*innen Hand in Hand arbeiten, sich mit Ihnen austauschen und zusammenarbeiten und es kann sogar sein, dass Sie zu Ihren erfahreneren Kolleg*inn auf Distanz gehen. Das ist völlig normal. Wenn Sie Ihrer/Ihrem Mentor*in erklären, was Sie tun und warum Sie es tun, wird er/sie mehr Verständnis zeigen und damit ist auch die zukünftige Richtung Ihres partnerschaftlichen Verhältnisses geregelt. Wenn Sie können, lassen Sie Ihre Kolleg*innen wissen, wie Sie sich fühlen und dass sich ihre

Bedürfnisse verändert haben. Einigen Sie sich mit ihnen auf eine andere Form des Umgangs miteinander und sagen Sie ihnen, dass Sie inzwischen etwas selbständiger geworden sind und sie Ihnen deshalb mehr Freiraum lassen können, d.h. sie sollten für Sie da sein, aber nicht mehr wie bislang an Ihnen „kleben". Diese Zeit ist auch günstig, um andere Mentor*innen oder erfahrene Kolleg*innen einzubeziehen; auf diese Art und Weise lernen sie andere Arbeitsweisen kennen, die Sie für die Entwicklung Ihrer professionellen Identität nutzen können.

Reflexion

Sich Unterstützung holen

1. Was verstehen Sie unter „Interdependenz" in der Praxis? Wie können Sie sie erreichen?
2. Inwiefern haben sich Ihre Bedürfnisse in den letzten Monaten verändert und was brauchen Sie jetzt, um zu lernen und sich weiterzuentwickeln?
3. Welche Herausforderungen oder Strapazen haben Sie in dieser Zeit erlebt und wie gehen Sie damit um?
4. Welche Unterstützung brauchen Sie, um Ihren eigenen Stil in der pflegerischen Arbeit zu entwickeln?

Kritisch betrachten

Um Ihre Vorstellungen von der Pflege zu erkennen, zu verstehen, zu korrigieren und dann auszuloten, ob diese Vorstellungen mit Ihrer Person vereinbar sind, ist eine kritische Haltung vonnöten. Eine kritische Betrachtung hat nichts mit „*Kritik*" zu tun. Bloß weil Sie Menschen, mit denen Sie interagieren, oder Situationen, mit denen Sie konfrontiert werden, einer kritischen Betrachtung unterziehen, bedeutet dies nicht, dass Sie diese Menschen oder Strukturen (Abteilungen oder Institutionen) kritisieren. Allerdings gibt es Menschen, die Ihre kritische Betrachtung persönlich nehmen, weshalb Sie dabei vorsichtig vorgehen sollten. Sagen Sie so oft wie möglich „Ich" oder beginnen Sie Ihre Äußerung so:

- „Was ich sage, hat nichts mit Ihnen persönlich zu tun."
- „Ich kritisiere bzw. meine nicht, was Sie persönlich getan haben, aber..."
- „Ich möchte vorausschicken, dass ich Sie mit dem, was ich sage, keinesfalls verletzen möchte, aber ich frage mich, ob..".

Was Sie tun (und tun müssen): Sie dekonstruieren die Dinge in Ihrer Welt und setzen sie wieder zusammen, damit sie besser mit Ihren Bestrebungen und Erwartungen übereinstimmen. Sie müssen anderen helfen zu verstehen, warum Sie manche Dinge kritisch betrachten, und ihnen sagen, wie sie Ihnen helfen können, Ihre Bedenken, Fragen oder Probleme mit der Praxis, die Ihnen Schwierigkeiten bereiten, zu äußern. Andere haben oft wertvolle Erfahrungen oder Informationen anzubieten, wenn es darum geht, in der Abteilung oder Institution Veränderungen in die Wege zu leiten. Seien Sie also offen für die Ideen anderer Menschen!

Reflexion

Sich Unterstützung holen

1. Mit wem können Sie ehrlich und offen über die professionelle Pflege und das System der Gesundheitsversorgung sprechen?
2. Wie können Ihre erfahrenen Kolleg*innen Ihnen helfen, Ihre Fragen über die Pflege und das Gesundheitssystem zur Sprache zu bringen?

Sich erholen

Sie fragen sich, was in den vergangenen acht Monaten passiert ist und Sie werden eine gewisse Zeit brauchen, um sich von den strapaziösen Erfahrungen während Ihrer Transition in die professionelle Praxis zu erholen. Dieser Prozess ist eine Art „*Abgrenzung*"; die Trennung zwischen Privat- und Berufsleben ist wichtig, denn Sie entwickeln Ihre Identität sowohl am Arbeitsplatz als auch außerhalb der Arbeitszeiten. Sie möchten mehr Zeit mit Ihrer Familie und guten Freund*innen verbringen (unter anderem auch, weil Sie einsehen, dass Sie sie während Ihrer Transition vernachlässigt haben). Sie sehnen sich nach Aktivitäten, die Spaß machen (z.B. frühere Hobbys) oder danach, Ihre Zeit nicht am Arbeitsplatz verbringen zu müssen. Es ist wichtig für Sie, sich mit Aktivitäten außerhalb der Pflege zu beschäftigen und Ihre Freizeit nicht gegen Überstunden einzutauschen. Diese Distanz lässt Sie Ihre Entwicklung, Erfolge und Leistungen (fulfillment) deutlicher wahrnehmen. In dieser Zeit beginnen Sie mit der Verarbeitung Ihrer Transitionserfahrungen. Die Intensität und Dauer Ihrer Erholung hängt vom Grad der Anpassung ab (die von Person zu Person stark variiert).

Reflexion

Sich Unterstützung holen

1. Sind Sie glücklich? Was hält Sie davon ab, glücklich zu sein?
2. Was verstehen Sie unter Work-Life-Balance? Wie können Sie sie „erreichen"?
3. Wie sieht die Work-Life-Balance Ihrer Kolleg*innen aus?

Akzeptieren

In diesem Prozess entscheiden Sie auf der Grundlage Ihrer „*kritischen Betrachtung*", was für Sie in puncto Praxis und professionelle Beziehungen am Arbeitsplatz akzeptabel ist und was nicht. Möglicherweise müssen Sie dann Ihre Vorstellungen von Dingen oder Personen korrigieren (d.h. um Ihr Arbeitspensum zu schaffen, müssen Sie Patient*innen einschätzen und gleichzeitig instruieren), oder versuchen, etwas zu verändern (d.h. mit der Stationsleitung über die personelle Ausstattung sprechen oder um eine Veränderung der Schichten oder Zielvorgaben bitten oder mit einer Person in Ihrer Arbeitsumgebung ein spezielles Problem/einen speziellen Konflikt besprechen). Wenn ein/eine Mentor*in berichtet, wie sie/er anfangs die Anpassung an die Praxis gemeistert und ihre/seine Pflegestandards in ihre/seine pflegerische Arbeit integriert hat, kann Ihnen dies helfen, eigene Strategien zu entwickeln. Sie sollten wissen, dass Sie während dieses Prozesses – akzeptieren oder nicht akzeptieren, was Sie in der Praxis erleben – mit unangenehmen Konflikten rechnen müssen. Sie und Ihre/Ihr Mentor*in sollten es vermeiden, Schwierigkeiten, die die Praxis oder die Arbeit betreffen, als Versagen Ihrer Person, Ihrer/Ihres Mentor*in oder gar der Institution, in der Sie arbeiten, zu deuten. Falls Schwierigkeiten auftreten, ist es die Aufgabe Ihres Unterstützungsteams, Maßnahmen zu ergreifen, die geeignet sind, das Problem zu identifizieren, zu durchschauen und gegebenenfalls zu lösen (d.h., gemeinsam mit der Stationsleitung oder Praxisanleiter*in Lösungsstrategien zu erarbeiten). Die *Lösung*: Entweder das Problem lässt sich nicht zu Ihrer Zufriedenheit verändern und Sie müssen Ihre Wahrnehmung der Person oder Situation ändern oder Sie entscheiden, dass dies nicht der richtige Arbeitsplatz für Sie ist. Zur Erinnerung: Seien Sie offen für alle Möglichkeiten!

Reflexion

Sich Unterstützung holen

1. Welche Probleme haben Sie in puncto Gesundheitsversorgung und Pflege?
2. Was wünschen Sie sich von Ihrer/Ihrem Mentor*in, Stationsleitung, Praxisanleiter*in und Ihren Kolleg*innen in diesem letzten Stadium?
3. Welches sind die „Highlights" Ihrer Transition?
4. Wie stellen Sie sich Ihre Zukunft vor?

Anhang 3: Hinweise zum Berufseinstieg für frisch examinierte Pflegefachpersonen

Die folgenden Vorschläge für das letzte Praktikum/die Transition frisch examinierter Pflegefachpersonen sind von besonderem Nutzen, wenn Sie noch in der Ausbildung sind und die Absicht haben, in der Abteilung zu arbeiten, in der Sie Ihren letzten Capstone-Kurs bzw. Ihr letztes Praktikum/Ihre letzte Rotation absolvieren oder wenn Sie eine frisch examinierte Pflegefachperson kurz vor der Orientierung sind. Ich gehe davon aus, dass diese Erfahrung mindestens 12 Wochen[28] dauert und Sie mit Beginn der fünften Woche Vollzeit nach einem Dienstplan Ihrer Praxisanleiter*in, Ihres Mentors/Ihrer Mentorin von 8/12 Stunden-Schichten im Wechsel arbeiten.

Ich rate Ihnen dringend, nur tagsüber zu arbeiten (dies gilt vor allem für Transitionen in die Akutversorgung oder für Praktika), bis die Zeit Ihrer außerplanmäßigen Beschäftigung endet. Außerplanmäßig bedeutet, dass Sie nicht Teil der Belegschaft sind, die für den klinischen Bereich zuständig ist.

Eine außerplanmäßige Beschäftigung bietet Ihnen die Möglichkeit, besondere Aufgaben in der Praxis zu übernehmen, wenn sie sich ergeben. Beispielsweise könnten Sie sich als neue Outreach Nurse einen Tag aussuchen, den Sie „im Park" oder „auf der Straße" verbringen und mit wohnungslosen Menschen sprechen, um deren Probleme zu verstehen; oder Sie könnten als neue Pflegeexpert*in für kardiologische Rehabilitation (oder als Pflegefachperson, die plant, in diesem Bereich zu arbeiten) eine Operation am offenen Herzen verfolgen, den Patienten bis zu seiner Genesung begleiten und dann ihn und seine Familie besuchen, um herauszufinden, wie die Situation war, bevor er als Patient zu Ihnen auf die Kardiologie kam; oder Sie könnten als Pflegefachkraft einer internistischen Abteilung einen/eine Diätassistent*in aufsuchen, die mit Patient*innen nach einer totalen Darmresektion arbeitet, oder Sie können zuschauen, wie ein Apotheker einen Beutel für die parenterale Ernährung vorbereitet; oder Sie können fragen, ob Sie im Operationssaal eine radikale Resektion im HNO-Bereich verfolgen dürfen, damit Sie wissen, wo die Drainage sich befindet, wenn Sie nach der Operation den Verband wechseln müssen. Die außerplanmäßige Beschäftigung bietet Ihnen die Möglichkeit, in der Praxis Dinge wie die oben beschriebenen zu nutzen, weil Sie selbst entscheiden können dorthin zu gehen, wo Sie Erfahrungen sammeln können.

Der obligatorische Wechsel, besonders der zwischen Tag- und Nachtschichten, ist oft sehr anstrengend und verbraucht Energien, die Sie eigentlich benötigen, um die Anpassungen an die Transition intellektuell, emotional und körperlich zu bewältigen. Daher ist es wichtig für Sie, den Wechsel zwischen den Schichten kennenzulernen, für den Fall, dass Sie als professionelle Pflegefachperson irgendwann gezwungen sind, so zu arbeiten. Mit anderen Worten, die wichtigeren Anpassungen, die Sie während Ihrer ersten Transition vornehmen müssen, werden einfacher, wenn Ihre „Routine" Stabilität, Beständigkeit und Vertrautheit aufweist. Da die meisten Studierenden und frisch examinierten Pflegefachpersonen an den zirkadianen Tag-Nacht-Rhythmus gewöhnt sind, kann eine Veränderung dieses Rhythmus während ihrer Transition die ganze Situation erschweren. Auch wenn ich dies nicht empfehle, könnten Sie während Ihrer außerplanmäßigen Beschäftigung ein paar Nachtschichten übernehmen, vorausgesetzt Sie haben den gleichen Dienstplan wie der/die für Sie zuständige

28 Der Vorschlag eines 12-wöchigen Transitionsprogramms spricht weder dafür noch dagegen, existierende oder geplante Transitions- oder Einarbeitungsprogramme von längerer Dauer abzukürzen. Viele etablierte Programme beinhalten ähnliche Komponenten wie die hier erwähnten, allerdings sind die Zeiträume unterschiedlich und die Inhalte anders kombiniert.

Praxisanleiter*in/Mentor*in (die Person, die Sie in den letzten fünf Wochen Ihres Transitionsprogramms begleitet).

Anmerkung: Die meisten Zentren bezeichnen die Einführung frisch examinierter Pflegefachpersonen als *„Transitions- oder „Integrationsprogramm“*, doch auch der Begriff „Orientierung“ wird benutzt. Auch das letzte Praktikum/ der Plan für die Transition frisch examinierter Pflegefachpersonen (Anhang 4) ist flexibel. Es ist ratsam, die Prinzipien und den Inhalt zu beachten; die zeitlichen Abläufe und die Reihenfolge, in der das Wissen vermittelt wird, müssen dagegen an die Bedürfnisse des Arbeitsplatzes angepasst werden. Nutzen Sie diese Informationen für Ihr Praktikum oder als Ausgangsbasis, um mit Ihrer Stationsleitung oder Praxisanleiter*in über ein Transitionsprogramm sprechen.

Programmbeispiel

1. Beobachtung

Beobachten Sie die/den für Sie zuständige*n Praxisanleiter*in/Mentor*in zwei Tage lang. Achten Sie darauf, was die/der Praxisanleiter*in tut, wie sie/er ihr Arbeitspensum bewältigt, welche Maßnahmen sie/er wiederholt durchführt und wie ihre/seine Entscheidungen/Beurteilungen aussehen[29].

- **Wählen Sie eine klinische Situation aus**, die Sie beobachtet haben und nutzen Sie diese als Fallbeispiel für eine Besprechung. Machen Sie ausführliche Notizen dazu.
- **Wählen Sie mindestens eine Entscheidung/Beurteilung aus**, die der/die Praxisanleiter*in/Mentor*in getroffen hat, über die Sie mehr wissen möchten. Notieren Sie die Begleitumstände.
- **Achten** Sie darauf, wie Ihre Praxisanleiter*in/Mentor*in sich bei der Zusammenarbeit mit anderen und beim Delegieren verhält.
- **Notieren** Sie die Routinen, die Sie in der Praxis Ihrer/Ihres Praxisanleiters/Praxisanleiterin/Mentors/Mentorin beobachtet haben und schreiben Sie einen ähnlichen Plan für sich auf. Im Laufe der Zeit werden Sie diesen verändern und an Ihren persönlichen Stil anpassen, aber für den Anfang reicht es.
- **Notieren Sie die fünf häufigsten klinischen Gesundheitsprobleme** der Klient*innen/ Patient*innen in diesem Praxisbereich (z. B. Kinder mit chronischer Lungenkrankheit/Erwachsene, die am Herzen operiert wurden/ ältere Menschen mit chronischen Herzerkrankungen/junge Erwachsene mit fötalem Alkoholsyndrom) und fassen Sie für jeden dieser Fälle auf einer Seite die Erkrankung, Zeichen und Symptome, Behandlung, Medikation sowie Gesundheitserziehung und geplante Maßnahmen zusammen. Schreiben Sie diese Informationen (zusammen mit anderen gesammelten Informationen) in einen kleinen Hefter, ein Notizbuch oder einen mobilen Computer. Sorgen Sie dafür, dass niemand Zugang zu den auf diesen Geräten abgespeicherten Daten der Patient*innen/ Klient*innen hat!
- **Tauschen Sie sich mit Ihrer/Ihrem Praxisanleiter*in/Mentor*in nach diesen zwei Tagen aus** und stellen Sie folgende Fragen:
  - Wie war Ihr Tag?
  - Hatten Sie heute viel zu tun?
  - War der Tag „typisch“ für diesen Praxisbereich? (So erfahren Sie, wie ein „normaler“ oder „arbeitsreicher“ Tag für eine Pflegefachperson in Ihrer Rolle und in diesem Praxisbereich aussieht.)
- Lassen Sie uns über diesen Fall sprechen (Ihr Fallbeispiel). Was lief gut in dieser Situation und was an Ihrer Pflege hat sie enttäuscht? Was hätten Sie anders machen kön-

29 Ihren/Ihre Praxisanleiter*in/Mentor*in zu beobachten ist im wortwörtlichen Sinn zu verstehen. Sie tun nichts „für“ sie oder „mit“ ihr. Ihre Aufgabe ist es, akribisch zu beobachten, was sie/er tut, wann sie/er es tut und warum sie/er es tut (das kann während der Besprechung sein, aber notieren Sie sich, danach zu fragen) und zu welchem Ergebnis ihre/seine Arbeit geführt hat. Solange Sie etwas tun, beobachten Sie nicht.

nen und warum? (Sie wollen wissen, was die Pflegefachperson unter „gut“ versteht und was nicht so gut geklappt hat, weil jede Situation verbessert werden kann und Sie verstehen wollen, was genau in dieser Situation hätte besser laufen können. Je mehr bemängelt wird, desto besser, denn dann gibt es für Sie mehr zu lernen, weil Sie sich vermutlich die spektakulären Dinge merken, die es zu lösen galt. Achten Sie bei der Diskussion über den Fall darauf, ob Ihre Wahrnehmung von den Dingen, die gut gelaufen sind, mit der Ihrer Praxisanleiter*in/Mentor*in übereinstimmt. Wenn nicht, sprechen Sie mit ihr darüber.

Setzen Sie sich mit der Entscheidung/Einschätzung Ihrer Praxisanleiterin/Ihres Praxisanleiters bzw. Ihrer Mentorin/Ihres Mentors auseinander. Wie ist er/sie zu dieser Entscheidung/Einschätzung gelangt? Welche Überlegungen haben sie/ihn dazu geführt? Welche anderen Möglichkeiten hat sie/er in Erwägung gezogen? Was hat den Ausschlag für diese Entscheidung/Einschätzung gegeben? (Sie versuchen, die Feinheiten des Entscheidungsfindungsprozesses in bestimmten klinischen Situationen zu verstehen. Vergleichen Sie Ihre Überlegungen mit denen Ihrer Praxisanleiterin/Ihres Praxisanleiters, um herauszufinden, worin der Unterschied besteht. Wenn Sie Abweichungen feststellen, fragen Sie Ihre Praxisanleiterin/Ihren Praxisanleiter[30].

2. Beobachtung

Beobachten Sie einen Tag lang die Büroangestellte/die Rezeptionistin der Klinik. Bis zum Mittag sollten Sie einen/eine Patient*in aufgenommen, Anfragen beantwortet, auf Telefonanrufe reagiert oder sonstiges erledigt haben. (Falls Sie es noch nicht bemerkt haben sollten: Eine Machtposition hat an jedem Arbeitsplatz der administrative oder Bürobereich. Die Menschen, die dort arbeiten, haben das Sagen, wenn es um Informationen geht, und können Ihnen Ihr Leben zur Hölle oder zum Himmel auf Erden machen. Wenn Sie die Büroangestellten an Ihrem Arbeitsplatz einen Tag lang beobachten, zeigen Sie Respekt für ihre Position und erfahren, was sie tun und was sie nicht tun. Um herauszufinden, welches der richtige Zeitpunkt und die passende Aufgabe ist, wenn Sie an diese Mitarbeiter*innen delegieren damit Sie nicht Dinge tun müssen, für die andere zuständig sind, ist es wichtig für Sie zu wissen, was sie tun. Dies erspart Ihnen eine Menge Zeit und Energie.

3. Beobachtung

Beobachten Sie einen Tag lang die Pflegefachperson, beobachten Sie Ihre „Partnerin“ in ihrer Rolle. (Wenn Ihr Arbeitsplatz das „kollaborative Modell“ für die Praxis bevorzugt, arbeiten Sie mit einer Kollegin/einem Kollegen aus einem anderen Praxisbereich partnerschaftlich zusammen. Dies setzen einen intensiven Austausch und Teamarbeit voraus, wofür die Kenntnis der „anderen“ Rolle unabdingbar ist. Wenn Sie Ihren/Ihre Partner*in beobachten, hat diese/dieser die Möglichkeit, Ihnen zu zeigen, worin ihre/seine Rolle besteht. Stellen Sie Fragen! Zudem gibt es meistens Richtlinien oder Arbeitsplatz- bzw. Rollenbeschreibungen, in denen die Merkmale der einzelnen Rollen innerhalb des Gesundheitsteams aufgeführt sind. Diese erhalten Sie auf Nachfrage entweder von der Stationsleitung oder anderen Quellen. Lesen Sie diese Beschreibungen und holen Sie sich von der zuständigen Standesorganisation Informationen über deren „Praxisbereich“, damit Sie wissen, was Sie von Ihrer/Ihrem Partner*in verlangen oder erwarten können und was nicht. Beobachten Sie diese Kollegin/diesen Kollegen

30 Wahrscheinlich brauchen Sie mehrere Praxisanleiter*innen/Mentor*innen (eine/einer könnte die/der Praxisanleiter*in in Ihrem Praxis-Setting sein), um den Status als außerplanmäßige Pflegefachperson und die strikte Tagesroutine während der ersten Wochen bewältigen zu können. Während Ihrer Transition/Ihres Praktikums sollten Sie sich regelmäßig mit Ihrer/Ihrem wichtigsten Praxisanleiter*in/Mentor*in austauschen, damit Sie konsequent überprüft werden.

und achten Sie darauf, wie sie mit der Person, die derzeit Ihre Rolle innehat, umgeht und interagiert. Machen Sie sich Notizen über Ihre Rolle und die dieser Kollegin.

4. Beobachtung
Beobachten Sie einen Tag lang einen/eine Pflegeassistent*in oder Pflegehelfer*in (diese Person hat keine Zulassung, aber vielleicht ein „Zertifikat" und ist zuständig für die Körperpflege). An vielen Arbeitsplätzen werden Mitarbeiter*innen ohne Zulassung (aber oft mit Zertifikat) eingesetzt, die für die Körperpflege der Patient*innen/Klient*innen zuständig sind (besonders in Langzeitpflege-Einrichtungen, Rehabilitation und Akutversorgung). Wichtig in diesem Zusammenhang ist, dass diese Mitarbeiter*innen eine Jobbeschreibung haben anstatt eines „*Praxisbereichs*". Jede Aufgabe, die von ihnen verlangt wird und außerhalb ihrer Jobbeschreibung liegt, gilt als „delegierte" Aufgabe, für die die Person, die delegiert, verantwortlich ist! Beachten Sie dies, damit die Sicherheit der Praxisstandards gewährleistet ist, wenn Sie diesen Personen Aufgaben übertragen.

5. Beobachtung
Beobachten Sie die/den klinische Pflegespezialist*in/Pflegepraktiker*in einen Tag lang, damit Sie deren Rolle kennenlernen, sehen, worin sich diese von der Rolle der für die Direktpflege zuständigen Pflegefachpersonen in diesem Praxisbereich unterscheidet und herausfinden, wie diese Kollegin Ihnen bei der Optimierung der Pflege Ihrer Patient*innen-/Klient*innenpopulation helfen kann.

6. Beobachtung
Beobachten Sie Ihre Stationsleitung einen Tag lang (wenn es sein muss, heften Sie sich an ihre/seine Fersen) auf ihrer/seiner Runde (wenn es sich um eine Station/Abteilung für Akutversorgung handelt), wenn er Patient*innen in seinem Büro empfängt oder von einem Praxisbereich in den nächsten geht (wenn er Facharzt in der Klinik ist, in der Sie arbeiten). Dann verstehen Sie, warum er auf Ihren Anruf nicht reagiert oder wie Sie sich verhalten sollten, wenn er doch reagiert. Wie bei den Pflegespezialist*innen (Punkt 5) gilt auch hier, dass es für Sie von Vorteil ist, wenn Sie die Praktiker*innen kennenlernen, mit denen Sie regelmäßig zusammenarbeiten werden. Studierende und frisch examinierte Pflegefachpersonen könnten vor einem solchen Kontakt zurückschrecken, doch wenn Sie mit diesen Praktiker*innen längere Zeit zusammen sind, werden Sie unweigerlich mit ihnen ins Gespräch kommen; eine Chance für Sie, mit ihnen auf einer weniger formellen und doch professionellen Ebene in Kontakt zu treten. So entwickeln sich auf beiden Seiten Respekt und Rücksichtnahme.

7. Beobachtung
Wählen Sie in Absprache mit Ihrer/Ihrem Praxisanleiter*in/Mentor*in fünf Maßnahmen aus, die Sie im Rahmen Ihrer Arbeit in dieser Abteilung einwandfrei und häufig anwenden müssen – beschäftigen Sie sich in der folgenden Woche (pro Tag eine Maßnahme, um sicherzustellen, dass Sie eine Maßnahme mehrfach durchgeführt haben, bevor Sie zur nächsten übergehen)[31]. Nur mit dieser einen Maßnahme. Wenden Sie diese Maßnahme bei allen Patient*innen/Klient*innen/Populationen in Ihrer Abteilung/Station/Ihrem Zentrum an, unabhängig davon, wo Sie und Ihre/Ihr Praxisanleiter*in sich gerade aufhalten (z. B. in angrenzenden Abteilungen oder Zentren, falls dies von Ihrer/Ihrem Praxisanleiter*in und Stationsleitung arrangiert werden kann). Dies hat zwei Vorteile: Sie gewinnen zum einen in kurzer Zeit so viel Erfahrung, dass Sie die Maßnahmen hinter sich lassen und sich der pflegerischen Praxis in ihrer „Gesamtheit" zuwenden kön-

31 Sie sollten immer nur eine Maßnahme regelmäßig und kontinuierlich durchführen, bis Sie diese perfekt beherrschen (auch unter Druck oder in hektischen Situationen). Notfalls können Sie zwei Maßnahmen auswählen, damit Sie mehr Übungsmöglichkeiten haben.

nen, und zum anderen bauen Sie Beziehungen zu Ihren Kolleg*innen auf, wenn Sie einen Teil ihrer Arbeit übernehmen. Eine Win-win-Situation.

Der Vorschlag, Maßnahmen in diesem frühen Stadium kontinuierlich durchzuführen, dient nicht dazu, die ziemlich umstrittene Behauptung, die Pflege sei „aufgabenorientiert" zu untermauern, sondern ganz im Gegenteil. Nach meiner Erfahrung sind frisch examinierte Pflegefachpersonen in den ersten Stadien der Transition auf Dinge fokussiert, die sie für andere sichtbar machen. Grund hierfür ist ihr starkes, durch ihre soziale Entwicklung bedingtes Bedürfnis nach Akzeptanz und Zugehörigkeit zu Ihrer Berufsgruppe. Infolgedessen sind für frisch Examinierte alle Maßnahmen, Kompetenzen, Entscheidungen, Beurteilungen, mit anderen Worten die praktische Arbeit, die für andere sichtbar ist, sehr wichtig. Damit sie diese Einstellung verlieren und ihre übergeordneten kognitiven Fähigkeiten aktivieren, sollte Ihnen die Angst vor der Durchführung grundlegender Maßnahmen genommen werden. Es geht darum, jede Strategie zu nutzen, die es ihnen ermöglicht, die Maßnahmen, die in ihrem neuen Praxisbereich ständig und regelmäßig von ihnen verlangt werden, zu üben (bis sie wirklich sitzen).

8. Beobachtung

Beginnen Sie Ihre Rotationen – theoretischer Unterricht/klinische Praxis –, die insgesamt acht Wochen dauern (s. Dienstplan) – und besprechen Sie mit Ihrer/Ihrem Praxisanleiter*in, wie es gelingt, zwei Tage Theorie/drei Tage Praxis über vier Wochen und danach ein Tag Theorie/vier Tage Praxis über vier Wochen, wie im Dienstplan angegeben, zu realisieren. Der Wechsel zwischen Theorie und Praxis zielt darauf ab, den Lernerfolg zu maximieren und den Stress zu minimieren (Kolb, 1984; Knowles, 1980). Das „Klassenzimmer" gibt Ihnen Sicherheit, weil Ihnen diese Umgebung aus der Zeit Ihrer Ausbildung „vertraut" ist. Nach dieser Methode lernen viele Studierende heutzutage effizient durch Simulation[32], ein Ansatz, der sehr gut funktioniert, wenn es darum geht, Sie systematisch mit neuen Fähigkeiten oder von Ihnen erwarteten anspruchsvolleren Leistungen vertraut zu machen. Der Wechsel in die klinische Praxis kurze Zeit nach der theoretischen oder auf Simulation basierenden Ausbildung hat den Vorteil, dass Sie das vermittelte Wissen sofort anwenden können. Für diesen Ansatz braucht es eine/einen engagierte Stationsleitung oder Praxisanleiter*in (z. B. wird Ihnen im Unterricht die Aufnahme oder Entlassung von Patient*innen/Klient*innen vermittelt und bei der Rückkehr in die klinische Praxis sind Sie häufig mit Aufnahmen und Entlassung beschäftigt), aber es kann funktionieren. Um eine erfolgreiche Transition in die Praxis zu ermöglichen, müssen wir die Methode, wie wir frisch Examinierte mit der Praxis konfrontieren, überdenken. Dieser Ansatz der Wissensvermittlung ist nicht so mühelos wie die Aufteilung in „Theorie" und „Praxis", aber er hat die kognitive und praktische Entwicklung frisch examinierter Pflegefachpersonen besser im Blick.

Während Ihrer ersten drei Wochen in der Praxis, sollten Sie außerplanmäßig arbeiten. Tauschen Sie sich in diesen drei Wochen am Ende einer jeden außerplanmäßigen Schicht aus und nutzen Sie diese Fragen:

32 Clinical Simulation Learning Centers (oder auch Skills Lab) sind moderne experimentelle Einrichtungen, wo man klinische Fallszenarien unterschiedlicher Art üben kann, die die „Realität" simulieren (Schauspieler oder Mannequins stellen Situationen dar, die genauso aussehen, riechen und sich anfühlen wie „reale Situationen). Diese Einrichtungen sind auf dem neuesten Stand der Wissenschaft, stark computergestützt (und teuer); sie sind optimal geeignet, um das erfahrungsbasierte Lernen in einem überwachten und kontrollierten Kontext zu üben. Dies ist ein außergewöhnliches Lernformat, das sich besonders für umfangreiche und regelmäßige „Debriefings" eignet. Die Studierenden sollten die im Rahmen der Simulation erlernten Fähigkeiten in einem klinischen Setting üben, in dem die Situation nicht so kontrolliert ist und in dem sie mit „unerwarteten" „Reaktionen vonseiten der Patient*innen" konfrontiert werden (etwas, das man in keiner Simulation lernen kann).

- Was ist heute passiert? Was haben Sie getan? Wie denken Sie über Ihre Arbeit? Was für ein Gefühl hat Ihre Arbeit in Ihnen ausgelöst? Was ist Ihnen aufgefallen? Welche Fragen haben Sie im Zusammenhang mit Ihren Erfahrungen?
- Was ist Ihnen an der pflegerischen Arbeit heute aufgefallen? Gibt es einen Unterschied zwischen Ihren Beobachtungen und Ihren Erwartungen?
- Was ist Ihnen an Ihrer eigenen pflegerischen Arbeit heute aufgefallen? Inwiefern weicht sie von Ihren Erwartungen ab? Welche Veränderungen/Fortschritte haben Sie heute an sich selbst wahrgenommen?
- Was hat Sie heute im Zusammenhang mit Ihren Erfahrungen am meisten beunruhigt? Aus welchem Grund?
- Was war das Highlight des Tages? Was war der Tiefpunkt? Was hätten Sie anders machen können, um Einfluss auf den Tiefpunkt zu nehmen?
- Was haben Sie als Nächstes vor?

In den letzten fünf Wochen Ihres Transitionsprogramms sollten Sie Ihre Arbeit selbst auswählen, drei Wochen lang schrittweise Ihr Arbeitspensum erhöhen (Plan für die Transition frisch examinierter Pflegefachpersonen) und ab der zehnten Woche das normale Pensum übernehmen. Sie sollten alles für Ihre Patient*innen/Klient*innen/Ihre Gemeinde tun, was zu Ihrer Rolle in der pflegerischen Praxis gehört (ob in der Akutversorgung, Gemeindekrankenpflege, öffentliche Gesundheit oder Klinik), inklusive Aufträge bearbeiten, wenn dies in Ihrem Praxisbereich verlangt wird, Patient*innen und Familien aufklären, Immunisierungsprogramme entwickeln etc. Sie werden mit allen Personen, mit denen Sie in Ihrer professionellen Rolle wahrscheinlich zu tun haben, zusammenarbeiten bzw. an diese delegieren. Aufgrund Ihrer Erfahrungen beim Beobachten dürften Sie einen Einblick in die „Funktion“ Ihrer Rolle gewonnen haben – benutzen Sie Ihre Aufzeichnungen.

- Vergewissern Sie sich, ob Ihr/Ihre Praxisanleiter*in/Mentor*in weiß, dass es seine/ihre Aufgabe ist, sich am Ende einer Schicht oder Schichtenserie und nach Bedarf auch während Ihres Arbeitstages mit Ihnen „auszutauschen“. Nachdem Sie eine ganze Woche ohne irgendwelche Zwischenfälle für Ihr Arbeitspensum in vollem Umfang verantwortlich waren, sagen Sie Ihrer/Ihrem Praxisanleiter*in/Mentor*in, sie/er könne seine/ihre Zeit anderweitig nutzen und müsste Ihnen nicht mehr ständig, sondern nur auf Nachfrage zur Verfügung stehen. Bitten Sie sie/ihn, Sie tagsüber mehrmals (oder je nach Bedarf) zu kontaktieren, um sich zu erkundigen, wie es Ihnen geht.
- Bitten Sie darum, dass die/der Praxisanleiter*in/Mentor*in im Gespräch mit Ihnen vorwiegend die fragende (sokratische) Methode anwendet. Bitten Sie sie/ihn, ohne vorherige Absprache mit Ihnen nichts für Sie zu tun. Sie sollten die für das Arbeitspensum verantwortliche Pflegefachperson sein und sich dieses, wie es üblich ist, mit Ihrer Kollegin in der Pflege teilen.
- Nutzen Sie die folgenden Fragen als Anhaltspunkte:
  - Wie war die Schicht insgesamt?
  - Welche Schwierigkeiten hatten Sie und was war der Grund?
  - Was an Ihrer Arbeit war nach Ansicht Ihrer/Ihrem Praxisanleiter*in/Mentor*in wirklich gut und was war verbesserungsbedürftig?
  - Was im Zusammenhang mit Ihren heutigen Erfahrungen beunruhigt Sie am meisten? Aus welchem Grund?
  - Welche Veränderungen haben Sie in Ihrer Praxis festgestellt? Inwiefern hat sich die Art und Weise, wie Sie über Ihre Praxis/in Ihrer Praxis denken, verändert?
  - Was war das Highlight des Tages? Was war der Tiefpunkt? Was würden Sie anders machen, um den Tiefpunkt des Tages zu korrigieren?

- Nennen Sie einen Punkt, mit dem Sie versuchen würden, den Tiefpunkt zu korrigieren.

Alle Entscheidungen in der Praxis, die im Zusammenhang mit Ihrem Arbeitspensum stehen, sollten von Ihnen getroffen werden – bitten Sie Ihre/Ihren Praxisanleiter*in, ohne Ihr Einverständnis nichts zu tun, um Ihnen zu „helfen". Informieren Sie Ihre/Ihren Praxisanleiter*in, welche Art von Hilfe Sie brauchen und bitten Sie sie/ihn, Sie tagsüber mehrmals zu kontaktieren, sobald Sie das volle Arbeitspensum übernommen haben, Sie aus der Ferne zu beobachtenden und dabei Folgendes zu tun

- 1) Das Management Ihres Arbeitspensums bewerten;
- 2) Ihre Fähigkeit zu organisieren und zu priorisieren prüfen;
- 3) auf Ihre Entscheidungen achten, ohne Sie zu unterbrechen;

solange Ihnen kein gravierender Fehler unterläuft (Sie werden Fehler machen als frisch examinierte Pflegefachperson und als erfahrene Pflegefachperson. Entscheidend ist, dass Sie aus Ihren Fehlern lernen). Die meisten Fehler, die in der pflegerischen Praxis passieren, stellen keine Bedrohung für die Patient*innen/Klient*innen dar und sind Teil des Entwicklungsprozesses einer jeden professionellen Pflegefachperson.

Während der ersten 12 Wochen in der klinischen Praxis sollten Sie Ihr Arbeitspensum schrittweise erhöhen (Plan für die Transition frisch examinierter Pflegefachpersonen) und die/der Praxisanleiter*in/Mentor*in ihres reduzieren (falls Sie sich ein Arbeitspensum teilen), bis Sie genauso viele Patient*innen versorgen wie Sie in der Rolle und in dem Praxisbereich als Pflegefachperson normalerweise auch betreuen würden. Sie sollten zwei Wochen vor Abschluss Ihres Praktikums/Ihrer 12-wöchigen Orientierungsphase ein komplettes Arbeitspensum bewältigen.

Anhang 4: Konzept zur Unterstützung frisch examinierter Pflegefachpersonen beim Wechsel in die Praxis

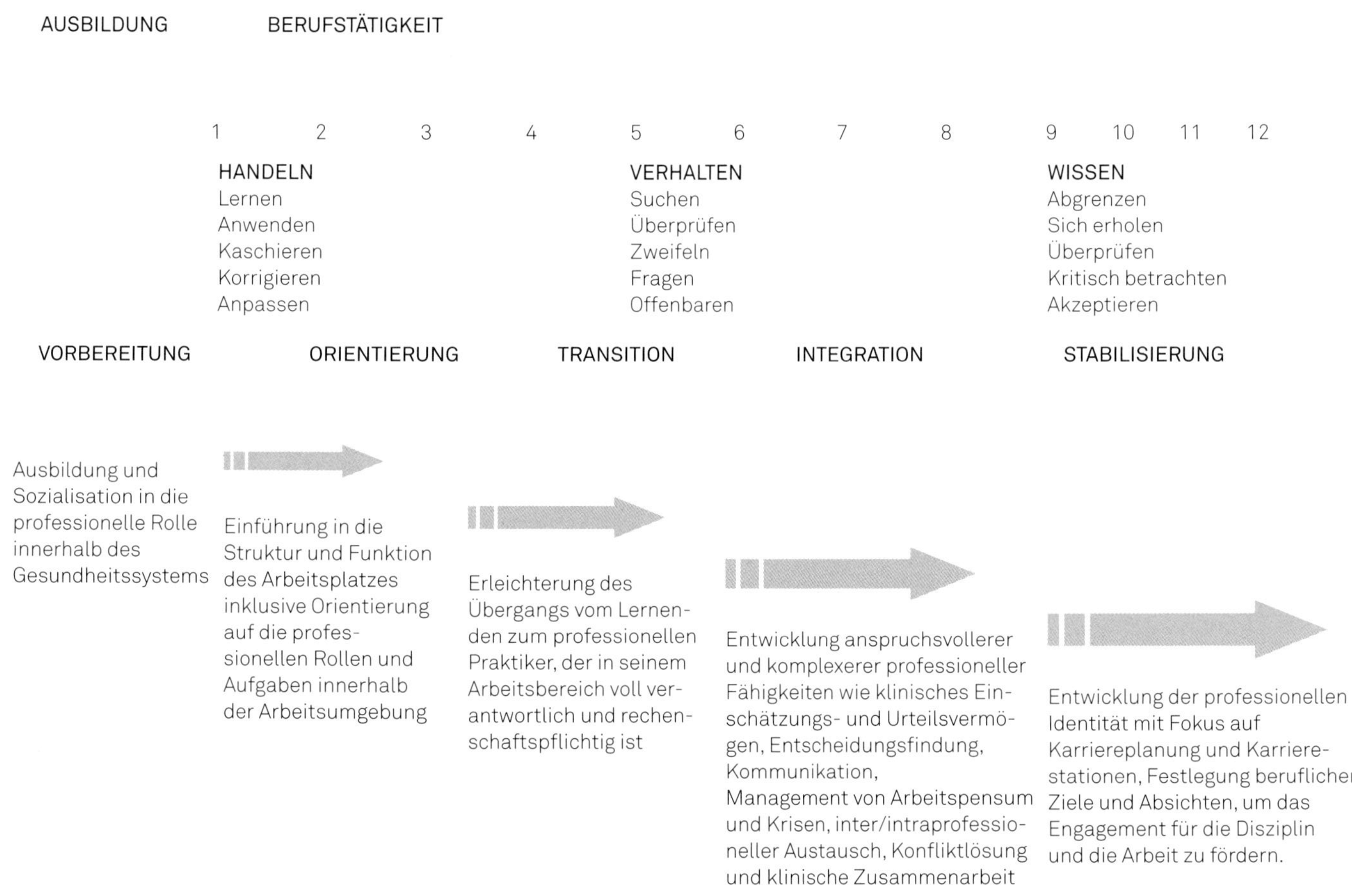

Konzeptuelles Modell zur Unterstützung der Transition © Judy Boychuk Duchscher 2023

Abbildung A4-1: Konzeption: Teil 1

AUSBILDUNG — BERUFSTÄTIGKEIT

1 2 3 4 5 6 7 8 9 10 11 12 →

HANDELN
Lernen
Anwenden
Kaschieren
Korrigieren
Anpassen

VERHALTEN
Suchen
Überprüfen
Zweifeln
Fragen
Offenbaren

WISSEN
Abgrenzen
Sich erholen
Überprüfen
Kritisch betrachten
Akzeptieren

VORBEREITUNG
- Professionelle Sozialisation (Curricula)
- Letztes Praktikum in der Abteilung, in die die frisch Examinierte wechselt
- *Mentor*in und klinischer Coach:*
  - Einführung und Definition der Zusammenarbeit
  - Information über professionelle Rollentransition (Stadien/Schock)
  - Übungen zur Vorbereitung auf die Sozialisierung
  - Partnerschaftliche Unterstützung der Transition ins Gesundheitswesen/in die Ausbildung
  - Strategien zur Förderung des Engagements am Arbeitsplatz
  - Erfahrungen der Studierenden mit der Arbeit
  - Entwicklung der Selbsteinschätzung

ORIENTIERUNG
Fokus: Klinischer Coach
- Einschätzung grundlegender Fähigkeiten, Kenntnis der elementaren Fähigkeiten, Sicherheit in der praktischen Anwendung sowie Kenntnis der Rollenerwartungen am Arbeitsplatz
- *Mentor*in* ermöglicht persönlichen Kontakt 1–2 Wochen pro Quartal; Fokus: Ermutigung, Unterstützung und professionelles Wohlwollen
- Einschätzung der Karrierewünsche
- Transitionszentrierte Orientierungsansätze
- Unterstützungsprogramme von frisch Examinierten
- Feedback/Einschätzung der Anwendung in der Praxis durch den/die Manager*in Ausbilder*in/den klinischen Coach

TRANSITION
Fokus: Klinischer Coach
- Progressive Aneignung von Fähigkeiten, Zeitmanagement, Aufklärung über Konfliktlösung/Bewältigungsstrategien
- *Mentor*in* bietet Diskussionen an über die professionelle Kultur und Arbeitsbeziehungen
- Aufklärung des klinischen Unterstützerteams über Transitionsstadien und Transitionsschock
- Einführung des Programms zur Förderung des interdisziplinären Wissensaustauschs
- Aushilfsweise Beschäftigung
- Flexibilisierung der Arbeitspläne
- Feedback/Einschätzung der Anwendung in der Praxis durch die frisch examinierte Pflegefachperson selbst
- Optimierung der Nutzbarmachung der Pflege

INTEGRATION
Fokus: Klinischer Coach
- Entwicklung eines kompetenten klinischen Urteilsvermögens/Denkvermögens durch erfahrungsbasiertes Lernen an Fallbeispielen (Fallbesprechung)
- *Mentor*in* bietet Diskussionen an über Bewältigungsstrategien, fürsorglichen Umgang mit sich selbst, ganzheitliche Betrachtung von Gesundheitssystem und Beziehungen; dabei werden sowohl die Mikroebene (Arbeitsplatz) als auch die Makroebene (Gesundheitssystem) berücksichtigt
- Einführung eines interinstitutionellen Beschäftigungsprogramms (optional)
- Entspannungs- und Erholungsstrategien zur Wiederherstellung des Gleichgewichts
- Optimierung der Nutzbarmachung der Pflege, der klinischen Gesundheitsfachleute und der Pflegenden in leitender Position

STABILISIERUNG
Fokus: Klinischer Coach
- „Lenkung“ von Entscheidungen und Erfahrungen durch „klinische Beratung“ – von Berufsanfänger*innen initiiert und geleitet – mehrere Coaches
- *Mentor*in* fördert die professionelle Entwicklung, die Selbstüberwachung der Praxis und die Suche nach einer professionellen Perspektive
- Verpflichtende Orientierung > 12 Monate
- Anspruchsvollere Praxisrotationen (z. B. von der Akutstation auf die Intensivstation/Notaufnahme)
- Neueinschätzung der Karrierewünsche – Karriereplanung
- Engagement für die Gestaltung der Disziplin – Mitarbeit in einem Ausschuss
- Mitarbeit in einem Ausschuss, der sich um den Arbeitsplatz kümmert

PROGRAMM ZUR FÖRDERUNG DER TRANSITION FRISCH EXAMINIERTER PFLEGEFACHPERSONEN

Konzeptuelles Modell zur Unterstützung der Transition © Judy Boychuk Duchscher 2023

Abbildung A4-2: Konzeption: Teil 2

Anhang 5: Wie Sie den richtigen Job für sich finden

Überprüfen Sie die gesamte Umgebung, in der Sie arbeiten wollen. Sie sind auf der Suche nach einem Job, der zu Ihnen passt. Vergleichen Sie die „*Kultur*" und das „*Tempo*" der Abteilung und entscheiden Sie, ob diese mit Ihren Interessen, Ihrem Energieniveau, Ihrer häuslichen Situation und Ihren familiären Verpflichtungen vereinbar sind (z. B. kann die Gemeindekrankenpflege, die Öffentliche Gesundheit oder die häusliche Pflege die bessere Wahl sein, wenn Ihnen während Ihrer Ausbildung die Pflege im Krankenhaus wenig Spaß gemacht hat oder flexible und wechselnde Schichten für Sie nicht infrage kommen, weil Sie Kinder zu versorgen haben oder Nachtschichten nicht mögen).

Überprüfen Sie potenzielle Arbeitsplätze; fragen Sie an, ob Sie sich alles anschauen dürfen. Einige Institutionen/Regionen bieten regelmäßig Informationsveranstaltungen über ihre Arbeitsangebote an, weshalb Sie in der letzten Phase Ihrer Ausbildung Ihre Augen und Ohren offenhalten sollten).

Wenn Ihnen das Praxis-Setting fremd ist, bitten Sie darum, Pflegefachpersonen in anderen Positionen und Rollen, die Pflegehelfer*innen/ Pflegeassistent*innen der Abteilung und einen/eine Mitarbeiter*in aus dem Bürobereich beobachten zu dürfen. So erfahren Sie etwas über deren Rollen und Aufgaben und lernen die Unterschiede zwischen den Rollen der einzelnen Pflegebereiche und denen des anderen Gesundheitspersonals besser kennen. Dies wird Ihnen von Nutzen sein, wenn es darum geht, Aufgaben zuerst zu erfassen und sie dann an Mitglieder Ihres Praxis-Teams zu delegieren.

Wenn Sie sich an einem potenziellen Arbeitsplatz befinden, beobachten Sie die Pflegefachpersonen bei Ihrer Arbeit. Gehen Sie in den Raum, wo es Kaffee gibt, und sprechen Sie mit den Pflegefachpersonen, während sie arbeiten oder Pause machen oder vereinbaren Sie einen Termin mit der/dem klinischen Praxisanleiter*in/Stationsleitung/Supervisor*in, um ein Gefühl dafür zu bekommen, wie die Abteilung funktioniert. Scheuen Sie sich nicht, Fragen zu stellen.

Auf Ihrer Suche nach dem richtigen Arbeitplatz, sollten Sie auf folgende Dinge achten:

- **Die personelle Ausstattung** (das Verhältnis Pflegefachperson-Patient*innen/Klient*innen und die Organisation der Arbeit in dem Praxis-Setting) orientiert sich meistens an der Schwere der Krankheit der Patient*innen/Klient*innen, dem jeweiligen Arbeitspensum, der Erfahrenheit und Zusammenstellung der Mitarbeiter*innen. Fairerweise sollte erwähnt werden, dass das Verhältnis Pflegefachperson/Patient*innen in den einzelnen Staaten, Provinzen und Regionen variiert, innerhalb dieser Bereiche jedoch relativ gleichmäßig ist (das bedeutet „theoretisch", wenn Sie in San Diego, Kalifornien, USA gearbeitet haben, können Sie davon ausgehen, dass die Situation in San Francisco, Kalifornien ähnlich ist, nicht jedoch in Calgary, Alberta, Kanada).
- Die **Dienstpläne der Mitarbeiter*innen** können von der Stationsleitung im Voraus entwickelt werden, zum einen wegen der festgelegten Rotation (jede Pflegefachperson „rotiert" nach einem festgelegten Dienstplan von vier, acht oder zwölf Wochen, der sich stets wiederholt) und zum anderen wegen der Flex-Planung durch die Mitarbeiter*innen selbst. Die Flex-Planung bietet mehr Möglichkeiten, Ihren Rotationsplan zu verändern und anzupassen, aber dieser Prozess unterliegt Regeln und Regulierungen. Bitten Sie Ihre/Ihren Praxisanleiter*in/Mentor*in, die Flex-Planung mit Ihnen zu anzuschauen.
- Wenn Sie eine Stelle in der **Gemeindekrankenpflege oder im Bereich der öffentlichen Gesundheit** annehmen, haben Sie feste Arbeitszeiten; Schichten von acht Stunden sind die Regel, aber die Anfangszeiten variieren, je nachdem in welcher Klinik/welchem Zentrum Sie arbeiten und welches Ihre

Rolle ist (d.h. eine Klinik, in der Nadeln ausgetauscht werden, hat andere Arbeitszeiten als eine Klinik, die auf die Gesundheit von Babys spezialisiert ist (well-baby clinic), ein geriatrisches Rehabilitationsprogramm oder eine vorübergehende Unterkunft für Straftäter, die in die Gemeinde eingegliedert werden sollen).

- In der **häuslichen Pflege** kommen Tages- oder Abendrotationen vor, die von dem Arbeitspensum, das Sie übernehmen, bestimmt werden. Pflegefachpersonen, die in der häuslichen Pflege beschäftigt sind, müssen ihre Fahrtkosten selbst zahlen, bekommen aber einen Zuschuss für die Abnutzung ihres Autos und ihre Bezinkosten werden erstattet. Die Modalitäten sind abhängig vom Arbeitgeber (Pauschalbetrag, Benzin-Gutschriften oder Fahrtkosten pro Meile).
- In der **Langzeit-Pflege und Akutversorgung** gibt es generell feste Dienstpläne (oder auch Flex-Planungen). Wenn Sie keinen Vollzeit-Arbeitsplatz (Vollzeit-Äquivalent) finden können, haben Sie immer die Möglichkeit, Teilzeit, gelegentlich, tageweise oder aushilfsweise zu arbeiten (diese Positionen sind abhängig von der Örtlichkeit und von dem jeweiligen Land) oder Sie können für eine Agentur arbeiten; diese bieten unterschiedliche Leistungen an, aber Sie sammeln Erfahrungen und werden vielleicht sogar mit einem besonderen Praxisbereich konfrontiert, den Sie in Ihre Überlegungen einbeziehen können.
- Wie Sie an Ihrem neuen Arbeitsplatz „empfangen“ (akzeptiert oder aufgenommen) werden, hängt von einer Vielzahl von Dingen ab, aber nach meiner Erfahrung und aufgrund meiner Untersuchungen spielt die Beziehung zwischen der Abteilungsleitung/Stationsleitung und den Mitarbeiter*innen eine entscheidende Rolle.
- Fragen Sie die Pflegefachpersonen nach ihrer Beziehung zur Stationsleitung und erkundigen Sie sich, wie „sichtbar“ oder „aufgeschlossen“ sie/er ist und wie oft sie mit ihr/ihm über die „Qualität ihrer Arbeit“ sprechen.
- Achten Sie darauf, wie sichtbar die Stationsleitung, klinische Koordinator*in oder die/der klinische Praxisanleiter*in sind; „sehen ist glauben“ und wenn Sie keine Führungskompetenz sehen, gibt es wohl keine. Nach meiner Erfahrung prägt die Person, die für die tägliche Praxis der Pflegefachpersonen in einem bestimmten Setting verantwortlich ist, maßgeblich die Kultur dieses Arbeitsplatzes. Sprechen Sie mit der Stationsleitung und den Pflegefachpersonen (wenn dies nicht möglich ist, überlegen Sie, warum das so ist – können Sie den Grund für diese mangelnde Ansprechbarkeit nicht ausfindig machen, sollten Sie sich über diesen Arbeitsplatz noch einmal gründlich Gedanken machen. Vertrauen Sie Ihrem Instinkt).
- Achten Sie auf die Atmosphäre des Arbeitsplatzes. Helfen sich die Kolleg*innen untereinander, haben sie Spaß an ihrer Arbeit und können sie lachen? Wenn Sie den potenziellen Arbeitsplatz inspizieren (herumgehen und die Stimmung wahrnehmen), gehen Sie auch in den Pausenraum und in die Badezimmer. Gibt es Anschlagtafeln, wo soziale Events bekanntgegeben, Bilder von der Familie und Freund*innen gezeigt und Dinge aus dem persönlichen „Leben“ geteilt werden? Gibt es einen „Ehrenplatz“, wo einzelne Mitarbeiter*innen für herausragende Leistungen als Mentor*in oder in der pflegerischen Praxis ausgezeichnet werden? Auch Sie können Ihren Beitrag dazu leisten. Die Pflege ist ein belastender Job, und daher ist es umso wichtiger, sich gegenseitig aufzubauen und zu unterstützen, damit diese herausfordernde Arbeit ein wenig erträglicher wird.
- Ihr Aufenthalt in der Abteilung gibt Ihnen Aufschluss über die Qualität der Beziehung zwischen den Pflegefachpersonen und über deren Verhältnis zu anderen Disziplinen, zu den Patient*innen/Klient*innen und Ärzt*innen. Achten Sie darauf, wie die

Mitarbeiter*innen mit verschiedenen Funktionen zusammenarbeiten, doch dabei sollten Sie stets bedenken, dass keine Einheit perfekt ist. Wenn Menschen unter belastenden Bedingungen eng zusammenarbeiten, bleiben Konflikte nicht aus.

- Fragen Sie die Mitarbeiter*innen und die Stationsleitung, wie die Mahlzeiten und Kaffeepausen geregelt sind und, wenn es an diesem Arbeitsplatz wechselnde Dienstpläne für Schichten gibt, wie die Pausenregelung für die Nachtschicht-Mitarbeiter*innen aussieht. Wahrscheinlich werden Sie die in diesem Praxisbereich üblichen Regeln zunächst einmal akzeptieren müssen (wenigstens bis Sie ausreichend vertrauenswürdig und angesehen und damit in der Position sind, Veränderungen vorzuschlagen und gehört zu werden); deshalb ist es für Sie wichtig, von Anfang an zu wissen, worauf Sie sich einlassen.
- Erkundigen Sie sich, ob für schwierige klinische Situationen eine Beratung durch eine erfahrene Pflegefachperson möglich ist oder ob ein Rapid Response Team[33] (ein Team, das schnell eingreifen kann) zur Verfügung steht.
- Wie flexibel können die Mitarbeiter*innen in einem Setting der Akutversorgung reagieren, wenn sich der Zustand schwerkranker Patient*innen verändert? Gibt es in allen Schichten Unterstützung aus dem Büro- und hauswirtschaftlichen Bereich? Wenn es übermäßig viele Neuaufnahmen gibt, wie gut kann das System (oder wie groß ist die Bereitschaft der Stationsleitung) auf solche veränderten Situationen reagieren, z. B. durch Intervention oder Anforderung zusätzlicher Unterstützung (und befragen Sie die Pflegefachpersonen zu diesem Thema; sie äußern sich meistens sehr offen darüber, inwieweit man auf ihre Bedürfnisse eingeht).

33 Medizinisches Notfallteam

Scheuen Sie nicht davor zurück, während Ihrer Beobachtung der Pflegefachpersonen Fragen zu stellen:

- Wie ist es für Sie, hier zu arbeiten?
- Was gefällt Ihnen am meisten an Ihrer Arbeit hier?
- Was frustriert Sie am meisten an Ihrer Arbeit hier?
- Für wie viele und für welche Art von Patient*innenen sind Sie verantwortlich?
- Nach welchem Pflegemodell arbeiten Sie und welche Rolle haben die Teammitglieder?
- Beschreiben Sie, wie Ihr typischer Arbeitstag aussieht, von Anfang bis der Schicht.

Wir alle wollen den „perfekten Job", einen, der uns intellektuell fordert, eine Umgebung bietet, die die Entwicklung unserer Karriere ermöglicht, Spaß macht und uns ausfüllt und uns genug Zeit und Energie für die Familie und soziale Verpflichtungen lässt. Auf Ihrer Suche nach dem perfekten Job sollten Sie folgende Punkte in Ihre Überlegungen einbeziehen:

- Jeder Job hat seine Tücken. Es gibt gute Tage und schlechte Tage, Momente, die Ihnen lieb und teuer sind und an die Sie sich immer erinnern werden, und es gibt Zeiten, die Sie am liebsten vergessen würden.
- Stress gibt es in jedem Job. Als Pflegefachpersonen sind wir tagtäglich mit Schwierigkeiten im Leben der Menschen konfrontiert, die sie massiv bedrohen und ihre Gesundheit und ihr Wohlbefinden gravierend gefährden. Wir stellen uns dieser großen Verantwortung, die der Beruf mit sich bringt. Doch dabei übersehen wir leicht die Grenzen, die verhindern, dass das Leid und die Traumata, denen wir bei unserer Arbeit ausgesetzt sind, uns zu nahekommen.

Der Begriff Burn-out kennzeichnet einen Zustand, in dem die Bewältigungsstrategien der Pflegnden nicht mehr ausreichen, um mit dem durch die Arbeitsumgebung ausgelösten Stress fertig zu werden. Den Betroffenen gelingt nicht mehr die Trennung zwischen Beruf und Privatleben und die zerstörerische Wirkung der Ereignisse, mit denen sie tagtäglich an ihrem Arbeitsplatz konfrontiert werden, überschattet ihr Privatleben und sie greifen in solchen Situationen häufig zu untauglichen Bewältigungsstrategien (z.B. Rückzug von Patient*innen, der Familie oder von Kolleg*innen, wobei die Betroffenen sich „kalt und emotional distanziert" fühlen, Schwierigkeiten haben, Emotionen angemessen zu bearbeiten oder auszudrücken, ungesunde Ess- oder Schlafgewohnheiten entwickeln und von Drogen oder Alkohol abhängig werden). Sollten Sie eines dieser Symptome haben, konsultieren Sie unverzüglich Ihren Arzt oder eine Praxisschwester. Behalten Sie ihre Gefühle nicht für sich! Sprechen Sie andere frisch examinierte Pflegefachpersonen an und reden Sie mit jemandem! Die meisten Arbeitsplätze bieten Mitarbeiter*innen und engen Familienmitgliedern eine kostenlose vertrauliche Beratung und psychologische Unterstützung an. Überprüfen Sie Ihre Bonusprogramme im Arbeitsvertrag! Auch wenn Sie sich allein fühlen, Sie sind es nicht wirklich, also werden Sie aktiv! Frisch examinierte Pflegefachpersonen haben anfangs Schwierigkeiten mit dem Unterschied zwischen dem ihnen vermittelten Wissen und der Realität; manchmal ist das, was sie sehen und womit sie in ihrer professionellen Rolle konfrontiert werden, entmutigend und desillusionierend. Wird hier keine Abhilfe geschaffen, wird die wahrgenommene Diskrepanz zwischen dem „Ideal" und der „Realität" womöglich unterdrückt und führt irgendwann zu einem Burn-out. Frustriert und entrechtet kündigt die frisch examinierte Pflegefachperson den Job und sucht nach anderen Möglichkeiten, die besser zu ihrer professionellen Motivation und ihren Ansprüchen passen, oder sie verlässt den Beruf für immer. Die Anpassung des Ideals an die Realität bedeutet nicht, dass Sie Ihre Standards oder hohen Erwartungen aufgeben müssen, und ein Arbeitsplatzwechsel ändert nichts an dem zugrunde liegenden Problem. Sie müssen Ihre Erwartungen korrigieren und die Arbeitsumgebung muss Ihnen dabei auf halbem Weg entgegenkommen. Sprechen Sie mit einer/einem Mentor*in, Stationsleitung oder Praxisanleiter*in und entwickeln Sie für sich einen Ansatz, der Ihnen hilft und auf Ihre Bedürfnisse zugeschnitten ist.

Arbeitszufriedenheit und die Bedingungen am Arbeitsplatz sind abhängig voneinander. Sie müssen etwas geben und etwas zurückbekommen. Versuchen Sie, Ihre Kolleg*innen kennenzulernen (gehen Sie zu der Weihnachtsfeier, auch wenn Sie nicht besonders gesellig sind). Sobald Sie die Bekanntschaft Ihrer Kolleg*innen gemacht haben und diese wissen, wer Sie sind, wird sich Ihre Einstellung gegenüber Ihrer Arbeit spürbar verändern und Sie werden staunen, wie viel Spaß Sie haben! Aus Ihren Kolleg*innen wird Ihr neues Unterstützungssystem. Unterhalten Sie sich mit Ihren Kolleg*innen. Üben Sie sich in der Kunst des „Small Talk"; erkundigen Sie sich, wie es der Familie geht und fragen Sie, wie sie das Wochenende verbracht haben.

Hüten Sie sich vor Besserwisseritis! Diesen Begriff benutzen erfahrene Pflegefachpersonen manchmal, wenn eine frisch examinierte Pflegefachperson, die nicht mehr als drei Monate Erfahrung hat, so tut, als wüsste sie mehr als eine Pflegefachperson mit 30 Jahren Berufserfahrung. Behandeln Sie die erfahrenen Pflegefachpersonen in Ihrer Abteilung mit Respekt, denn sie haben viel pflegerische Erfahrungen. Darüber hinaus achten einige Pflegefachpersonen genau darauf, ob Pflegefachpersonen mit Diplom/Hochschul-Abschluss oder Pflegeausbildung anders behandelt werden als mit Pflegeassistent*innen oder Pflegehelfer*innen oder Fachangestellte Gesundheit. In einer praxisorientierten Disziplin wie der Pflege zählt beides, Theorie und Erfahrung, und schließlich müssen wir uns „die Hände schmutzig machen", wenn wir reale pflegerische Arbeit leisten wollen. Wir alle sind Pflegefachpersonen und wir müssen zusammenstehen, um die Pflege voranzubringen.

Was Sie tun können, um die Pflegefachpersonen, mit denen Sie zusammenarbeiten, kennenzulernen:

- Essen Sie Ihren Lunch im Personalzimmer und sprechen Sie mit den Mitarbeiter*innen.
- Nehmen Sie an sozialen Events außerhalb der Arbeitszeit teil.
- Gehen Sie zu Sitzungen und Konferenzen. Gehen Sie strategisch vor und setzen Sie sich jedes Mal neben eine andere Person.
- Bilden Sie eine Fahrgemeinschaft mit einem/einer Kolleg*in.
- Gehen Sie ab und zu früher zur Arbeit und plaudern Sie vor Schichtwechsel mit den Kolleg*innen der vorigen Schicht.
- Falls Sie Interesse und Zeit haben, werden Sie Mitglied in Ausschüssen, die sich um Angelegenheit der Station kümmern (z.B. um Soziales, um die Weihnachtsdekoration) oder in Ausschüssen, die sich um Angelegenheiten des Krankenhauses kümmern (z.B. Projekte für interdisziplinäre Zusammenarbeit).
- Bringen Sie etwas zu essen mit dazugehörigem Rezept zur Arbeit mit (Sie werden überrascht sein, wie gerne das angenommen wird).
- Seien Sie stolz auf das, was Sie wissen und anzubieten haben. Manchmal wird ein „Neuling" von den anderen nicht besonders freundlich aufgenommen, weil diese meinen, dass er sich deren Anerkennung erst nach und nach „verdienen" muß. Leisten Sie weiterhin vorbildliche pflegerische Arbeit und achten Sie darauf, was Ihre erfahrenen Kolleg*innen zu Ihrem noch entwicklungsfähigen Wissen beitragen können (jede/jeder hat etwas, was sie/er jemandem beibringen kann!). Dies stärkt das Vertrauen der anderen Pflegefachpersonen in Ihre Fähigkeiten, Ihr Engagement, Ihre Kompetenz und Ihre kommunikativen Fähigkeiten.

Gleich zu Anfang sollten Sie Ihren potenziellen Arbeitgeber fragen:

- 1) Gibt es ein Programm für frisch examinierte Pflegefachpersonen?
- 2) Gibt es ein Programm zur Unterstützung der Transition?
- 3) Gibt es ein Programm zur Unterstützung der Transition in die professionelle Praxis?
- 4) Gibt es ein Residency Program[34] für frisch Examinierte?
- 5) Gibt es Anreize für frisch Examinierte, das Jobangebot anzunehmen?

Diese Programme (die verschiedene Bezeichnungen haben) sollen frisch examinierte Pflegefachpersonen schrittweise in ihre neue Arbeitsumgebung einführen bzw. ihre Transition unterstützen. Sie beinhalten einen, mehrere oder alle der nachfolgend aufgeführten Punkte:

- Außerplanmäßiger Status als frisch Examinierte: Sie gehören nicht zur Belegschaft, sondern arbeiten Seite an Seite mit erfahrenen Pflegefachpersonen anstatt allein
- Umfangreiche Ausbildungsprogramme, die mit Fallbeispielen arbeiten, die reale komplexe klinische Situationen darstellen und auf Themen wie professionelle Rollentransition und Entwicklung der pflegerischen Praxis eingehen
- Programme zur Integration von frisch Examinierten in die Praxis in verschiedenen klinischen Spezialgebieten
- Auf Wunsch Zugang zu einer Person, die frisch Examinierte unterstützt oder zu einem/einer klinischen Praxisanleiter*in
- Schrittweise Einführung in die Praxis mithilfe von instruktiven Unterstützungsprogrammen, die auf die Transitionsstadien der frisch Examinierten zugeschnittenen sind
- Die Möglichkeit, durch verschiedene klinische Bereiche zu „rotieren" (in der Regel über 4–6 Monate), damit Sie Erfahrungen mit verschiedenen klinischen Populationen sammeln und herausfinden können, was Sie interessiert

34 Weiterbildungsprogramm für Fachpersonen nach dem Diplom/Examen (Anm. d. Hrsg.)

- Unterstützung durch einen/eine Praxisanleiter*in oder Mentor*in für unterschiedlich lange Zeitabschnitte
- Beschäftigungsmöglichkeiten nach Abschluss eines 12-monatigen Programms für frisch Examinierte
- Bis auf 12 Wochen erweiterte Orientierungsprogramme, die klinische Schichten beinhalten, die von einem/einer „Begleiter*in" überwacht werden

Mentor*innen/Praxisanleiter*innen/Berufspraktische Trainer*innen

Finden Sie heraus, ob die Organisation über ein Mentoring oder Einarbeitungsprogramm verfügt, bei dem eine erfahrene Pflegefachperson Sie in Ihrer neuen Rolle als professionelle Pflegefachperson unterstützt.

Mentorship: Hier besteht eine echte *Beziehung* zwischen einer/einem Berufsanfänger*in und einer praxiserfahrenen Pflegefachperson, die darauf abzielt, die/den Berufsanfänger*in zu ermutigen und zu unterstützen und gleichzeitig die Arbeitszufriedenheit und das Selbstwertgefühl der Mentorin/des Mentors zu verbessern. Solche Beziehungen existieren oft noch, wenn die/der Berufsanfänger*in auf die Beziehung nicht mehr angewiesen ist. Mentor*innen haben die Aufgabe, die frisch examinierte Pflegefachperson durch das erste Stadium der Graduierung zu begleiten. Dabei entsteht oft eine Bindung zwischen Mentor*in und Berufsanfänger*in, weil beide die Erfahrung des erstmaligen Eintritts in die professionelle Praxis teilen.

Preceptorship: Eine Person bietet Ihnen praktische/klinische Unterstützung an, indem sie Sie mit den Routinen, Pflichten, Leistungen und Prozeduren Ihres Arbeitsbereichs vertraut macht. Diese/dieser Praxisanleiter*in/Mentor*in[35] ist meistens eine erfahrene Pflegefachperson, die gerade in dem Praxisbereich arbeitet, in den Sie wechseln werden. Diese Pflegefachperson bringt Ihnen die Kniffe Ihres Jobs bei und wird dazu eingeteilt, während Ihrer Transitionsphase mit Ihnen ein Arbeitspensum durchzuführen. Die Situation ist dann ideal, wenn Sie und Ihr/Ihre Praxisanleiter*in die Ihnen zugeteilte pflegerische Arbeit gemeinsam durchführen. „Begleitung" bedeutet nicht, „einer erledigt die eine Hälfte der Arbeit und der andere die andere Hälfte". Doch wenn Ihr/Ihre Praxisanleiter*in/Mentor*in nicht auf diese Rolle vorbereitet wurde oder sich unbehaglich fühlt, wenn sie/er „anderen etwas beibringen soll", ist dies für sie/ihn der einfachere Weg.

Es ist sehr wichtig, dass Sie und Ihr/Ihre Praxisanleiter*in/Mentor*in zusammenarbeiten, damit Sie die Chance haben herauszufinden, wie diese erfahrene Pflegefachperson bei der Entscheidungsfindung und klinischen Beurteilung vorgeht. Wenn Sie irgendwann eigenverantwortlich arbeiten wollen, sorgen Sie dafür, dass Sie beide tagsüber mehrmals zusammenkommen, um sich über die Geschehnisse und Ihre Reaktion darauf sowie über Verbesserungsmöglichkeiten auszutauschen.

- Mentor*in und Praxisanleiter*in können ein und dieselbe Person sein, müssen es aber nicht.
- Wenn Sie vor Ihrer Einstellung die Stationsleitung der Pflegeabteilung treffen, bitten Sie sie um Schichten, die es ermöglichen, dass Sie und Ihr/Ihre Praxisanleiter*in/Mentor*in zumindest während der ersten sechs Monate Seite an Seite (oder wenigstens in den gleichen Schichten) arbeiten.
- Ihr/Ihre Praxisanleiter*in/Mentor*in kann Ihnen bei den politischen Dingen helfen, die es in jeder Institution oder Abteilung gibt, Sie über Dinge informieren, die Sie nur *„während der Arbeit"* herausfinden und Sie unterstützen und in Sachen Karriereentwicklung beraten.
- Erkundigen Sie sich beim Einstellungsgespräch, ob die Schichten von einer/einem Praxisanleiter*in/Mentor*in begleitet werden. Die Orientierung über die Organisation/Institution sollte mindestens 3–5 Tage

35 Auch Berufspraktische Trainer*in genannt (Anm. d. Hrsg.)

dauern und danach sollte ein Integrations-/Transitionsprogramm für Ihren Praxisbereich angeboten werden, das mindestens sieben Tage bis drei Wochen dauert. Wie bereits im vorigen Anhang erwähnt, plädiere ich für ein deutlich umfangreicheres Transitionsprogramm. Sprechen Sie mit Ihrer Stationsleitung darüber! Wenn Sie bei Ihrem Einstellungsgespräch genaue Vorstellungen davon haben, was angemessen ist und was Sie wollen, werden Sie es auch bekommen. Nach Ihrer Einführung in den Praxisbereich sollten Sie mindestens 8–12 begleitete Schichten absolvieren (mindestens vier Nächte und vier Tage bei Schichtarbeit oder acht Stunden über zwei Wochen, wenn Sie in einer Klinik, in der Gemeinde oder im öffentlichen Gesundheitswesen arbeiten). Während dieser Zeit sollten sich Ihr/Ihre Praxisanleiter*in/Mentor*in und Sie ein für diese Position normales Arbeitspensum teilen. Die Verantwortung für Ihr Arbeitspensum sollte langsam erhöht und die Ihres/Ihrer Praxisanleiters/-anleiterin langsam reduziert werden.
- Es ist sehr wichtig, dass Sie eine erfahrene Pflegefachperson haben, mit der Sie Ihre beruflichen Schwierigkeiten besprechen können und die Sie auch berät. Wählen Sie eine Person aus, mit der Sie sich zusammentun und eine von gegenseitigem Respekt und Kollegialität geprägte Beziehung aufbauen können.

Bonusprogramme

- Bonusangebote können von Organisation zu Organisation unterschiedlich ausfallen, wenn Sie nicht Mitglied in einer Gewerkschaft sind, die diese Angebote für Sie aushandelt. Informieren Sie sich über die Details dieser Bonussprogramme und finden Sie heraus, welche Institution/welches Unternehmen was anbietet. Sprechen Sie mit der Personalabteilung.
- Die meisten Organisationen, die Pflegefachpersonen für quasi Vollzeit-Positionen engagieren, bieten Kranken-, Lebens- und Erwerbsunfähigkeitsversicherungen sowie einen Altersversorgungsplan an, dessen Umfang jedoch von Land zu Land und von Region zu Region variiert.
- Die meisten Pflegefachpersonen sind automatisch gegen berufsbedingte Schäden versichert und der Arbeitgeber versichert sie gegen Verletzungen am Arbeitsplatz.
- Für diejenigen, die nicht Mitglied einer Gewerkschaft sind, werden zusätzlich zum Gehalt eine reduzierte Einkommenssteuer sowie Beiträge zur Alters- und Krankenversicherung angeboten.
- Kontaktieren Sie die Personalabteilung über Bonuprogramme an Ihrem Arbeitsplatz oder schauen Sie in Ihrem Arbeitsvertrag nach. Wenn Sie in Teilzeit, temporär oder unregelmäßig arbeiten, ist die Deckung eine andere als bei fest angestellten Arbeitnehmer*innen, die Vollzeit beschäftigt sind.
- Weitere „Köder" sind die Übernahme der Kosten für Weiterbildungsmaßnahmen (einschließlich Auszeiten) in Ihrem Arbeitsbereich.
- Wenn Sie sich selbst über Ihre Optionen informieren, können Sie und Ihre Familie besser entscheiden, was am besten auf Ihre persönliche Situation passt.
- Die Gehälter können variieren, wenn Sie nicht im Rahmen eines Arbeitsvertrags eingestellt wurden. Ein Mitglied der Gewerkschaft oder der Personalabteilung Ihrer Einrichtung wird während Ihrer Orientierung auf Sie zukommen. Fragen Sie sie/ihn nach Ihrem Entgelt und mit welchem Anfangsgehalt Sie rechnen können.
- Wenn die Stelle, auf die Sie sich bewerben, nicht durch einen Arbeitsvertrag geschützt ist (eher in den USA üblich), sollten Sie darauf achten, dass Ihr Anfangsgehalt und Ihr Bonuspaket schriftlich festgehalten werden und dass aus dem Vertrag klar hervorgeht, wie, wann und zwischen welchen Personen die Aufstockung Ihres Anfangsgehalts verhandelt wird.

- Lassen Sie sich über vertraglich festgelegte Boni, Reise- oder Trennungszulagen sowie Umzugskosten informieren, wenn Sie Ihr Anfangsgehalt und Ihren Vertrag aushandeln.
- Selbst Pflegefachpersonen können krank werden, auch wenn Sie das Gefühl haben, im Laufe Ihrer Pflegeausbildung gegen sämtliche bekannte Krankheitserreger immun geworden zu sein. Seien Sie versichert, Ihr Immunsystem wird immer stärker werden, bis es irgendwann beginnt, Eichhörnchen im Park zu attackieren, aber: wenn Sie doch krank werden, gehen sie nicht zur Arbeit. Dort stecken Sie nur Ihre Kolleg*innen und die Patient*innen an. Fragen Sie Ihre Stationsleitung, wen Sie kontaktieren sollen, wenn Sie krank sind und wie viele Tage Sie krankheitsbedingt fehlen dürfen. Auch Ihr Arbeitsvertrag gibt Auskunft über krankheitsbedingte Ausfall- und Fehlzeiten. Arbeitnehmer, die nicht Mitglied der Gewerkschaft sind, finden entsprechende Informationen in Ihrem Arbeitsvertrag.
- Lesen Sie Ihren Gewerkschafts-/Arbeitsvertrag gründlich. An jedem Arbeitsplatz gibt es einen Leitfaden, in dem steht, welche Rechte Sie als Arbeitnehmer*in mit einem Vertrag oder als Gewerkschaftsmitglied haben, doch es ist Ihre Aufgabe, diese Informationen auch zu lesen. Fragen Sie Ihre Stationsleitung oder einen Kollegen/eine Kollegin! Ihr Arbeitsvertrag spezifiziert die Bedingungen, unter denen sie arbeiten. Wenn Sie in einem Praxisbereich arbeiten, in dem es eine Gewerkschaft gibt, kontaktieren Sie Ihren Gewerkschaftsvertreter vor Ort (fragen Sie Ihre Stationsleitung), um sicherzustellen, dass Sie unter den vertraglich festgelegten Bedingungen arbeiten.

Beschäftigungsstatus

Je nachdem für welche Position Sie eingestellt wurden, können Sie Vollzeit oder Teilzeit arbeiten. Sie können fest angestellt sein oder temporär bzw. unregelmäßig arbeiten. Alle Möglichkeiten bieten Vorteile, wenn man die Lebensumstände in Betracht zieht.

- **Festanstellung, Vollzeitarbeit.** Solche Stellen sind nach Abschluss der Ausbildung sehr begehrt, weil die meisten Absolvent*innen verschuldet sind und das Geld ganz einfach brauchen! Vollzeitarbeit bedeutet: volle Stundenzahl, Bonusprogramme und eine Festanstellung. Da in den einzelnen Ländern die Rotationen und Stunden in quasi Vollzeit unterschiedlich sind, erkundigen Sie sich bei Ihrer Stellenvermittlung, was dies für Sie bedeutet.
- **Vollzeitarbeit, temporär.** Ist eine Festanstellung nicht möglich, sind solche Stellen von Vorteil, weil die meisten für längere Zeit angeboten werden (oft für ein Jahr). Der Nachteil einer temporären Beschäftigung ist der, dass Sie nicht so schnell Bonusprogramme (Rente, Gesundheit und Zahnbehandlung) bekommen wie bei einer Festanstellung.
- **Teilzeitarbeit.** In dem Stellenangebot ist angegeben, mit wie vielen Schichten pro Rotation Sie in dieser Position rechnen müssen. Fragen Sie die Stationsleitung der Abteilung immer, ob Sie mehr Schichten übernehmen können in Form von zusätzlichen Schichten oder Gelegenheitsarbeiten.
- **Gelegentlich oder aushilfsweise arbeiten oder für eine Agentur.** Wenn es in dem Bereich, in dem Sie arbeiten wollen, keine Stelle gibt, Sie aber „einen Fuß in der Tür haben wollen", können Sie gelegentlich oder aushilfsweise arbeiten oder sich bei einer externen Pflegeagentur bewerben, die Personal für diese Institution bereitstellt. Dies ist von Vorteil für Sie, wenn Sie eine Person sind, die flexibel und ausgeglichen ist und der unvorhersagbare Arbeitszeiten nichts ausmachen. Hier eine Warnung an alle „Planer": Es ist sehr schwierig, Ihr Leben zu planen, wenn Sie unregelmäßig, aber möglichst viel arbeiten wollen. Aber dafür entscheiden Sie, welche Schichten sie annehmen und welche nicht.

Hier einige Tipps für Menschen, die unregelmäßig oder aushilfsweise arbeiten:

- Nehmen Sie immer ein Mobiltelefon mit, damit Sie das Haus verlassen können, ohne „einen Anruf" zu verpassen;
- Planen Sie Auszeiten ein, damit Sie sich entspannen und neue Energie „tanken" können;
- Planen Sie feste Zeiten ein, die Sie mit der Familie und Ihren Liebsten verbringen und lassen Sie es nicht zu, dass ein Anruf oder Anfragen wegen „Überstunden" diese vorzeitig beenden;
- Lernen Sie Ihre Grenzen kennen und respektieren Sie sie. Wenn Sie etwas mit anderen planen, was wichtig ist, weichen Sie nicht davon ab. Sagen Sie „nein", wenn Ihnen eine Schicht angeboten wird. Keine Sorge, es gibt immer noch eine andere Schicht, die auf Sie wartet.

Anhang 6: Die Arbeit im Team

Pflegefachpersonen, die im Bereich der Gesundheitsversorgung arbeiten, sind lediglich Teil eines großen Teams von Gesundheitsfachpersonen, die gemeinsam versuchen, für jeden Aspekt im Leben unserer Klient*innen zu sorgen. Die Kenntnis der Rollen und Pflichten eines jeden Teammitglieds ist die Voraussetzung dafür, dass die Ressourcen optimal genutzt werden und gewährleistet, dass die Expertise aller Teammitglieder unseren Patient*innen/Klient*innen/Gemeinden zugutekommt.[36]

Wenn Sie genau wissen, welches Mitglied Ihres Teams für welchen Aspekt der Pflege am besten geeignet ist, können Sie Ihre eigene Rolle besser verstehen und die übrigen Teammitglieder so einsetzen, dass die Pflege der Patient*innen/Klient*innen und deren Familien oder Angehörige optimiert wird.

Mitterweile wird der interdisziplinären bzw. interprofessionellen Zusammenarbeit ein hoher Stellenwert beigemessen. Das zeigt sich im CanMEDS-Rollenkonzept des Royal College of Physicians and Surgeons of Canada (RCPSC), das mittlerweile auch im deutschsprachigen Raum der Bildung der Gesundheitsfachberufe als Rahmenmodell dient. Die folgende **Tabelle Anhang 6-1** zeigt die verschiedenen Rollenbezeichnungen, in der **Abbildung Anhang 6-1** sind die Rollen nach dem CanMEDS Rollenkonzept aufgelistet, die Angehörige der Gesundheitsfachberufe einnehmen, jenseits ihrer beruflichen Disziplinen. Verbunden damit sind Qualifikationsprofile mit Aufgaben. CanMEDS wurde ursprünglich

Tabelle A6-1: Rollenbezeichnungen nach dem CanMEDS-Rollenkonzept

CanMEDS-Rollenbezeichnung	Anwendungsbezug	Aktivität	Praxis
Medical Expert	Expert*in	primär patientennah	Berufsspezifische Tätigkeit
Health Advocate	Sozialarbeiter*in	primär patientennah	Stärken der Selbstwirksamkeit, Aufzeigen von Potenzialen
Professional	Professionsangehörige*r	primär patientennah	Ethisches, empathisches, respektvolles und gesellschaftsorientiertes Handeln
Collaborator	Teamplayer	primär patientenfern	Aktives Mitwirken im Behandlungsteam
Communicator	Kommunikator*in	primär patientenfern	Sammeln, Aufbereiten und adäquates Weitergeben von Informationen
Scholar	Wissensmanager*in	primär patientenfern	Lebenszyklusorientierte, selbstmotivierte berufliche Entwicklungsarbeit inkl. der Erfahrungsweitergabe
Manager	Verantwortungsträger*in	primär patientenfern	Organisation, Innovation und Anpassung von Strukturen und Versorgungsprozessen

36 Der Text ist eine Ergänzung der Herausgeberin.

in Kanada als Rahmenkonzept für die allgemeinmedizinische Ausbildung entwickelt. Zwischenzeitlich dient es sowohl in verschiedenen Ländern in der Medizinausbildung als auch für die therapeutischen Qualifikationen als Grundlage für die Curricula und lebenszyklusorientierte Personalentwicklung (Winkelmann & Rogalski, 2021). (Anm. d. Hrsg.)

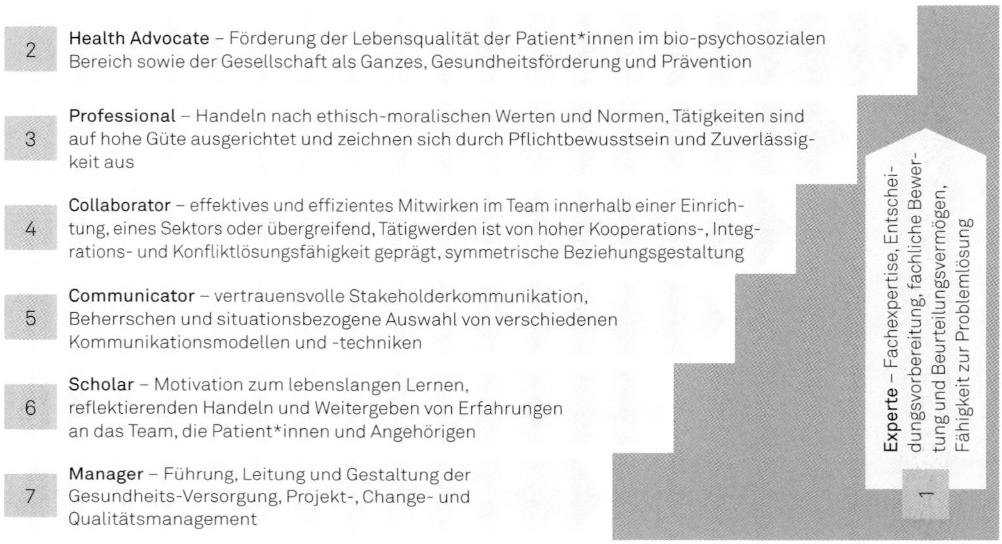

Abbildung A6-1: CanMEDS: Rollen in der Gesundheitsversorgung

Anhang 7: Der Umgang mit Schichtarbeit

In diesem Teil erfahren Sie, wie es gelingt, die Auswirkungen der Schichtarbeit auf den Körper und den Geist zu minimieren und mit dem unvermeidlichen, durch die Schichtarbeit ausgelösten Chaos umzugehen.

Wahrscheinlich haben Sie sich vor Ihrer allerersten Nachtschicht noch nie damit auseinandergesetzt, was „*Schichtarbeit*“ eigentlich bedeutet! Keine Angst – nach ein paar Monaten haben Sie sich an den Schichtbetrieb gewöhnt und das Leben verläuft wieder in normalen Bahnen.

Wir leben in einer Gesellschaft, die mit Schichtarbeit nicht gut vereinbar ist. Für uns wird der Tag zur Nacht und die Nacht zum Tag und währenddessen läuft das „soziale Leben“, unbeeindruckt von unserem chaotischen Dienstplan einfach so weiter – damit muss man erst einmal fertig werden! Sie haben sich einen Beruf ausgesucht, in dem Schichtarbeit normal ist, doch das heißt nicht, dass alle Pflegefachpersonen Schicht arbeiten und vielleicht stellen auch Sie fest, dass dies nichts für Sie ist (ich selbst habe jahrelang Schicht gearbeitet und werde es wahrscheinlich wieder tun, auch wenn diese Arbeit meine „zirkadianen Rhythmen“ nachhaltig stört.[37])

Schichtarbeit wird in den ersten Jahren mit Sicherheit ein fester Bestandteil Ihrer Arbeit sein (auch wenn Sie Teilzeit arbeiten), also nehmen Sie es locker. Schichtarbeit wird mit verschiedenen gesundheitlichen Störungen assoziiert: am häufigsten treten Magen-/Darmprobleme, Stimmungsschwankungen und ein verändertes Schlaf- und Entspannungsverhalten auf.

Weitere Probleme der Schichtarbeit sind: Stress, chronische Erschöpfung, generalisiertes Aufmerksamkeits- und Energiedefizit, Beeinträchtigung des familiären und sozialen Lebens, Gefühl der Isolation, erhöhtes Risiko, während der Arbeit die Sicherheit zu vernachlässigen, was zu mehr Fehlern und Fehleinschätzungen führt, das kritische Denken und Urteilsvermögen reduziert und Arbeitsunfälle wahrscheinlicher macht.

Trotz all dieser Nachteile, die Schichtarbeit mit sich bringt, haben diese merkwürdigen Stunden und die fehlende Struktur definitiv auch Vorteile. Sie werden feststellen, dass Sie an Ihren freien Tagen viel mehr schaffen, weil Ihre Freund*innen, Ihr/Ihre Partner*in oder die anderen Familienmitglieder arbeiten. Einkäufe und Besorgungen werden auch einfacher, weil es weniger „Verkehr“ gibt als zu normalen Arbeitszeiten und an Wochenenden.

Die schwierigste Zeit der Nachtschicht liegt zwischen 3:00 und 6:00 Uhr. Versuchen Sie, wichtige und schwierigere Aufgaben vor dieser Zeit zu erledigen und berücksichtigen Sie, dass Sie bei der Durchführung Ihrer Aufgaben in dieser Zeitspanne gewissenhafter und sorgsamer sein müssen. Stellen Sie sich auf diese anstrengende Phase ein und beschäftigen Sie sich mit irgendetwas!

Halten Sie Ihre Pausen ein, damit Sie sich entspannen und ein bisschen Ruhe bekommen. Das wirkt sich positiv auf die Pflege aus. Wenn genug Personal vor Ort ist, können Sie auch versuchen, während Ihrer Pausen zu schlafen. Diese belebenden Nickerchen wirken Wunder. Auch wenn Sie beim Aufwachen etwas müde sind, werden Sie nach etwa 30 Minuten feststellen, dass Sie mehr Energie haben und besser denken können und damit für den Rest der Schicht deutlich effizienter sind.

Manche schwören auf sportliche Betätigung während der Pausen. Dies hilft ihnen, sich während der Tagesschicht zu entspannen und hält sie nachts wach. Sie können in die Turnhalle ge-

37 Viele Berufsanfänger*innen haben Probleme mit den zirkadianen Rhythmen, wenn sie nachts arbeiten müssen, was ihre Erschöpfung verschlimmert. Zudem ist nachts meistens „weniger Personal“ anwesend, (Ärzt*innen machen nicht ihre Runde und diagnostische Tests finden, außer in Notfällen, nicht statt etc.); den Patien*innen wird geraten zu schlafen, was ihre Betreuung erleichtert, aber auch die Möglichkeit der Unterstützung durch Kolleg*innen verringert.

hen, falls es an Ihrem Arbeitsplatz eine gibt, oder einfach durch die Flure wandern/laufen. Wenn Sie mögen, können Sie ein Thera-Band oder Hanteln an Ihrem Arbeitsplatz aufbewahren und Ihre Kraft trainieren. Suchen Sie sich einen/eine Kolleg*in und trainieren Sie gemeinsam. Das macht mehr Spaß und stärkt Ihre Motivation.

Organisieren Sie Ihre Arbeit, damit Ihnen nicht langweilig wird. Ist Ihre pflegerische Arbeit getan, suchen Sie sich etwas, das dringend erledigt werden muss. Sie können die Anschlagtafel in der Lounge neugestalten, eine Kommunikationsstrategie entwickeln, mit der die Pflegefachpersonen sich über Probleme in der Praxis austauschen können oder eine neue Vorgehensweise oder ein neues Formular für den Umgang mit Problemen an Ihrem Arbeitsplatz entwerfen.

Seien Sie vorsichtig, wenn Sie nach einer 12-stündigen Nachtschicht erschöpft nach Hause fahren und gar nicht merken, wie Sie nach Hause gekommen sind. Anmerkung: Ich habe mir selbst schon einmal ins Gesicht geschlagen, um „meine nächtliche Apathie zu überwinden".

Der Umgang mit wechselnden Schichten[38]

Schichtarbeit stellt eine große Belastung für den Körper dar. Oft ist es schwierig, zwischen den Schichten genug Schlaf zu bekommen, weil man tagsüber schlafen, das Leben außerhalb der Arbeitszeit organisieren und zwischen Tag- und Nachtschichten wechseln muss. Häufig hat der Körper nicht genug Zeit, um sich an eine bestimmte Routine zu gewöhnen. Informieren Sie Ihre Freund*innen und Familienmitglieder über Ihren Dienstplan. Sie werden Ihnen sicher entgegenkommen, wenn es um besondere Ereignisse geht, und sie werden Sie nicht mehr anrufen oder an Ihrer Tür klingeln, wenn Sie schlafen. Die folgenden Strategien helfen Ihnen, Ihre Ruhe zu bekommen:

Nachtschicht

- Versuchen Sie, vor Ihrer Schicht 20 bis 90 Minuten zu schlafen. Dann fühlen Sie sich frisch und sind aufmerksamer bei Ihrer Arbeit. Sollten Sie sich unmittelbar nach dem Aufwachen schlapp fühlen, sorgen Sie dafür, dass Sie richtig wach werden.
- Versuchen Sie, in der Nacht vor Beginn Ihrer ersten Schicht lange aufzubleiben. Dann schlafen Sie länger und bekommen hoffentlich auch mehr Schlaf, bevor Sie zur Arbeit gehen. Ein Nickerchen am Nachmittag vor einer Nachtschicht tut ebenfalls gut.
- Fragen Sie Ihre Stationsleitung, ob es möglich ist, einen Tag vor Beginn Ihrer Nachtschichten eine 4-stündige Spätschicht (19:30–23:30 Uhr) zu übernehmen. So gewöhnen Sie sich leichter an die späten Zeiten. Wenn Sie dann um Mitternacht nach Hause kommen, schauen Sie sich bis 2:00 oder 3:00 Uhr einen Film an, bevor Sie ins Bett gehen.
- Versuchen Sie nach Möglichkeit, in Ihrer Rotation aufeinanderfolgende Nachtschichten zu bekommen, damit Sie sich nicht immer wieder an die Tag- und Nachtschichten gewöhnen müssen.
- Wenn Sie tagsüber schlafen, kann es sein, dass Sie vor Hunger wach werden. Essen Sie etwas (am besten Protein), bevor Sie ins Bett gehen. Wie viel und was Sie essen, hängt von Ihrem Körper ab. Versuchen Sie,

38 Spätschichten sind, was das Thema Schlaf anbelangt, eigentlich kein großes Problem, aber sie können Ihr Privatleben beeinträchtigen. Sie können an Events teilnehmen, die bis Mitternacht dauern, ansonsten müssen Sie in der Zeit, wenn Sie arbeiten, auf soziale Aktivitäten verzichten. Wenn Sie Kinder haben, werden Sie nicht zu Hause sein, wenn sie aus der Schule kommen, und Sie können ihnen mittags oder abends kein Essen machen und sie auch nicht baden oder ins Bett bringen. Wenn Sie alleinerziehend sind, ist dies ein Problem, das in Betracht gezogen werden muss. Falls Sie einen/eine Partner*in haben, der/die vorwiegend tagsüber arbeitet, kann alles gut funktionieren, sobald Sie geklärt haben, wer sich um die Kinder kümmert in der Zeit, wenn sie aus der Schule kommen bis Ihr/Ihre Partner*in zu Hause ist.

einen kleinen Snack zu sich zu nehmen, bevor Sie ins Bett gehen, z.B. eine Scheibe Toast mit Erdnussbutter, ein Ei, Lachs, Thunfisch oder Käse, denn das Protein verhindert, dass Sie, während Sie schlafen, Hunger bekommen.

- Wenn Sie nicht schlafen können, bleiben Sie nicht im Bett liegen und wälzen sich hin und her. Stehen Sie auf, erledigen Sie ein paar Dinge rund ums Haus und versuchen Sie, später zu schlafen.
- Hängen Sie dunkle Vorhänge vor Ihre Fenster, die kein Licht hereinlassen (vielleicht bleibt Ihnen auch nichts anderen übrig, als sich für die etwas „geschmacklose" Variante zu entscheiden und Silberpapier mit der glänzenden Seite nach außen an Ihren Fensterscheiben anzubringen) möglich ist alles, was funktioniert.
- Sie können auch Ohrstöpsel benutzen. Decken Sie Ihren Wecker oder Ihre Uhr ab, damit Sie nicht dauernd „daraufschauen". Sorgen Sie für eine angenehme Temperatur (eher kühl als warm) und stellen Sie Ihr Telefon aus.
- Wenn Sie ein Kellergeschoss haben, schlafen Sie im Sommer dort, denn Kellergeschosse sind in der Regel dunkler und kühler.
- Stellen Sie in Ihrem Schlafzimmer einen Ventilator an; das ständige „weiße" Rauschen übertönt andere Geräusche.
- Sie haben den ganzen Tag gearbeitet und Dinge getan, von denen Sie nicht auch noch träumen möchten (dies ist leider ein Nachteil bei frisch examinierten Pflegefachpersonen. Sie werden zu Anfang sehr oft von Ihrer Arbeit träumen)! Manchmal hilft der Versuch, erst einmal „abzuschalten", wenn Sie morgens nach Hause kommen. Wenden Sie die gleichen Tricks an, die Sie sonst auch anwenden, um abzuschalten und sich zu entspannen, bevor Sie ins Bett gehen: ein Buch lesen, fernsehen, ein Bad nehmen oder Ihre müden Füße baden. Ein Tipp: Achten Sie darauf, was Sie lesen oder sich anschauen, bevor Sie schlafen gehen. Das Gehirn neigt dazu, Dinge zu wiederholen, mit denen es kurz zuvor konfrontiert wurde.
- Halten Sie eine feste Routine ein, so wie die vor dem abendlichen Schlafengehen. Alles, was Sie entspannt, hilft Ihnen auch, besser zu schlafen.
- Verbannen Sie schlechte Gedanken aus Ihrem Gehirn. Packen Sie Ihre Tasche für die Arbeit und legen Sie sich die Kleidungsstücke für den nächsten Tag zurecht, bevor Sie ins Bett gehen.
- Wenn Sie dann immer noch nicht schlafen können, machen Sie zu Hause ein paar leichte Übungen. Kaufen Sie sich Videos über Yoga oder Pilates oder trainieren Sie mit leichten Hanteln. Dehnübungen vor und nach dem Schlafen sind sehr zu empfehlen, denn sie lösen Verhärtungen und helfen dem Körper, sich von der „stressigen" und belastenden Arbeit zu befreien und bereiten ihn auf einen neuen Arbeitstag vor. Die Übungen können Ihnen helfen, die Gedanken aus Ihrem Gehirn zu verdrängen und machen Sie so müde, dass Sie einschlafen können.
- Apropos sportliche Betätigung: Sie sollten versuchen, vor der Arbeit Sport zu treiben. 20 Minuten aerobische Bewegung wie schnelles Gehen, Joggen oder Schwimmen hält Sie wach bei der Arbeit und Ihr Herz in Topform.
- An Ihrem ersten freien Tag nach den Nachtschichten gönnen Sie sich Ruhe und Entspannung. Versuchen Sie, den Tag frei von Verpflichtungen zu halten, damit Sie sich ganz auf sich konzentrieren können. Sie brauchen etwas Zeit, um sich „umzugewöhnen". Ich gehe meistens ins Bett, wenn ich von der Arbeit nach Hause komme, aber etwa um die Mittagszeit stehe ich auf und lege mich zwischen 22:00 und 23:00 Uhr wieder ins Bett. Dieses Verhalten hat mir die Rückkehr zur Tagesroutine erleichtert.
- Der Versuch, die erschöpfende, durch die Schichtarbeit verursachte Schlaflosigkeit zu bekämpfen, könnte Sie veranlassen, zu Alkohol oder Medikamenten zu greifen. Zu be-

stimmten Zeiten können Medikamente notwendig und therapeutisch sinnvoll sein, doch es ist ratsam, vor der Einnahme mit Ihrer/Ihrem Arzt/Ärztin zu sprechen.

Tagesschicht

- Am Ende eines Arbeitstages legen Sie Ihre Füße hoch und entspannen sich.
- Gehen Sie früh schlafen.
- Duschen Sie sich am Abend vor Ihrer Schicht, damit Sie morgens mehr Zeit haben, sich auf die Arbeit vorzubereiten.
- An Ihren freien Tagen verpacken Sie Essensreste und legen sie ins Gefrierfach, damit Sie immer schnell eine fertige Mahlzeit haben.
- Halten Sie sich an Ihren Arbeitstagen und an Ihren freien Tagen an eine Routine. Ein Beispiel: Stehen Sie an Ihren freien Tagen immer zu der Zeit auf, zu der Sie auch aufstehen, wenn Sie tagsüber arbeiten müssen. So werden die Funktionen und Routinen Ihres Körpers am wenigsten beeinträchtigt.

Work-Life-Balance

Wenn Sie mehrere Tage hintereinander lange arbeiten müssen, geraten andere Bereiche Ihres Lebens schnell ins Hintertreffen. Denken Sie zuerst an sich selbst.

Es kann sein, dass das Telefon jeden Tag klingelt, weil Personal fehlt, insbesondere, wenn Sie in der Akutversorgung oder unregelmäßig/aushilfsweise arbeiten. Doch Sie können nein sagen. Am Arbeitsplatz zählen in erster Linie eigene Bedürfnisse, doch Sie sind diejenige, die sich ausgebrannt fühlt, wenn Sie sich überfordern. Zeigen Sie, wo Ihre Grenzen sind und Ihre Kolleg*innen werden sie respektieren. Noch ein Hinweis zum Thema unregelmäßig oder aushilfsweise arbeiten: Viele befürchten, wenn Sie diese Schicht ablehnen (die, wegen der Sie angerufen werden), wird man ihnen beim nächsten Mal nichts mehr anbieten. Das stimmt, aber ich habe schon oft erlebt, dass frisch Examinierte lange Arbeitszeiten in Kauf nehmen (ohne für diese Überstunden bezahlt zu werden, weil sie unregelmäßig/aushilfsweise arbeiten), aus Angst, dass ihnen sonst gar keine Stunden mehr angeboten werden. Doch dies kann geradewegs in die Erschöpfung führen, weshalb Sie auf sich achten sollten.

Vollzeitarbeit (oder etwas weniger) ist für Berufsanfänger*innen die Chance, jede Menge praktische Erfahrungen zu sammeln. So verlockend es auch sein sein mag, Überstunden zu machen, um die Darlehen für die Ausbildung zurückzahlen oder um das Auto oder Haus kaufen zu können, das Sie sich schon so lange gewünscht haben, es wird schwer für Sie werden, Vollzeit zu arbeiten und in den ersten sechs Monaten Ihrer Transition gesund zu bleiben.

Halten Sie sich fit mithilfe von Nahrungsmitteln. Schichtarbeiter*innen sollten Nahrungsmittel zu sich nehmen, die wenig Fett und viele Ballaststoffe enthalten und die helfen können, die negativen gesundheitlichen Auswirkungen der Schichtarbeit zu verzögern, zu vermeiden und/oder zu behandeln. Beherzigen Sie die folgenden Punkte bei der Vorbereitung Ihrer Mahlzeiten:

- Benutzen Sie einen bewährten **Ernährungsratgeber** und versuchen Sie, pro Tag die angegebene Anzahl von Portionen aus jeder der vier Gruppen zu sich zu nehmen:
  - Getreideprodukte, 5–12 Portionen
  - Gemüse und Früchte, 5–10 Portionen
  - Milchprodukte, 2–4 Portionen (Erwachsene)
  - Fleisch und anderes, 2–3 Portionen
- Nehmen Sie weniger Fett zu sich; bevorzugen Sie mageres Fleisch und Molkereiprodukte mit geringem prozentualen Fettanteil. Suchen Sie nach Snacks mit wenig Fett und gehen Sie zum Essen nicht so oft aus. Nehmen Sie nur kleine Mengen von Brotaufstrichen, kremigen Soßen und Salatdressings.
- Essen Sie mehr Ballaststoffe in Form von Brot mit ganzen Körnern und Cerealien, Hülsenfrüchte, Nüsse, Gemüse und Obst.
- Essen Sie Nahrungsmittel mit viel Protein, wie z.B. Fleisch, Eier, Nüsse oder Käse, wenn Sie Schwierigkeiten haben, wach zu bleiben.

- Vor dem Schlafengehen sollten Sie Nahrungsmittel mit vielen Kohlenhydraten wie Getreideprodukte oder Obst zu sich nehmen. Nehmen Sie rohes Gemüse mit und essen Sie es während der Nacht, aber verzichten Sie auf Nahrungsmittel, die viel Zucker enthalten. Sie verhindern, dass Sie zu einem guten Schlafrhythmus zurückfinden, wenn die Nachtschichtenserie beendet ist.
- Trinken Sie nicht mehr als vier Tassen Kaffee pro Tag. Vier Stunden vor Ende Ihrer Schicht sollten Sie auf koffeinhaltige Getränke verzichten.
- Trinken Sie während Ihrer Schicht viel Wasser! Ab 16:00/4:00 Uhr sollten Sie allerdings weniger trinken, damit Sie nicht so oft zur Toilette müssen, wenn Sie schlafen wollen.
- Kaufen Sie frühzeitig für Ihr Mittagessen und Ihre Zwischenmahlzeiten ein. Schreiben Sie alles, was Sie dafür brauchen, auf Ihren Einkaufszettel, damit Sie diese Dinge zu Hause haben, wenn Sie die Sachen einpacken, die Sie zur Arbeit mitnehmen wollen.
- Putzen und schneiden Sie rohes Gemüse und Obst klein und portionieren Sie es, damit es fertig für Ihre Lunchbox ist.
- Bereiten Sie zusätzlich Mittag- oder Abendessen für mehrere Tage vor, bevor Sie Ihre Schichten beginnen. Mit Resten lässt sich das Problem, was man mit zur Arbeit nehmen soll, schnell und einfach lösen.
- Packen Sie Ihre Mahlzeiten ein, bevor Sie schlafen gehen; so können Körper und Geist nach einer Schicht „abschalten", bevor Sie zu Bett gehen, und Sie haben beim Aufwachen etwas, was Sie mit zur Arbeit nehmen können.

Das Schöne an der Pflege ist, dass sie so vielfältig ist und Möglichkeiten für Veränderungen bietet. Schichtarbeit ist nur eine davon. Sie können mit Ihrer Stationsleitung einen festen Dienstplan vereinbaren (tagsüber oder nachts), oder Sie gehen auf die Suche nach anderen Aufgaben, wenn die Schichtarbeit negative Auswirkungen auf Ihr soziales und häusliches Leben hat. Wenn Ihre Gesundheit leidet, ist es Zeit, sich Aufgaben zu suchen, die Sie körperlich und psychisch weniger belasten. Lassen Sie es niemals so weit kommen, dass Schichtarbeit Sie zugrunde richtet. Versuchen Sie, auf Ihren Körper zu hören und lernen Sie, nein zu sagen.

Die folgenden Tipps stammen von anderen frisch Examinierten, die die gleichen Erfahrungen gemacht haben:

- Man fühlt sich ausgeschlossen, wenn man sieht, dass andere ein ganz „normales" Leben führen. Es ist wichtig, Zeit für die Familie und Freund*innen einzuplanen.
- Der Umgang mit anderen verändert sich, wenn Sie Schicht arbeiten. Informieren Sie Ihre Familie und Freund*innen über Ihren Dienstplan, damit sie wissen, wie sie Ihnen entgegenkommen und sie einbeziehen können.
- Sorgen Sie dafür, dass Ihr Handy Sprachnachrichten (voice-mail) aufzeichnet! So sind Sie immer auf dem Laufenden, ohne dass Ihr Schlaf-Arbeit-Rhythmus gestört wird.
- Betrachten Sie Ihre Familie, Freund*innen und Kolleg*innen als Unterstützer. Sie werden unter Ihren Kolleg*innen, die auch im Schichtdienst arbeiten, neue Freund*innen und neue Vorlieben finden. Wenn Sie und Ihr/Ihre Freund*in lange wach bleiben wollen, schauen Sie sich zusammen eine Spätvorstellung an.
- Seien Sie erfinderisch! Treffen Sie sich mit Freund*innen zum Frühstück anstatt zum Abend- oder Mittagessen.
- Suchen Sie sich eine Beschäftigung oder ein Hobby, die/das Ihnen Spaß macht oder die/das Sie gerne erlernen möchten. Dann fühlen Sie sich weniger isoliert, wenn andere arbeiten und Sie frei haben und Sie sind zufriedener.
- Regelmäßige sportliche Betätigung verhilft Ihnen zu besserem Schlaf und einem positiveren Selbstbild. Machen Sie Bewegung zum festen Bestandteil Ihrer Alltagsroutine. Anstatt zur Arbeit zu fahren, gehen Sie zu Fuß

oder fahren Sie mit dem Fahrrad. Benutzen Sie die Treppe und nicht den Fahrstuhl.

- Wenn der Schichtdienst Ihnen Probleme bereitet, bitten Sie Ihre Stationsleitung oder einen/eine Kolleg*in Ihres Vertrauens um Hilfe. Setzen Sie Ihre Gesundheit nicht für Ihren Job aufs Spiel.
- Wenn Sie sich mit Ihrer Rotation oder Ihrem Dienstplan überfordert fühlen, bitten Sie Ihre Stationsleitung um Veränderung Ihrer Aufgaben oder tauschen Sie Schichten mit Ihren Kolleg*innen.
- Nehmen Sie sich Zeit für die Familie und Freund*innen. Verbringen Sie Zeit mit ihnen, auch wenn Sie nicht so viel Lust dazu haben.
- Gönnen Sie sich Ruhe, wenn Sie müde sind, Schlaf tut gut. Die Hausarbeit kann einen Tag warten und Sie können durchaus die anderen Mitglieder des Haushalts um Hilfe bitten. Vielleicht sollten Sie während der Zeit Ihrer Transition mit dem Thema „Sauberkeit“ etwas lockerer umgehen.
- Während der nächsten Monate werden sich die Dinge einspielen und Sie werden mehr Zeit und Energie haben, wieder zu dem Zustand zurückzukehren, in dem Ihr Leben lebenswerter war.
- Sprechen sie mit Kolleg*innen und Freund*-innen aus der Uni über die Veränderungen, mit denen Sie konfrontiert werden. Sie werden schnell merken, dass sie genauso empfinden.
- Gehen Sie auf die Suche nach Dingen, die Sie interessieren, suchen Sie sich ein Hobby oder beschäftigen Sie sich wieder mit Aktivitäten, die Ihnen Freude gemacht haben, bevor Ihre Ausbildung Ihr Leben beherrscht hat! Sie werden feststellen, dass Sie ausreichend „Freizeit“ zur Verfügung haben. Hier eine Warnung: Bei der Neuausrichtung Ihrer Zeit und Energie kann es passieren, dass Sie Ihren Antrieb, Ihre Motivationen und Ihre Ziele infrage stellen. Das ist völlig normal und verständlich.

Anhang 8: Im Fokus: Emotionale Gesundheit

Passen Sie gut auf sich auf

Die Pflege ist eine Disziplin, die Ihnen emotional viel abverlangt, und das zu den eigentlich besten Zeiten in Ihrem Leben; wenn Sie sich keine Auszeit gönnen, um Ihre Batterien wieder aufzuladen, werden Sie auf lange Sicht leiden. Ihre emotionale Gesundheit ist in dieser Zeit besonders wichtig.

Nehmen Sie sich Zeit für die Familie und Freund*innen:

- Informieren Sie Ihre Familie und Freund*innen über Ihren Dienstplan und sagen Sie ihnen, wann es am günstigsten ist, Sie zu kontaktieren. Wenn Sie Schicht arbeiten, werden sie Hemmungen haben, Sie anzurufen, weil sie denken, dass Sie nachts arbeiten. Sie vermuten dagegen, dass sie Sie vergessen haben, aber die Wahrscheinlichkeit ist groß, dass sie Rücksicht auf Ihren Dienstplan nehmen.
- Auch die Familie und Freund*innen brauchen Zeit, um sich umzustellen! Sie haben sich daran gewöhnt, dass Sie immer für sie da waren und vielleicht hatten Sie selbst dann noch mehr Zeit für sie, als Sie in der Ausbildung waren! Jeder passt sich im Laufe der Zeit an!
- Vielleicht haben Sie während Ihrer Ausbildung eine Unterstützungsgruppe gegründet und stellen nun fest, dass deren Mitglieder andere Arbeitszeiten haben und es deshalb schwierig ist, sich zu treffen. Verabreden Sie sich zum Mittagessen, organisieren Sie Sitzungen, in denen Sie sich über die Pflege austauschen, machen Sie einen Einkaufsbummel oder alles andere was hilft, diese Kontakte aufrechtzuerhalten. Der Kontakt zu Ihren Studienfreund*innen ist wichtig, denn sie können eine große Hilfe sein, insbesondere im Jahr Ihrer Transition. Die wenigsten „Außenstehenden" können nachvollziehen, was diese Erfahrung bedeutet und diejenigen, die diese Erfahrung vor Ihnen gemacht haben, haben die Transition vielleicht schon vergessen
- Abgesehen von Freund*innen und Familie gibt es aber auch noch andere Möglichkeiten. Auch die Kontakte über soziale Netzwerke können unterstützen. In der Phase der Transition kann es durchaus einsam werden, also nehmen Sie Kontakt auf! Bestimmen Sie einen Abend, der nur Ihrem Partner/Ihrer Partnerin gehört oder an dem Sie etwas Besonderes mit Ihrer Familie oder Ihren Kindern unternehmen. Wenn Sie keine Zeit für Ihre Liebsten einplanen, geht Woche um Woche im Nu vorbei, ohne dass Sie es merken.

Gehen Sie fürsorglich mit sich um

Hüten Sie sich vor Überstunden – Sie brauchen sehr viel Energie für den Übergang in Ihr neues Leben und Sie müssen sich die Erlaubnis geben, sich Zeit für sich zu nehmen (wir wissen, dass Rechnungen Ihnen im Nacken sitzen, aber das wird immer so sein!)

Manche Pflegefachpersonen planen einen „Tag für mich" ein. Wählen Sie einen Tag aus, an dem Sie sich die Erlaubnis geben, Dinge zu tun, auf die Sie Lust haben. Gehen Sie mit einem Freund/einer Freundin zu einem Fußballspiel oder lassen Sie sich massieren!

Ein fester Dienstplan oder eine bestimmte Rolle in der Praxis ist anfangs von Vorteil. Sie können dann andere Dinge im Voraus planen oder Ihren Dienstplan abändern, um sich bestimmte Tage frei zu nehmen.

Wenn Sie Schichtdienst haben, diesen aber selbst planen können (auch Flex-Planung genannt): Seien Sie vorsichtig, lernen Sie zuerst, wie es geht. Die Idee, so viel Freizeit haben zu können, wie Sie wollen, ist verlockend, aber es ist eine Balanceakt, der Übung und ein gewisses Maß an Flexibilität Ihrerseits voraussetzt. Da die Selbstplanung Regeln unterliegt, kontaktieren Sie lieber Ihren/Ihre Mentor*in, damit Sie nicht gleich beim ersten Mal unwissentlich gegen sämtliche Regeln verstoßen!

Es kann sein, dass Sie unmittelbar nach Abschluss Ihrer Ausbildung unregelmäßig/aushilfsweise, temporär oder für eine Agentur arbeiten müssen. Dies kann eine frustierende Zeit für Sie sein, wenn Sie auf eine dauerhafte Anstellung warten. Diese Ungewissheit kann Ihr Leben beherrschen, wenn Sie es zulassen, also merken Sie sich Folgendes:

- Geben Sie für eine Schicht wichtige Pläne niemals auf. Ihr Privatleben ist genauso wichtig und der Weg durch die Transition kann hart werden, wenn Sie sich keine Zeit für Ihre Freund*innen und die Familie nehmen. Ein Mobiltelefon bietet die Chance, ein „normales" Leben zu führen (Sie müssen nicht neben dem Telefon sitzen) und trotzdem erreichbar zu sein.
- Verhalten Sie sich selbstbewusst gegenüber Dienstplaner*innen, die Sie täglich wegen Überstunden anrufen. Das kann Schwierigkeiten nach sich ziehen, wenn Sie beispielsweise in einem Gesundheitszentrum auf dem Land arbeiten: Haben Sie „nein" gesagt und begegnen anschließend jemandem in dem Laden vor Ort, kann das unangenehme Konsequenzen haben. Es kann auch sein, dass Sie „Schuldgefühle" haben, wenn Sie ablehnen; der Gedanke, dass Ihre Kolleg*innen mit wenig Personal auskommen müssen, ist nicht leicht zu ertragen. Doch Ihre Gesundheit ist wichtiger als alles andere. Niemand außer Ihnen wird darauf achten. Also seien Sie wachsam und bürden Sie sich nicht zu viel Arbeit auf!

Der Umgang mit Stress

Haben Sie Geduld mit sich! Sie werden Fehler machen, wie alle Pflegefachpersonen – Fehler gehören zum Leben dazu! „Auch das wird vorübergehen", oder „Morgen ist ein neuer Tag!", sind Redensarten, die in solchen Situationen hilfreich sind. „Nicht perfekt" zu sein gehört zum Menschsein dazu. Sie können nur versuchen, mit den Ihnen zur Verfügung stehenden Möglichkeiten (im Inneren wie im Äußeren) Ihr Bestes zu geben. Wenn Sie einen Fehler machen, lernen Sie daraus und dann machen Sie weiter! Achten Sie auf die Situationen, mit denen Sie in der Praxis konfrontiert werden, und lassen Sie es nicht zu, in Situationen eingesetzt zu werden, die Ihre Erfahrung und Ihre Kenntnisse überschreiten oder die Ihnen Unbehagen bereiten.

Stress gehört zum Leben von Berufsanfänger*innen dazu; er ist unvermeidbar, aber Sie können etwas tun, um damit umzugehen:

- *Machen Sie häufig kleine Pausen*: Erschöpfung macht alles schlimmer. Schlaf stärkt Ihr Selbstvertrauen und Ihre Kompetenz. Traumphasen helfen Ihrem Gehirn, Probleme zu verarbeiten und einzuordnen. Für die meisten Menschen gilt die Empfehlung, 7–8 Stunden ununterbrochen zu schlafen.
- *Tun Sie sich etwas Gutes*: Lachen Sie häufig; es schützt vor einer Depression. Schalten Sie den Comedy-Kanal ein oder schauen Sie sich an Ihrem freien Tag einen lustigen Film an. Es besteht ein enger Zusammenhang zwischen negativen Emotionen und Krankheiten – denken Sie positiv!
- *Stellen Sie sich auf Veränderungen ein*: Nichts im Leben bleibt, wie es ist. Es braucht Zeit, um sich an die heutzutage in der Pflege und im Gesundheitsbereich herrschende Dynamik zu gewöhnen; Veränderung ist angesagt! Sie können Ihren Tag planen, aber das wird sich ändern. Das ist ok und normal. Seien Sie flexibel, wenn Sie können – Nehmen Sie die Dinge so wie Sie kommen! Allen anderen geht es genauso! Führen Sie ein Tagebuch über Ihre Arbeit (oder einen Blog, aber passen Sie auf, wie viel Sie preisgeben); erläutern Sie, was sich verändert hat und warum. An dieser Auseinandersetzung können Sie ablesen, wie viele Fortschritte Sie gemacht haben.
- *Vermeiden Sie, mit anderen zu konkurrieren*: Es wird immer Menschen geben, die sich mit anderen messen – das kann durchaus positiv sein, wenn es maßvoll geschieht. Besser wäre es allerdings, Ihre Entwicklung während der vergangenen Wochen oder Monate zur Bewertungsgrundlage zu machen. Schauen Sie in Ihr Tagebuch und vergleichen

Sie Ihre Einträge. Sprechen Sie mit anderen frisch Examinierten über Ihre Erfahrungen; sie können Ihnen besser vermitteln, was in der Transitionsphase „normal" ist. Gute Arbeit spricht für sich; sich mit anderen zu messen führt zu Spannungen.

- *Holen Sie sich Unterstützung*: Wenn Unterstützung nicht den Weg zu Ihnen findet, machen Sie sich auf die Suche nach ihr! Gute Freund*innen und die Familie sind sehr wichtig für Ihr Überleben, verbringen Sie Zeit mit ihnen – gehen Sie aus, auch wenn Sie nicht immer Lust dazu haben. Sprechen Sie mit anderen über Ihre Erfahrungen; suchen Sie Kontakt zu anderen frisch examinierten Pflegefachpersonen.
- *Ran an die Arbeit:* Körperliche Aktivität ist äußerst wichtig für Ihre geistige Gesundheit. Gehen Sie mit Einer Freundin/einem Freund spazieren, treiben Sie Sport in einer Turnhalle oder nehmen Sie an einem Yoga-oder Meditationskurs teil. Das bringt Sie auf andere Gedanken und baut Stress ab. Sie sind mit Ihren Gefühlen nicht allein! Sie sollten in den ersten Wochen Ihre Gefühle nicht für sich behalten. Suchen Sie sich eine Person, der Sie vertrauen können, die diese Erfahrung nachvollziehen und zuhören kann und die nicht bewertet oder versucht, Ihre Situation zu verbessern.
- *Tun Sie etwas für Ihre Entwicklung*: Die Pflegefachperson zu werden, die Sie schon immer sein wollten, ist ein Projekt auf Lebenszeit! Sie machen jeden Tag wichtige Erfahrungen und, was Ihre Fortschritte anbelangt, müssen Sie geduldig sein. Beobachten Sie die erfahrenen Pflegefachpersonen in Ihrer Umgebung, suchen Sie sich das, was Ihnen an ihrer Praxis „am besten" gefällt, aus und integrieren es in Ihre eigene Praxis. Niemand ist perfekt und selbst die erfahrendsten unter den Pflegefachpersonen haben Mühe, die von ihnen angestrebten Ziele in ihrer Praxis umzusetzen. Geben Sie sich nicht auf und denken Sie nicht, dass Sie Ihr Verhalten ändern müssen, um von Ihren Kolleg*innen akzeptiert zu werden. Geben Sie einfach das Beste Ihrer Persönlichkeit preis. Scheuen Sie sich nicht, Ihre Ideale und Ideen in das Praxis-Setting einzubringen. Gründen Sie einen Ausschuss, der Sie dabei unterstützt, in einigen Bereichen der Praxis notwendige Veränderungen in die Wege zu leiten. Veränderungen werden Wirklichkeit, wenn Menschen sich vornehmen, Dinge zu verbessern. Selbst als frisch examinierte Pflegefachperson können Sie für Kolleg*-innen, deren Praxis veraltet ist, ein Vorbild sein. Sie können anderen den Weg weisen, wenn Sie auf Ihren Standards bestehen und alles, was darunter liegt, nicht akzeptieren.
- *Hören Sie nie auf zu lernen*: Nehmen Sie an Konferenzen und Kongressen teil. Informative Konferenzen sind bestens geeignet, Ihre Batterien aufzuladen und mit einer veränderten Sicht über Ihre pflegerische Praxis nachzudenken. Informieren Sie Ihren Arbeitgeber und Ihre Kolleg*innen, dass Sie an neuen Kursen oder Leistungsnachweisen interessiert sind. Lesen Sie wissenschaftliche Arbeiten. Halten Sie sich auf dem Laufenden über neue Erkenntnisse in puncto Pflege. Gibt es an Ihrem Arbeitsplatz keine wissenschaftlichen Arbeiten, nehmen Sie eine mit zur Arbeit und hängen sie selbst ans Schwarze Brett. Ihre Kolleg*innen werden Ihnen dankbar sein. Versuchen Sie, einen Lesezirkel in Ihrem Praxis-Setting zu etablieren. Protokollieren Sie weiterhin Ihre Erfahrungen. Ich kann verstehen, dass Sie nach all der Schreiberei während Ihrer Ausbildung kein Tagebuch mehr sehen wollen, aber es ist wirklich eine sehr gute Methode für frisch examinierte Pflegefachpersonen, sich mit Ihren Fortschritten auseinanderzusetzen. Im Übrigen müssen Sie Ihre Erfahrungen nicht schriftlich festhalten; benutzen Sie Ihr Smartphone und hören Sie den Text später ab. Wir leben im Informationszeitalter! Sie können eine Vielzahl von Kursen belegen (die Ihr Praxisbereich vielleicht sogar bezahlt), die Sie in puncto Fachwissen

auf dem Laufenden und mit Blick auf den Arbeitsmarkt wettbewerbsfähig halten. Pflegekurse für die fachliche Expertise in der Praxis werden von Weiterbildungseinrichtungen im ganzen Land angeboten; schauen Sie im Internet nach. Pflegefachpersonen mit Bachelor-Abschluss könnten die nächste Ausbildungsstufe anvisieren (Advanced Nursing Practitioner). Es gibt eine Vielzahl von Möglichkeiten, sich weiterzubilden und Ihre pflegerische Arbeit zu verbessern. Wenn Sie das Gefühl haben, Ihr Wissen erweitern zu müssen, haben Sie die Möglichkeit, eine Vielzahl von Programmen Vollzeit oder Teilzeit parallel zu Ihrer Berufstätigkeit zu absolvieren. Sprechen Sie darüber mit einem Mentor/einer Mentorin (oder auch mit einem/einer Ihrer ehemaligen Praxisanleiter*innen/Lehrer*innen).
- *Bitten Sie im Notfall um Hilfe*: Ihre Pflegeausbildung hat Ihnen Grundkenntnisse vermittelt, aber sie ist nicht dazu da, Ihnen sämtliche existierenden Erkenntnisse über die Pflege beizubringen. Während der ersten 12 Monate in der Pflegepraxis und auch während Ihrer beruflichen Laufbahn gibt es sehr viel zu lernen. Stellen Sie jede Menge Fragen.
- *Sicherheit hat oberste Priorität*: Die Sicherheit der Patient*innen/Klient*innen hat oberste Prioriät für professionelle Pflegefachpersonen. Es ist besser, sich um Information oder Aufklärung zu bemühen, als die Patient*innen/Klient*innen einem Risiko auszusetzen. Wie allgemein bekannt, ist das Wissen über die Pflege so umfangreich, dass niemand „alles weiß". Aus diesem Grunde arbeiten wir im Team zusammen, damit den von uns betreuten Menschen das ganze Spektrum unseres fachlichen Könnens zugutekommt. Stellen Sie Fragen. Lernen Sie von Ihren Kolleg*innen, von Ihren Patient*innen/Klient*innen und deren Familien und von den Gemeinden, in denen Sie arbeiten.
- *Wehren Sie sich gegen Druck von Kolleg*innen*: Sie haben manchmal den Eindruck, dass andere von Ihnen erwarten, auf alles eine Antwort zu haben. Leider vergessen die Pflegefachpersonen, mit denen Sie zusammenarbeiten, manchmal, wie sie sich als Berufsanfänger*innen gefühlt haben und verstehen nicht, wie wichtig es für Sie ist, Fragen zu stellen. Selbst wenn Sie die gleichen Fragen mehrmals stellen, ist das völlig in Ordnung. Manchmal lassen Sie sich zu Verhaltensweisen hinreißen, die nicht zu Ihnen passen, wie z. B. tratschen oder andere Teammitglieder kritisieren. Frisch examinierte Pflegefachpersonen haben oft das Gefühl, sich an die am Arbeitsplatz herrschende Kultur anpassen zu müssen, um „dazuzugehören". Dabei gibt es nichts Besseres als einen Arbeitsplatz, an dem man zusammenhält, Spaß hat und sich wohl fühlt (das meine ich ganz ernst – schließlich verbringen wir einen großen Teil unserer Zeit dort). Wenn Sie respektloses oder unangemessenes Verhalten beobachten, beziehen Sie Stellung! Sie können das Verhalten kommentieren oder einfach weggehen – das ist auch ein Kommentar! Letztendlich wird man Sie respektieren für Ihre Weigerung, noch mehr Gift am Arbeitsplatz zu versprühen. Es gibt nichts, für das es sich lohnt, Ihre Integrität aufs Spiel zu setzen.

Anhang 9: Arbeitspensum aufteilen und delegieren

Das Ihnen als Berufsanfänger*in zugeteilte Arbeitspensum (die Aufgaben, die Sie zu erledigen haben und wie Sie dies bewältigen), wird weitgehend bestimmt von:

- 1) Ihrem Praxisbereich,
- 2) dem Setting, in dem Sie arbeiten und Ihrem Aufgabenbereich je nach Qualifikation,
- 3) dem Prozess der Orientierung, Integration und Transition als Vorbereitung auf Ihre Rolle und den Praxiskontext.

Es gibt eine Vielzahl von Arbeiten über „kollaborative" Modelle in der pflegerischen Praxis, die wichtig für Sie sind; da diese jedoch den Rahmen dieses Buches sprengen würden, sollten Sie sich selbst mit ihnen auseinandersetzen, vorausgesetzt sie betreffen Ihr Praxis-Setting. Bitte fragen Sie Ihre Stationsleitung oder Praxisanleiter*in, ob es noch weitere Arbeiten dieser Art gibt, mit denen Sie sich vor Antritt Ihrer professionellen Rolle in der Praxis auseinandersetzen sollten.

In der Regel arbeiten Pflegefachpersonen sowohl im „Team" als auch *intradisziplinär* (zusammen mit anderen Pflegefachpersonen) und *interdisziplinär* (zusammen mit Gesundheitsfachpersonen aus anderen Bereichen als der Pflege und in einigen Fällen auch mit solchen, die nicht Teil des Gesundheitswesens sind [z. B. mit Personen aus dem Gesetzesvollzug]). Als frisch examinierte Pflegefachperson sind Sie in der Position, „mit anderen zusammenzuarbeiten", das Arbeitspensum zu „verteilen" und/oder pflegerische Aufgaben anderen Gesundheitsfachpersonen zu übertragen bzw. an sie zu „delegieren". Es folgen allgemeine Erläuterungen:

Zusammenarbeiten

Ein *kollaboratives Praxismodell* (Castro, 1994) unterscheidet sich von einem *Modell zur Kollaboration in der pflegerischen Praxis*.

- Ein kollaboratives Praxismodell ist ein inklusives Pflegemodell, das die Gesundheit von Einzelpersonen, Familien und Gemeinden aus einer multidisziplinären, ganzheitlichen Perspektive wahrnimmt. In der gemeindenahen Gesundheitsversorgung betreut in der Regel ein Team aus Pflegefachpersonen, Ärzt*innen, Sozialarbeiter*innen, Pharmazeut*innen, Psycholog*innen und Gesundheitsfachpersonen aus angrenzenden Bereichen die gesundheitlichen Belange der Bevölkerung (gewöhnlich die ortsansässige).
- Ein Modell zur Kollaboration in der pflegerischen Praxis (Fowler et al., 2006; Besner et al., 2005) orientiert sich an den seinem pflegerischen Ansatz zugrunde liegenden Prinzipien. Die kollaborative Praxis basiert darauf, dass Patient*innen/Klient*innen, Arbeitgeber, Pflegefachpersonen mit unterschiedlichen Qualifikationen (oder ein geeignetes lokales kollaboratives Team) gemeinsam entscheiden, wie es gelingt, optimal auf die Bedürfnisse von Einzelpersonen und Familien, die auf pflegerische Dienstleistungen angewiesen sind, zu reagieren.

Oft sind es die Gesetze eines Staates/einer Provinz/eines Gebietes/einer Nation, die den Praxisbereich sowie die Verantwortung im Zusammenhang mit Kollaboration und Delegation regulieren. Die Praxisbereiche variieren von Region zu Region und werden durch die Vergabe von Lizenzen geregelt (normalerweise ähneln sich die Bestimmungen der Staaten/Provinzen/Gebiete). Der dem Modell zur Kollaboration in der pflegerischen Praxis zugrunde liegende Ansatz zielt darauf ab, den richtigen Einsatz von in der Praxis arbeitenden Pflegefachpersonen zu optimieren. Das Konzept der Modelle zur Kollaboration in der pflegerischen Betreuung orientiert sich an den folgenden Prinzipien:

- Die Durchführung der Pflege ist sicher und effizient und zielt darauf ab, die Gesundheit und das Wohlbefinden von Patient*innen/Klient*innen/Familien/Gemeinden/Regionen zu maximieren.

- Die Pflegepraktiker*innen handeln auf eine Art und Weise, die ihrem Praxisbereich, ihren ethischen Standards und den gesetzlichen Richtlinien ihrer Behörde (regulatory body) entspricht.
- Entscheidungen über die Verteilung des Arbeitspensums und der pflegerischen Betreuung basieren auf einem Modell der gemeinsamen Entscheidungsfindung, welches die Fähigkeiten, das Können und das Wissen aller Pflegefachpersonen optimiert.

Der Prozess der Zusammenarbeit in Ihrem Praxis-Setting wird zu einem Teil Ihre Aufgabe sein. Zusammenarbeit ist abhängig von Transparenz, Gegenseitigkeit, Respekt, Austausch und der Bereitschaft, *die Pflege* in den Mittelpunkt des Entscheidungsfindungsprozesses zu stellen. Folgende Prinzipien sind hierbei zu beachten:

- Wer kann am besten die Komplexität des Arbeitspensums und die Kenntnisse/ Ausbildung/Erfahrung der Pflegefachpersonen einschätzen und entscheiden, welche Pflegefachperson für welche Rollen und Pflichten geeignet ist?
- Wie gelingt es Ihnen, im Verlauf des Tages, sich kontinuierlich, häufig und korrekt auszutauschen?
- Was können die Partner*innen tun, um zu gewährleisten, dass die Pflegefachpersonen und Unterstützer respektvoll, kollaborativ, effektiv und effizient eingesetzt werden?

Verteilung/Zuteilung des Arbeitspensums

Das Ergebnis eines guten Modells zur Kollaboration in der pflegerischen Praxis ist die korrekte Verteilung/Zuteilung der biophysikalischen, kognitiven, emotionalen, spirituellen und psychosozialen Bedürfnisse der Patient*innen/ Klient*innen/Gemeinden/Regionen, weil aus diesen Bedürfnissen das tägliche Arbeitspensum eines Pflegeteams besteht. Anhand der Kenntnisse, Erfahrungen, fachlichen Qualitäten und der Kompetenz der Pflegefachpersonen aus unterschiedlichen Praxisbereichen wird gemeinsam überlegt und entschieden, wie die Arbeit optimal „aufgeteilt" und korrekt „zugeteilt" werden kann.

Dies hat nichts mit einem Wettstreit um pflegerische Qualitäten zu tun; Ziel ist vielmehr das Bemühen, die Beste pflegerische Versorgung anzubieten.

Wichtig ist für Berufsanfänger*innen, dieses Ziel niemals aus dem Auge zu verlieren, da sie Teil eines Systems werden, das, wie alles und jedes, zuweilen in die Irre gehen kann. Ich weiß nicht, wie der Prozess der Zusammenarbeit in Ihrem neuen Praxis-Setting funktioniert, aber ich mache Ihnen einen Vorschlag: Setzen Sie doch den Prozess in Gang.

Delegieren

Der Unterschied zwischen *„zuteilen"* und *„delegieren"* ist wichtig. Wenn Sie pflegerische Arbeit **zuteilen**, arbeiten Sie mit einem/einer anderen Gesundheitsexpert*in zusammenarbeiten, der/ die eine Zulassung hat und in einem Praxisbereich arbeitet, für den er/sie verantwortlich gemacht werden kann. Wenn Sie pflegerische Arbeit „zuteilen", übertragen Sie die *Verantwortung* und die *Rechenschaftspflicht* für die pflegerische Arbeit der Person, der Sie die Aufgabe zuteilen. **Delegieren** bedeutet: Sie bitten eine andere Person, eine Aufgabe durchzuführen, für die diese Person, an die Sie die Arbeit oder Aufgabe delegiert haben, keine Zulassung hat und für die Durchführung dieser Aufgabe in ihrem Praxisbereich daher auch nicht verantwortlich gemacht werden kann. In einem solchen Fall sind Sie (die Person, die delegiert) für die Durchführung der Arbeit oder Aufgabe verantwortlich und rechenschaftspflichtig.

Frisch examinierte Pflegefachpersonen arbeiten eigenständig und unabhängig in den Bereichen häusliche Gesundheitsversorgung, Gemeindekrankenpflege oder im öffentlichen Gesundheitswesen. In diesen Praxis-Settings wird Ihnen eine „Anzahl" von Klient*innen zugeteilt, für die Sie jederzeit verantwortlich sind. Sie können auch in die Entwicklung, Implementation und Evaluation von Programmen einbezogen werden (Gemeindekrankenpflege oder öffentliches Gesundheitswesen) oder die Verantwortung für eine „Gruppe" von einzelnen Klient*innen und Familien haben (häusliche Gesundheitsversorgung), die Sie täglich, wöchentlich oder monatlich besuchen. Ihre pflegerischen Aufgaben sind unterschiedlich und hängen ab von den Bedürfnissen der Klient*innen, Ihrem Praxisbereich und davon, wie wohl Sie sich in Ihrer Rolle fühlen (vielleicht betreuen Sie einen Tetraplegiker, verabreichen Medikamente, kümmern sich um Wundversorgung oder intermittierende Katheterisierung, besuchen junge Mütter, um zu sehen, wie sie ihre Situation meistern und um das Neugeborene zu untersuchen).

Es kommt vor, dass Sie relativ isoliert sind, z.B. wenn Sie in ländlichen oder abgelegenen pflegerischen Kontexten arbeiten. In diesem Fall werden für die Zusammenarbeit mit anderen Gesundheitsfachpersonen technische Möglichkeiten genutzt (Telekommunikation/Videokonferenzen) oder Sie arbeiten einmal im Monat direkt mit einem/einer anderen Gesundheitsexpert*in zusammen (z.B. wenn ein Arzt/eine Ärztin oder eine Pflegefachperson aus der Praxis regelmäßig einfliegt und Sie an Ihrem Arbeitsplatz besucht). Die allermeisten frisch examinierten Pflegefachpersonen wechseln in ein Praxis-Setting der Akutversorgung, aber frisch examinierte Pflegefachpersonen können zwischen einer Vielzahl von Bereichen und Kontexten wählen. Umso wahrscheinlicher wird es dann, dass von Ihnen schon zu Beginn Ihrer beruflichen Laufbahn verlangt wird, Arbeit zu delegieren oder zuzuteilen.

Was bedeutet delegieren und wie unterscheidet es sich von zusammenarbeiten?

Pflegefachpersonen müssen häufig *zusammenarbeiten*. Beim **Delegieren** bittet ein/eine Gesundheitsexpert*in mit einer Zulassung einen/eine Mitarbeiter*in ohne Zulassung (Pflegehelfer*in, Pflegeassistent*in, Büromitarbeiter*innen, Servicekräfte), eine Aufgabe oder Behandlung durchzuführen, die sich nicht mit der Arbeitsbeschreibung dieser/diesem Mitarbeiter*in deckt. Die Person, die delegiert, ist weiterhin verantwortlich für die Qualität der Pflege der Patient*innen/Klient*innen und haftbar für die von ihr delegierte Arbeit.

Warum ist delegieren wichtig?

Die pflegerische Versorgung von Patient*innen/Klient*innen unter den in einem Praxis-Setting herrschenden Defiziten zu gewährleisten, stellt für Pflegefachpersonen in allen Settings eine stetig wachsende Herausforderung dar.

Durch Delegieren wird sichergestellt, dass die von Ihnen „versorgten" Menschen die größtmögliche Aufmerksamkeit bekommen und die Zeit, die Fähigkeiten und die Kenntnisse der Pflegefachpersonen angemessen und sinnvoll eingesetzt werden.

Wie und wann wird delegiert?

Delegieren[39] kann für eine frisch examinierte Pflegefachperson schwierig werden, weil Sie die Personen, an die Sie delegieren dürfen, nicht kennen und diese Ihnen gegenüber nicht besonders entgegenkommend sind, da sie Sie noch nicht richtig kennen oder Ihnen noch nicht richtig vertrauen.

Sie erledigen Ihre Arbeit lieber selbst anstatt andere um Hilfe zu bitten. Das kann sehr anstrengend werden und die anderen könnten zu dem Schluss gelangen, dass Sie kein „Team-Player" sind.

Es fällt Ihnen schwer, an Mitarbeiter*innen zu delegieren, die älter sind als Sie, länger da sind als Sie oder bei denen Sie Konflikte befürchten. Anstatt zu denken „ich gebe den Auftrag, Dinge zu erledigen", sagen Sie sich einfach, dass Sie die Teamarbeit stärken: Sie

39 Die Delegation der Tätigkeiten in den pflegebezogenen Berufen wird mit zunehmenden Qualifikationsmix (Skill-Grade-Mix) auf den einzelnen Stationen und in den Handlungsfeldern immer wichtiger. Es ist daher notwendig, sich über die gesetzlichen Grundlagen zu informieren und sich Delegationskompetenzen anzueignen. (Anm. d. dt. Hrsg.)

arbeiten zusammen, weil Sie die Arbeit schaffen wollen.

Wenn Sie die richtige Aufgabe an die geeignete Person delegieren, ist diese verantwortlich für die Qualität ihrer Arbeit. Sie haften allerdings für das Ergebnis dieser Arbeit, wenn die Person, an die Sie delegieren, für die Durchführung der Aufgabe nicht lizensiert, ausgebildet oder trainiert bzw. anderweitig vorbereitet wurde. Sie haften für Ihre Entscheidung, diese Aufgabe an diese Person zu delegieren.

Höflichkeit beim Delegieren oder bei der Zusammenarbeit mit anderen (der Unterschied liegt in der Verantwortung und dem Praxisbereich/Zulassung) ist eine Erfolg versprechende Möglichkeit, seine Ziel zu erreichen; hier einige Beispiele:

- „Ich weiß, dass Sie hier schon lange in der Pflege arbeiten, sehen Sie es mir nach, dass ich nicht genau weiß, wofür Sie zuständig sind. Ich bin neu hier und deshalb kann es passieren, dass ich Sie bitte, etwas zu tun, was eigentlich nicht zu Ihren Aufgaben gehört, oder dass ich vergesse Sie zu bitten, etwas zu tun, was Sie normalerweise tun. Wenn dies passiert, lassen Sie es mich wissen."
- „Jane, Sie arbeiten hier schon länger als ich; wer überprüft die Vitalzeichen bei den frisch operierten Patienten?", oder „Ich habe gehört, dass Sie normalerweise die Vitalzeichen bei den Patienten überprüfen. Würden Sie für mich die Vitalzeichen bei Mr. Smith überprüfen?"
- „Ich kann Mr. Smith seine Schmerzmedikamente nicht geben. Könnten Sie das für mich übernehmen?"
- „Wenn Sie Mr. Smith untersuchen, könnten Sie mich anschließend sofort über alle ungewöhnlichen Befunde informieren?"

Setzen Sie sich unmittelbar nach der Stationsübergabe mit Ihren Mitarbeiter*innen zusammen, um zu besprechen, wer welche Arbeit übernimmt.

Wenn Sie als frisch examinierte Pflegefachperson anfangen zu arbeiten und mit den Routinen am Arbeitsplatz nicht vertraut sind, bewahrt Sie diese Strategie den ganzen Tag lang vor Missgeschicken und Fehlschlägen.

Höflichkeit kommt immer gut an. Wenn Sie „bitte" oder „danke" sagen oder „Sie haben heute bei Mr. Smith gute Arbeit geleistet! Sie waren sehr effizient/fürsorglich/schnell", können Sie leichter eine solide Arbeitsbeziehung zu Ihren Kolleg*innen aufbauen.

Es braucht Zeit, um sich an eine Führungsposition zu gewöhnen; gute Führung hat nichts mit Machtausübung über andere zu tun.

Die fünf Gebote beim Delegieren

1. **Die richtige Aufgabe**
   - Ist eine, die häufig vorkommt;
   - Ist meistens praktischer Art;
   - Hat ein vorhersagbares Ergebnis;
   - Hat ein geringes Risikopotenzial.

   Hinweis: Aufgaben, die eine fundierte pflegerische Einschätzung, ein komplexes Assessment sowie planerische oder evaluative Fähigkeiten erfordern, sollten nicht an Pflegefachpersonal ohne Zulassung delegiert werden

2. **Die richtigen Umstände**
   - Berücksichtigen Sie den Zustand und die Bedürfnisse des/der Klienten/Klientin.
   - Überprüfen Sie, ob das Setting für die durchzuführende Aufgabe geeignet ist.
   - Überprüfen Sie, ob Zeit, Ressourcen, Geräte und Supervision ein sicheres und erfolgreiches Delegieren der Arbeit ermöglichen.

   Hinweis: Die Sicherheit der Patient*innen/Klient*innen hat oberste Priorität. Delegieren Sie nur dann, wenn Sie überzeugt sind, dass die Sicherheit der Patient*innen/Klient*innen nicht in Gefahr ist, wenn eine andere Person als eine examinierte Pflegefachperson die Pflege unter den gegebenen Umständen durchführt.

3. **Die richtige Person**
   - Zweite examinierte Pflegefachperson?
   - Pflegehelfer*in, Pflegeassistent*in?
   - Stationsleitung?
   - Reinigungspersonal?

   Hinweis: Überprüfen Sie die Kompetenz und die Fähigkeiten der Person, an die Sie delegieren. Verfügt diese Person über die für die Durchführung der Aufgabe geeignete Ausbildung, das Training, das nötige Selbstvertrauen und die körperlichen Fähigkeiten? Liegt die Aufgabe außerhalb der Arbeitsplatzbeschreibung der Person? Lernen Sie Ihre Teammitglieder kennen! Beobachten Sie sie in Ihrem Arbeits-Setting, bevor Sie Aufgaben an sie delegieren. Nach einigen Wochen wissen Sie, wie es um ihre Fähigkeiten, ihre Kompetenz und ihr Selbstvertrauen bestellt ist. Wenn Sie sich nicht sicher sind, fragen Sie eine andere examinierte Pflegefachperson.

4. **Die richtige Kommunikation**
   - Kommunizieren Sie klar und deutlich:
     - die für die Durchführung der Aufgabe(n) erforderlichen Methoden und Materialien;
     - alle Beobachtungen/Einschätzungen/Proben, die außerdem benötigt werden;
     - den Zeitpunkt oder den Termin, bis zu dem die Arbeit erledigt sein muss;
     - wie und wann Sie den Bericht der Mitarbeiterin/des Mitarbeiters erwarten.

   Hinweis: Die meisten Fehler beim Delegieren entstehen durch mangelhafte oder unklare Kommunikation, insbesondere durch ungenaue Information. Sie sollten sich Hintergrundinformationen (Rolle, Grenzen und individuelle Kompetenz) über die Person beschaffen, an die Sie delegieren und klare Angaben machen, was das Was, Wie, Wann und Warum betrifft.

5. **Die richtige Evaluation**
   - War die durchgeführte Aufgabe geeignet?
   - Hat sie zu dem angestrebten Ergebnis geführt?
   - Sie müssen der Person, an die Sie delegiert haben, Feedback über die Durchführung der Aufgabe geben und die Sache weiterverfolgen, wenn die Erwartungen nicht erfüllt wurden
   - Loben Sie die Person und danken Sie ihr für die Durchführung der Aufgabe und ihre gute Arbeit.

   Hinweis: Sowohl Sie als auch die Person, an die Sie delegiert haben, müssen überprüfen, was getan wurde, wie es getan wurde und ob der Arbeitsprozess verbessert werden kann. Probleme im Zusammenhang mit dem Delegieren sollten Sie mit der betreffenden Person besprechen. Kommen Sie nicht weiter, sprechen Sie mit Ihrer Stationsleitung oder Praxisanleiter*in und fragen Sie ihn/sie nach anderen Ansätzen oder Strategien zum Umgang mit Konflikten am Arbeitsplatz (Kelly-Heidenthal & Marthaler, 2008).

Anhang 10: Unabhängig werden

In den ersten Monaten werden Sie als frisch examinierte Pflegefachperson an Ihrem neuen Arbeitsplatz so beschäftigt sein, dass Sie nur wenig Zeit haben, sich zu fragen was Sie tun und warum Sie es tun. Sie werden froh sein, wenn Sie die Schicht überstanden und alle wichtigen Aufgaben erledigt haben. Aber mit Blick auf die Qualität der Pflege und die Sicherheit der Patient*innen/Klient*innen ist es sehr wichtig, dass Sie sich mit Ihren pflegerischen Maßnahmen kritisch auseinandersetzen. Sie müssen sicherstellen, dass Ihre Arbeit so optimal wie möglich ist und jede Entscheidung oder Maßnahme hinterfragen, die Sie für falsch, unzureichend, unethisch, gesetzwidrig oder auf eine andere Art und Weise für ungeeignet halten. Auch wenn Ihnen Ärzt*innen oder erfahrene Pflegefachpersonen manchmal zu verstehen geben, dass es „nicht nötig gewesen wäre, sie zu stören“, Sie verhalten sich immer richtig, wenn Sie sich um ein Problem kümmern, das Sie beunruhigt oder verunsichert.

Um Ihre Unabhängigkeit zu stärken, beherzigen Sie diese Tipps:

- Suchen Sie mehrmals am Tag einen ruhigen Ort auf, abseits von den Fluren und von den Bereichen, wo gearbeitet wird, und überprüfen Sie Ihre To-do-Liste, Ihre Arbeitsübersicht, Ihre Pflegepläne und Ihre Einschätzungen der klinischen oder situativen Aspekte.
- Denken Sie über den Allgemeinzustand jedes Klienten/jeder Klientin oder jeder Gemeinschaft nach. Ergibt das, was Sie sehen, denken, hören oder riechen einen Sinn? Gibt es etwas, was Ihnen Unbehagen bereitet oder merkwürdig vorkommt? Wenn ja, ignorieren Sie es nicht. Sprechen Sie mit einer erfahreneren Pflegefachperson oder einem Arzt/einer Ärztin über Ihre Bedenken. Gehen Sie dem Problem so lange nach, bis Ihr Unbehagen nachlässt, und vor allem: Vertrauen Sie Ihrem Instinkt! Dann liegen Sie fast immer richtig.
- Für die Dokumentation Ihrer Arbeit gehen Sie an einen ruhigen Ort oder in einen anderen Raum, wo Sie ungestört sind. Die Dokumentation Ihrer Assessments, Interventionen, Evaluationen und allgemeinen Einschätzungen Ihrer Arbeit ist eine gute Gelegenheit, sich zu fragen, was Sie an dem betreffenden Tag getan haben und inwieweit dies geholfen hat, die Probleme der von Ihnen betreuten Menschen zu lindern.
- Während Sie arbeiten, hinterfragen Sie Ihre Arbeit fortwährend. Überlegen Sie immer wieder: „Habe ich etwas versäumt oder übersehen?“ Noch einmal, wenn Sie Fragen oder Bedenken haben, sprechen Sie mit jemandem darüber. Alle profitieren, wenn Sie auf ein Problem hinweisen, das doch nichts Ernstes ist. Ignorieren Sie dagegen ein Problem, das sich als gravierend erweist, gefährden Sie die Situation und die von Ihnen betreuten Menschen. Sobald Sie mehr Erfahrung haben, werden Sie besser einschätzen können, was wichtig ist.
- Wenn Sie einen besonders arbeitsintensiven Tag haben und sich überfordert fühlen, gönnen Sie sich eine Auszeit. Deponieren Sie Ihr Telefon in einem anderen Bereich, sagen der Pflegefachperson, mit der Sie zusammenarbeiten, dass Sie eine Minute brauchen, um Ihre Gedanken zu ordnen, oder fragen Sie jemanden, ob er/sie sich zehn Minuten um Ihre Anrufe und, falls Sie in der Akutversorgung arbeiten, auch um den Schwesternruf der Patient*innen/Klient*innen kümmern kann. Suchen Sie dann einen ruhigen Ort auf, um Ihre Gedanken zu ordnen und sich zu beruhigen. Sofern es sich nicht um einen Notfall handelt, kann alles, was erledigt werden muss, noch die zehn Minuten warten, die Sie brauchen, um sich zu sammeln und zu beruhigen. Das wird Ihnen guttun und Sie werden wesentlich effektiver sein.
- Im Rahmen Ihrer Ausbildung haben Sie gelernt, kritisch zu denken. Dies ist zur Gewohnheit geworden, wohingegen Ihre Fähigkeit, Ihre Arbeit während der Durchführung

fortwährend kritisch zu reflektieren, sich verbessert, wenn Sie diese Praxis immer wieder üben. Genau diese Fähigkeit, jede pflegerische Maßnahme, Interaktion und klinische Situation horizontal und vertikal zu reflektieren und zur Optimierung Ihrer Pflege zu nutzen, unterscheidet Sie von anderen Disziplinen und Betreuer*innen.

Holen Sie sich Hilfe

Eine frisch examinierte Pflegefachperson sollte in der Lage sein, um Hilfe zu bitten, wenn sie sie braucht und einzugestehen, wenn sie überfordert ist oder etwas nicht versteht. Das ist nicht nur eine Frage der Sicherheit Ihrer Patient*innen, sondern auch des gesunden Menschenverstands! Dazu bieten sich verschiedene Möglichkeiten an:

Wenn Ihr Arbeitstag beginnt, kontaktieren Sie Ihren/Ihre Pflegekolleg*in. Entscheiden Sie, wer was mit wem tut und fangen Sie mit Ihrer Arbeit an. Treffen Sie sich mehrmals während einer Schicht/im Laufe des Tages als „Gruppe" oder „Team" (falls noch andere Praktiker*innen aus angrenzenden Bereichen mit Ihnen arbeiten), um sich neu zu gruppieren; überprüfen Sie, wie weit jedes Teammitglied mit seinem Arbeitspensum ist, was sich verändert hat und verteilen Sie das Arbeitspensum/die Rollen/die Pflichten gegebenenfalls neu.

Delegieren Sie Aufgaben an andere im Gesundheitsbereich beschäftigten Mitarbeiter*innen (wie Fachangestellte Gesundheit, Pflegeassistent*innen, Pflegehelfer*innen, hauswirtschaftliches Personal) und vergessen Sie nicht, dass wir alle hier sind, um zusammenzuarbeiten – eine Pflegefachperson ist keine Insel.

Informieren Sie Ihre Stationsleitung oder Ihren/Ihre klinischen Koordinator*in, dass Sie sehr viel zu tun haben und mehr Hilfe brauchen. Wenn Sie sofort Hilfe brauchen, schreien Sie oder ziehen Sie die Schnur des Schwesternrufs aus der Wand (das funktioniert bei den meisten dieser Rufsysteme für Patient*innen/Klient*innen, damit das Kommunikationssystem nicht beschädigt wird, wenn die Schnur am Bett befestigt ist). Wenn Sie diese Schnur aus der Wand ziehen, wird ein Alarm ausgelöst und die Hilfe kommt garantiert!

Informieren Sie Ihre Stationsleitung, wenn Ihr Arbeitspensum Sie überfordert, und bitten Sie um Hilfe. Aber sagen Sie genau, was sie wollen („Ich brauche eine Person, die demonstriert, wie man dieses Kind hält", oder „Ich brauche einen/eine Mitarbeiter*in von der Zentrale [des Unternehmens, bei dem ich als Pflegefachperson für Ergotherapie arbeite], der/die hierherkommt und eine Woche hierbleibt", oder „Ich brauche jemanden, der diesen Patienten entlässt", oder „Kann jemand meine Vitalzeichen-Messungen übernehmen?" Dies ist keine Einbahnstraße, denn irgendwann werden auch Sie Ihre ebenfalls sehr beschäftigten Kolleg*innen unterstützen müssen. Was reihum geht, kommt irgendwann zu einem zurück.

Wenn Sie Fragen haben oder Hilfe brauchen bei einem klinischen Problem oder einer klinischen Behandlung, informieren Sie Ihren/Ihre Praxisanleiter*in/Mentor*in, Stationsleitung, klinische*n Praxisanleiter*in oder einen/eine anderen/andere erfahrenen/erfahrene Mitarbeiter*in.

Geben Sie nicht auf. Auch wenn Sie manchmal das Gefühl haben, dass man auf Ihre Vorschläge nicht so bereitwillig reagiert, wie Sie es gerne hätten, hat das eher etwas mit der Situation zu tun als mit Ihnen.

EIN ANSATZ, DER ZUR KRITISCHEN AUSEINANDERSETZUNG MIT DER PRAXIS ANIMIERT

Daten

Überprüfen

Hat sich etwas verändert? Ist das normal für die Person/Familie/Gemeinde?

Überprüfen

Überprüfen/berühren/kontaktieren Sie den Patienten/die Familie/Gemeinde, bevor Sie irgendetwas anderes tun

Instabil

Vertrauen Sie Ihrem Urteil
Tun Sie nichts, was sich nicht richtig anfühlt
Suchen Sie nach einer Antwort, die Sie überzeugt

Stabil

ROT
- Lebensbedrohlich für den Patienten/die Familie
- Es besteht unmittelbare Gefahr für die Gemeinschaft (z. B. Feuer, Schießerei)
- Alarmieren Sie eine erfahrene Kollegin – schlagen Sie Alarm, ziehen Sie die Schnur aus der Wand
- Drücken Sie den Notfallknopf; wählen Sie die 911
- Verständigen Sie die ANP/den Arzt/die zuständige Person, die Dienst hat

GELB
- Besorgniserregend, stabile Situation
- Erwägen Sie den Einsatz eines Teams für kritische Fälle, für Notfälle und des Rapid Response Teams
- Nachdenken – Kontaktieren – Kollaborieren – Handeln
- Kontaktieren Sie Ihre(n) Pflegepartner*in

HANDELN

- Nehmen Sie eine Einschätzung Ihres Patienten/der Familie/Gemeinde vor
- Gehen Sie sämtliche Unterlagen durch – Krankengeschichte und Verlaufsdarstellung
- Schauen Sie in den Unterlagen nach, welche Medikamente verabreicht wurden
- Lesen Sie den Pflegeplan/die Pläne für die Gemeinde
- Überprüfen Sie die Notfallpläne
- Lesen Sie Ihre Referenztexte/Dokumentation/Literatur
- Bitten Sie eine Kollegin/einen Kollegen um ihre/seine Meinung
- Sprechen Sie mit Stationsleitung, Notfallarzt/-ärztin, Stationsarzt/-ärztin

Was ist die Ursache?
- Hat sie etwas mit der aktuellen Situation/Diagnose zu tun?
  - Wie wahrscheinlich ist das?
- Hängt sie mit einer früheren Krankengeschichte/einem früheren Ereignis zusammen?
  - Ist dies schon einmal aufgetreten? Wann? Warum?
- Besteht ein Zusammenhang mit aktuellen/früheren Behandlungen?
  - Medikation? Intervention?
  - Behandlungen? Einer Komplikation von?
  - Behandlungsmethode?
- Ist es etwas, was wir nicht tun?
  - Unterlassen wir etwas?
  - Ist eine Konsultation angezeigt?

Abbildung A10-1: Ansatz zur kritischen Auseinandersetzung mit der Praxis

Anhang 11: Konfliktmanagement am Arbeitsplatz

Pflegefachpersonen arbeiten eng mit vielen anderen Menschen zusammen, da sind Konflikte vorprogrammiert. Grund ist in den meisten Fällen die Unfähigkeit, die eigene Sichtweise darzulegen oder das Gefühl, nicht gehört zu werden; mit anderen Worten, Konflikte sind häufig das Ergebnis missglückter Kommunikation.

Kommunikationsprobleme können zwischen Ihnen und Ihren Kolleg*innen, Patient*innen, Familien oder den Vertretern einer Gemeinde auftreten, mit denen Sie zu tun haben. Doch Konflikte sind nicht immer negativ. Geht man angemessen damit um, kann der Konflikt und der daraus folgende Lösungsprozess sogar dazu führen, dass die Beteiligten sich danach besser verstehen als zuvor.

Konflikte sollten schnell bereinigt werden. Wird ein Konflikt ignoriert oder unangemessen behandelt, können die zwischenmenschlichen Beziehungen, die Moral und die Produktivität am Arbeitsplatz darunter leiden und letztendlich auch die pflegerische Praxis und die Qualität der Pflege.

Die Vorstellung, dass alle, mit denen Sie zusammenarbeiten, Sie „mögen" oder dass Sie alle anderen „mögen", ist unrealistisch. Die Lösung von Konflikten zielt nicht darauf ab, Freundschaften aufrechtzuerhalten, sondern es ist ein Versuch, durch gute Zusammenarbeit die bestmögliche Pflege anzubieten.

Der Umgang mit Konflikten an meinem Arbeitsplatz

Es gibt verschiedene Möglichkeiten, mit Konflikten am Arbeitsplatz umzugehen: Man kann versuchen, sie zu vermeiden, auf die Durchsetzung seiner Forderungen verzichten, einen Kompromiss finden oder gemeinsam nach einer Lösung suchen. Bei jedem Konflikt gibt es immer zwei Sichtweisen: Ihre und die der anderen.

Bei der Konfliktlösung geht es immer darum, eine dritte Sichtweise zu finden. Sie und die andere*n Person*en müssen einen gemeinsamen Nenner finden, d.h. jede Sichtweise wird akzeptiert, ernst genommen und überprüft.

1) Vermeiden

- Ignorieren, sich zurückhalten und/oder seine Gedanken und/oder Gefühle unterdrücken
- Situationen
  - In Anwesenheit von Patient*innen/Klient*innen und/oder deren Familien
  - Wenn Sie unter Zeitdruck stehen oder der Ort ungeeignet ist
  - Als Mittel, um sich wieder zu beruhigen
  - Wenn die Konfrontation mit dem Problem gravierendere Konsequenzen hat als der Verzicht auf die Konfrontation
  - Wenn die Probleme relativ belanglos sind (doch belanglos für wen?)
- Vorteile
  - Komplexe Probleme sind erst einmal gelöst.
  - Man gewinnt Zeit, über das Problem nachzudenken und einen Aktionsplan zu entwickeln.
  - Der Status quo wird aufrechterhalten.
- Nachteile
  - Das Problem wird nicht gelöst.
  - Stress und neue Konflikte können sich daraus ergeben.
  - Die Person, die die Auseinandersetzung vermeidet, kann angefeindet werden.

2) Auf die Durchsetzung von Bedürfnissen und Belangen verzichten

- Eine Person/Gruppe verzichtet auf die Durchsetzung ihrer Bedürfnisse und Belange, um der anderen einen Gefallen zu tun oder sie zu beschwichtigen.
- Situationen
  - Wenn eine Person auf die Durchsetzung ihrer Bedürfnisse und Belange verzichtet und damit zugibt, dass sie sich geirrt hat
  - Wenn das Probleme für die eine Person eine größere Bedeutung hat als für die andere

  - Um gut dazustehen (d.h. bei jemandem „gut angesehen sein“)
  - Um sich ein positives Image zu verschaffen mit dem Ziel, später Vorteile daraus zu ziehen.
- Vorteile
  - Der Konflikt wird ohne große Aggression und Feindschaft gelöst.
- Nachteile
  - Selbstbeschränkung
  - Kann bei der Person, die sich selbst beschränkt, Ärger und Verbitterung auslösen

3) Einen Kompromiss finden

- Dies erfordert die Fähigkeit, Differenzen auszublenden, beide Sichtweisen zu analysieren und eine akzeptable Lösung zu finden. Dabei gibt eine oder geben beide Seiten etwas auf.
- Situationen:
  - Auf diese Art und Weise lässt sich jede Kontroverse unabhängig von ihrer Bedeutung beilegen.
- Vorteile
  - Lösung des Problems: Das Problem wird zum Abschluss gebracht.
  - Sie zeigen, dass Sie kooperationsfähig sind und ein Teamplayer sein wollen.
  - Sie zeigen, dass Sie die Bedürfnisse und Gefühle der anderen ernst nehmen.
- Nachteile
  - Ist nur dann sinnvoll, wenn beide Parteien den Kompromiss befürworten und bereit sind, an seiner Umsetzung mitzuarbeiten.
  - Jede Partei gibt etwas auf, was ihr wichtig war.

4) Zusammenarbeiten

- Alle Parteien arbeiten zusammen, tauschen ihre Gedanken aus und streben eine „gemeinsame“ Lösung an.
- Situationen:
  - Umgang mit Situationen, die fremd sind
  - Entscheidungen treffen, die politisch relevant oder von großer Tragweite sind
  - Komplexe Konflikte, an denen mehrere Parteien beteiligt sind
- Vorteile
  - Beide Seiten gewinnen; keine Seite muss etwas aufgeben.
  - Die Parteien kommen besser miteinander aus.
  - Die Auseinandersetzung mit unterschiedlichen Sichtweisen führt dazu, dass Entscheidungen getroffen werden, die sachlich einwandfrei sind.
  - Bei den Beteiligten wächst die Bereitschaft, Dinge zu verändern.
  - Verantwortung und Risiken sind gleich verteilt.
  - Führt zu dauerhaften Lösungen.
- Nachteile
  - Zeitaufwändig, kompliziert

Literatur

Besner, J., Doran, D., McGillis Hall, L., Giovanetti, P., Girard, F., Hill, W. & Morrison, J. (2005). Nursing Scopes of Practice Study: A Systematic Approach to Maximizing Nursing Scopes of Practice. *Alberta RN, 62*, 14–15.

Castro, M. (1994). *Interprofessional care and collaborative practice*. Pacific Grove, CA: Brooks/Cole Publishing Company.

Fowler, J., Hardy, J. & Howrath, T. (2006). Trialing collaborative models of care: The impact of change. *Australian Journal of Advanced Nursing, 24*(1), 24–28.

Kelly-Heidenthal, P. & Marthaler, M.T. (2008). *Pflege deligieren*. Bern: Hogrefe.

Knowles, M.S. (1980). *The modern practice of adult education: From pedagogy to andragogy*. Englewood Cliffs, N.J.: Prentice-Hall, Inc.

Kolb, David A. (1984). *Experiential Learning: Experience as the Source of Learning and Development*. Englewood Cliffs, N.J.: Prentice-Hall, Inc.

Winkelmann, C. & Rogalski, T. (2021). *BWLight für Gesundheitsberufe*. Bern: Hogrefe.

Ergänzende Literatur: Pflegepädagogik und Patientenedukation im Hogrefe Verlag

Pflegepädagogik

Benner, P. (2017). *Stufen zur Pflegekompetenz. From Novice to Expert* (3. Aufl.). Bern: Hogrefe. https://doi.org/10.1024/85771-000

Berther, C. & Niklaus Loosli, T. (2019). *Die Marte Meo Methode. Ein bildbasiertes Konzept unterstützender Kommunikation für Pflege- und Betreuungsinteraktionen* (2. Aufl.). Bern: Hogrefe. https://doi.org/10.1024/85941-000

Bossle, M. & Kunhardt, H. (Hrsg.). (2023). *Integration ausländischer Mitarbeiter in der Pflege. Theorien, Konzepte sowie pädagogische Erfahrungen und Rahmenempfehlungen für die Praxis.* Bern: Hogrefe.

Domenig, D. (Hrsg.). (2021). *Transkulturelle und transkategoriale Kompetenz. Lehrbuch zum Umgang mit Vielfalt, Verschiedenheit und Diversity für Pflege-, Gesundheits- und Sozialberufe* (3. Aufl.). Bern: Hogrefe. https://doi.org/10.1024/85753-000

Herold-Majumdar, A. (2023). *Klinisches Simulationslernen in der Pflege.* Bern: Hogrefe.

Marchwacka, M. (Hrsg.). (2023). *Handbuch Pflegebildung. Theoretische Ansätze, empirische Erkenntnisse und praktische Anwendungen.* Bern: Hogrefe.

Nussbaumer, G. & Von Reibnitz, C. (Hrsg.). (2008). *Innovatives Lehren und Lernen. Konzepte für die Aus- und Weiterbildung von Pflege- und Gesundheitsberufen.* Bern: Hogrefe.

Rabe, M. (2017). *Ethik in der Pflegeausbildung. Beiträge zur Theorie und Didaktik* (2. Aufl.). Bern: Hogrefe. https://doi.org/10.1024/85741-000

Olbrich, C. (2022). *Pflegekompetenz* (4. Aufl.). Bern: Hogrefe. https://doi.org/10.1024/86244-000

Peters, T. & Thrien, C. (Hrsg.). (2018). *Simulationspatienten. Handbuch für die Aus- und Weiterbildung in medizinischen und Gesundheitsberufen.* Bern: Hogrefe. https://doi.org/10.1024/85756-000

Poser, M. & Schneider, K. (Hrsg.). (2005). *Leiten, Lehren Beraten. Fallorientiertes Lehr- und Arbeitsbuch für Pflegemanager und Pflegepädagogen.* Bern: Huber.

Renkl, A. (Hrsg.). (2008). *Lehrbuch Pädagogische Psychologie.* Bern: Huber.

Quernheim, E. & Zegelin, A. (2021). *Berufsstolz in der Pflege. Ein Mutmacherbuch* (2. Aufl.). Bern: Hogrefe.

Sahmel, K.-H. (2015). *Lehrbuch Kritische Pflegepädagogik.* Bern: Hogrefe.

Schubert, B. (2021). *Lernen lehren. Arbeitsbuch für Lehrende in Pflege- und Gesundheitsberufen.* Bern: Hogrefe. https://doi.org/10.1024/85990-000

Sellman, D. (2017). *Werteorientierte Pflege. Was macht eine gute Pflegende aus? Grundlagen ethischer Bildung für Pflegende.* Bern: Hogrefe.

Patientenedukation

Bauer, R. (2018). *Beziehungspflege. Kongruente Beziehungsarbeit für Pflege-, Sozial- und Gesundheitsberufe.* Bern: Hogrefe. https://doi.org/10.1024/85806-000

De Vries, U., Reif, K., Petermann, F. & Görres, S. (2011). *Fatigue individuell bewältigen (FIBS). Schulungsmanual und Selbstmanagementprogramm für Menschen mit Krebs.* Bern: Huber.

Franke, A. (2010). *Modelle von Gesundheit und Krankheit.* Bern: Huber.

Klug Redman, B. (2008). *Selbstmanagement chronisch Kranker. Chronisch Kranke gekonnt einschätzen, informieren, beraten und befähigen.* Bern: Huber.

Klug Redman, B. (2009). *Patientenedukation. Kurzlehrbuch für Pflege- und Gesundheitsberufe* (2. Aufl.). Bern: Huber.

Koch-Straube, U. (2008). *Beratung in der Pflege* (2. Aufl.). Bern: Huber.

Koloroutis, M. (Hrsg.). (2010). *Beziehungsbasierte Pflege. Ein Modell zur Veränderung der Pflegepraxis.* Bern: Huber.

Magistretti Meier, C. (Hrsg.). (2019). *Salutogenese kennen und verstehen. Konzept, Stellenwert, Forschung und praktische Anwendung.* Bern: Hogrefe. https://doi.org/10.1024/85768-000

Peplau, H. (2009). *Zwischenmenschliche Beziehungen in der Pflege* (2. Aufl.). Bern: Huber.

Schaeffer, D. & Schmidt-Kaehler, S. (Hrsg.). (2011). *Lehrbuch Patientenberatung* (2. Aufl.). Bern: Huber.

Schieron, M., Büker, C. & Zegelin, A. (Hrsg.). (2021). *Patientenedukation und Familienedukation in der Pflege. Praxishandbuch zur Information, Schulung und Beratung.* Bern: Hogrefe. https://doi.org/10.1024/86041-000

VandenBerg, K.A. & Hanson, M.J. (2015). *Frühgeborene pflegen – Eltern beraten und begleiten. Praxishandbuch zur Elternberatung und Entlassungsplanung von Früh- und Neugeborenen.* Bern: Hogrefe.

Pflegekommunikation

Buresh, B. & Gordon, S. (2006). *Der Pflege eine Stimme geben – Was Pflegende öffentlich kommunizieren müssen.* Bern: Huber.

Elzer, M. & Sciborski, C. (2007). *Kommunikative Kompetenzen in der Pflege.* Bern: Huber.

Ford, Y. (2017). *Nursing English Essentials* (3. Aufl.). Bern: Hogrefe. https://doi.org/10.1024/85763-000

Hermes, V. (2017). *Beratung und Therapie bei Erwachsenen mit geistiger Behinderung.* Bern: Hogrefe. https://doi.org/10.1024/85577-000

McCormack, B., Manley, K. & Garbett, R. (Hrsg.). (2009). *Praxisentwicklung in der Pflege.* Bern: Huber.

Schirmer, U.B. (2018). *Einfühlsam Gespräche führen. Empathische Kommunikation in Gesundheits-, Pflege- und Sozialberufen.* Bern: Hogrefe.

Stefanoni, S. & Alig, B. (2009). *Pflegekommunikation – Gespräche im Pflegeprozess.* Bern: Huber.

Schwarz, R. (2007). *Supervision in der Pflege.* Bern: Huber.

Sullivan, E. (2016). *Einfluss nehmen. Ein Handbuch für Pflegefachpersonen in Berufspraxis und Politik.* Bern: Hogrefe.

Watzlawik, P., Beavin, J.H. & Jackson, D.D. (2017). *Menschliche Kommunikation. Formen, Störungen, Paradoxien* (13. Aufl.). Bern: Hogrefe. https://doi.org/10.1024/85745-000

Zusammenstellung: Jürgen Georg, Rita Madathipurath (Stand: November 2022)

Über die Autorin

Judy E. Boychuk Duchscher schloss ihre Pflegeausbildung 1979 mit einem Pflege-Diplom ab und begann im Anschluss daran in der Pflege zu arbeiten. Nachdem Dr. Duchscher zwei Jahre lang Menschen in kritischem Zustand versorgt hatte, erwarb sie an der University of Manitoba ein Diplom in Intensivpflege, an der Stanford University in Kalifornien ein Diplom in kardiovaskulärer Pflege und ließ sich von der American Association of Critical Care Nursing zur Critical Care Registered Nurse (CCRN) ausbilden.

Nachdem sie Erfahrungen mit Herz- und Lungentransplantationen an der Standford University gesammelt hatte, wechselte sie 1983 zum Krankenhaus der University of Alberta (Edmonton, Alberta). Dort unterrichtete sie kardiovaskuläre Versorgung von Menschen in kritischem Zustand und bereitete das Team, das für das Herz- und Lungentransplantationsprogramm zuständig war, an der University of Alberta auf seine Arbeit vor. 1985 entwickelte sie am Toronto General Hospital (Toronto, Ontario) ein Programm zur Koordinierung von Multiorganspenden. Im Anschluss daran initiierte und koordinierte sie am Barnes Hospital (St. Louis, Missouri) ein Programm zur Transplantation von einem und zwei Lungenflügeln. Dr. Duchscher beendete ihre Arbeit in Amerika 1989 mit der Koordination der Operationen von klinischen Spezialist*innen für ein koronares Angioplastie-Unternehmen in Minneapolis, Minnesota. Im Anschluss daran ging sie zurück nach Kanada, machte ihren Bachelor of Science im Bereich der Pflege und arbeitete dann wieder als Pflegefachperson in der Intensivpflege.

Von 1990–1998 studierte Dr. Duchscher an der University of Saskatchewan; währenddessen entwickelte sie die Sektion Out-Of-Province des Transplantationsprogramms von Saskatchewan in Saskatoon und unterrichtete am College of Nursing der University of Saskatchewan. 2007 entwickelte sie zusammen mit Dr. Netha Dyck und mehr als 40 Mitgliedern der Pflege-Fakultät für ein Institute for Nursing Scholarship der SIAST Nursing Division das konzeptuelle, philosophische und organisatorische Modell. 2009 wurde Dr. Duchscher Mitglied der Pflege-Fakultät der University of Calgary, wo sie heute noch arbeitet; außerdem gehört sie zur Fakultät (in den Funktionen Associate, Adjunct und Affiliate) der University of Saskatchewan, der University of Alberta und der University of Western Sydney in Australien.

Die bedeutendste Leistung ihrer Karriere ist für Dr. Duchscher die neue Non-Profit-Pflege-Organisation, die am 25. Juli 2004 unter dem Namen Nursing The Future startete. Diese Initiative (www.nursingthefuture.ca), die anfangs vom Gesundheitsministerium in Saskatchewan gesponsert und von lokalen Unternehmen sowie Vertreter*innen aus dem Ausbildungsbereich in vielen gesundheitlich interessierten kanadischen Gemeinden unterstützt wurde, ist nach wie vor in der Lage, die Kluft zwischen dem in der Pflegeausbildung vermittelten, idealisierten

Wissen und der „Realität" der professionellen Praxis zu schließen. Die weltweit mehr als 3000 Mitglieder dieser Organisation erhalten dieses Buch; zudem werden sie vor Ort und Online unterstützt, damit sie mit anderen Studierenden, frisch Examinierten und Vertreter*innen aus dem Gesundheitsbereich in ihren Gemeinden in Kontakt treten können.

Dr. Duchscher beschäftigt sich bereits seit langem mit diesem Thema, genau gesagt, nachdem sie in der Literatur über die traumatische Sozialisation gelesen hat, die mit der Einführung frisch examinierter Pflegefachpersonen in die Rolle professioneller Gesundheitsfachpersonen einhergeht. Ihre Doktorarbeit basiert auf ihrer Masterarbeit (Master of Nursing) aus dem Jahr 1989, in der sie die Transition frisch examinierter Pflegefachpersonen untersuchte, sowie auf einer bedeutenden qualitativen Studie aus dem Jahr 2001 die sich mit den Erfahrungen frisch examinierter Pflegefachpersonen während ihrer Integration in eine arbeitsintensive Notaufnahme/Trauma-Abteilung auseinandergesetzt hat. Zurzeit leitet sie ein laufendes Forschungsprogramm im Bereich der professionellen Rollentransition, dessen Studien die professionelle Rollentransition frisch examinierter Pflegefachpersonen analysieren, die entweder nicht auf dem üblichen Weg (accelerated track oder 2nd degree nursing graduates) in die Pflege gekommen oder Männer sind; sie erhält weitere finanzielle Mittel, um die Transitionserfahrungen von Ärzt*innen, die gerade ihre Zulassung für die Arbeit in eigener Praxis bekommen haben, untersuchen zu können.

Auf der Grundlage ihrer Forschungsbefunde wurden die *Theorie des Transitionsschocks* sowie ein Modell der *Transitionsstadien* entwickelt. Die Ergebnisse: Berufsanfänger*innen müssen von erfahrenen Pflegefachpersonen begleitet werden; Feedback, Work-Life-Balance und eine schrittweise Einführung in den Arbeitsplatz sind außerordentlich wichtig; die verschiedenen Aspekte der Erfahrungen frisch examinierter Pflegefachpersonen – körperliche, intellektuelle, emotionale, entwicklungsbezogene und soziokulturelle – sind zu berücksichtigen.

Dr. Duchscher ist im Laufe ihrer 32-jährigen Tätigkeit für ihre Forschungsarbeit, Lehre und Untersuchungen im Bereich der Pflege häufig ausgezeichnet worden. Im Rahmen ihres PhD-Programms (2001–2007) beschäftigte sie sich mit der Krankenhaus-Pflege in Kanada, wobei sie besonders Verständnis für die Transitionserfahrungen frisch examinierter Pflegefachpersonen wecken wollte, weil diese die post secondary Ausbildung und Unterstützungsprogramme in der Gesundheitsindustrie beeinflussen und von diesen beeinflusst werden. Für ihre Beiträge zur qualitativen Forschung und Pflegeforschung mit Exzellenzpotenzial wurde Duchscher ausgezeichnet von diesen Institutionen: Gesundheitsministerium von Saskatchewan, Saskatchewan Nurses Foundation, Saskatchewan Registered Nurses Association, Izaak Walton Killam Foundation, Pflege-Fakultät der University of Alberta und der Faculty of Graduate Studies and Research, Alberta Heritage Medical Research Foundation, Social Sciences and Humanities Research Council of Canada (SSHRC) und Canadian Nurses Foundation. 2008 erhielt Duchscher den Sigma Theta Tau International (Mu Sigma) Award für Community Leadership, wurde aufgenommen in das Who's who Lexikon von Cambridge und von Strathmore, wurde vom Gesundheitsministerium von Saskatchewan für ihre Arbeit mit frisch Examinierten und für die Entwicklung von *Nursing The Future* ausgezeichnet mit dem Healthcare Excellence Award for Leadership 2009. Zuletzt wurde ihr der Outstanding New Investigator Award 2010 der Canadian Association of Nursing Research verliehen.

Dr. Duchscher ist weltweit vernetzt mit Wissenschaftler*innen, die sich mit dem Thema Transition von frisch Examinierten auseinandersetzen. Sie hat zahlreiche, von Fachkolleg*innen begutachtete Artikel und mehrere Bücher zu diesem Thema veröffentlicht, einige davon zusammen mit führenden Vertreter*innen aus den Bereichen Pflege und Ausbildung aus Nordamerika und Australien. Derzeit hält

Dr. Duchscher Vorträge über folgende Themen: Das aktuelle Klima im Bereich der pflegerischen Akutversorgung, die Transition frisch examinierter Pflegefachpersonen, die im Krankenhaus arbeiten, in die professionelle Praxis, das Nachrücken frisch examinierter Pflegefachpersonen in Führungspositionen sowie die Aufklärung über und die Zusammenarbeit mit Kolleg*innen aus verschiedenen Generationen am Arbeitsplatz.

Dr. Duchscher lebt zusammen mit ihrem Ehemann, Eldon Duchscher, in Calgary, Alberta, Kanada.

Sachwortverzeichnis